AF559543

Intervallfasten für Frauen

Cynthia Thurlow

Intervallfasten für Frauen

Hormone ausgleichen, abnehmen, neue Energie gewinnen: mit Tagesplan und Rezepten zur Erneuerung des Körpers

Cynthia Thurlow

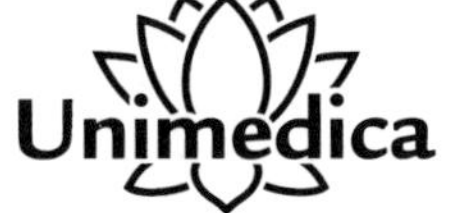

Impressum

Cynthia Thurlow
Intervallfasten für Frauen
Hormone ausgleichen, abnehmen, neue Energie gewinnen: mit Tagesplan und Rezepten zur Erneuerung des Körpers
1. deutsche Auflage 2023
ISBN: 978-3-96257-322-5

Titel der Originalausgabe:
Intermitten Fasting Transformation
The 45-Day Program for Women to Lose Stubborn Weight, Improve Hormonal Health, and Slow Aging

Übersetzung aus dem Englischen:
Elisabeth Möller-Giesen
Layout und Satz: Onur Alka
Coversatz: Narayana Verlag
Coverlayout: Patrice Sheridan
Cover Abbildung: shutterstock_96886180_ © Taiga; shutterstock_124988687_ © Melica; shutterstock_252911791_ © Maks Narodenko; shutterstock_569228500_ © Tim UR; shutterstock_772256245_ © StudioPhotoDFlorez; shutterstock_1012447009_ © baibaz; shutterstock_1785797117_ © Fascinadora; shutterstock_2140922803_ © MaraZe; shutterstock_1050990698 ©_azure1

Herausgeber:
Unimedica im Narayana Verlag GmbH,
Blumenplatz 2, D-79400 Kandern
Tel.:+49 7626 974 970-0
E-Mail: info@unimedica.de
www.unimedica.de

Für meine Liebsten ... Todd (auch bekannt als mein Mann), meine Jungs (Jack und Liam) und meine Hunde, die „Kerle“ (Cooper und Baxter) – danke, dass ihr mich inspiriert habt zu wachsen und weit über meine kühnsten Träume hinauszugelangen.

Inhalt

Einführung

Als Frauen wünschen wir uns alle ein Leben voller Freude, Vitalität und Sinn, und es spricht nichts dagegen, dass wir das auch haben können. Unsere Lebenserwartung ist so hoch wie nie zuvor. Auch unsere Gesundheitsgewohnheiten sind auf einem Allzeithoch. Wir ernähren uns ausgewogener, treiben auf gute, nicht mehr so exzessive Weise Sport und lernen, unser ausgefülltes Leben ausgeglichener zu gestalten. Wir haben alles, was wir brauchen, und es gibt so viel, auf das wir uns freuen können. Doch wenn wir älter werden, merken wir, dass wir nicht mehr so energiegeladen und so jugendlich sind wie früher. Wir fühlen uns einfach nicht mehr wie wir selbst.

Haben Sie das auch schon so empfunden? Wenn ja, dann möchte ich Ihnen gerne jemanden vorstellen.

Sie arbeitete als „Nurse Practitioner" in einer anspruchsvollen Stellung. Es war ein fachlich herausfordernder Job mit langen Arbeitszeiten, in denen sie sich um die Bedürfnisse ihrer Patienten, deren Familien und anderer Kollegen kümmerte.

Außerdem hatte sie zwei Jungen im Grundschulalter und das Gefühl, durch ihre Arbeitszeiten viel vom Leben ihrer Kinder zu verpassen. Sie schlief nachts nicht durch. Morgens hatte sie kaum genug Energie, um sich aus dem Bett zu quälen. Sie nahm an Gewicht zu und fühlte sich dick und unförmig.

Von Frust geprägt setzte sie dieses hektische Leben fort. Sie versuchte, ihre Symptome durch die Umstellung ihrer Ernährung zu verbessern, übertrieb es aber mit zu wenig Kohlenhydraten und zu viel Bewegung. Dadurch wurde alles noch schlimmer.

Dann erlitt sie eine schwere Darminfektion und es trat eine Unverträglichkeit gegenüber Gluten und Milchprodukten auf, die an ihren Kräften zehrte. Ihre Schilddrüse, die für den Stoffwechsel und andere Funktionen zuständig ist, konnte nicht mehr mithalten. Die Schilddrüse produzierte nicht mehr genug Cortisol, ein Stresshormon, um sie wach und aufmerksam zu halten, mit gelegentlichen Extras für Notfallsituationen (Kampf-oder-Flucht-Reaktion), sondern zu viel; der Cortisolspiegel blieb chronisch erhöht.

Hormonell gesehen befand sie sich im Anfangsstadium der Perimenopause – in den fünf bis sieben Jahren vor der Menopause – und damit in einer Zeit wild schwankender Hormonspiegel. Ihr Progesteronspiegel sank und ihre Östrogenwerte stiegen und fielen. Diese Hormonschwankungen verschlimmerten ihre Gewichtszunahme und verursachten ein unablässiges Verlangen nach Essen. Zudem verstärkten die Stressfaktoren in ihrem Leben die hormonellen Turbulenzen nur noch.

Sie hatte genug davon und beschloss, ihren Lebensstil zu ändern. Sie hörte auf, zu viel Sport zu treiben, wechselte zu sanfteren Aktivitäten wie Yoga, strich entzündungsfördernde Lebensmittel aus ihrer Ernährung und hörte damit auf, ihrem Körper zu wenig an Nahrungsmitteln zuzuführen. Doch ihr Gewicht bewegte sich nicht. Nicht ein einziges Pfund.

Schließlich willigte sie ein, sich wegen ihrer Schilddrüsenunterfunktion Medikamente verschreiben zu lassen. Sie glaubte, dass die zusätzlichen Pfunde durch die Einnahme des Medikaments wie von Zauberhand verschwinden würden. Dem war aber nicht so. Ihr wohlmeinender Arzt, ihre Familie und ihre Freunde taten die Gewichtszunahme und andere Symptome mit den Worten ab: „Du bist jetzt in den Vierzigern. Gewöhne dich daran. Das ist deine neue Normalität."

Sie war entmutigt, ausgelaugt, wusste nicht, wohin sie sich wenden sollte, und sie war allgemein niedergeschlagen wegen ihrer nachlassenden Gesundheit.

Diese Frau war ich. Die zunehmenden Auswirkungen von zu viel Stress, zu wenig Schlaf und zu wenig Kohlenhydraten in meiner Ernährung in Verbindung mit meiner Tätigkeit als Ehefrau, Mutter und vielbeschäftigte Klinikmitarbeiterin forderten ihren Tribut. Mein Lebensstil stimmte nicht mehr mit mir überein. Es war klar, dass ich Hilfe brauchte.

Schließlich fand ich eine einfache und unkomplizierte Lösung, die alles veränderte: das Intervallfasten. Zu meinem Erstaunen konnte ich feststellen, dass mein Körper dadurch heilte, meine Hormone in Einklang kamen und ich das Gefühl hatte, mein Leben wieder in den Griff zu bekommen. Ich wurde gesund und war in der Lage, mein Gewicht zu reduzieren.

Was genau ist nun dieses Wunder namens Intervallfasten, auch intermittierendes Fasten genannt? Sie werden in diesem Buch alles darüber erfahren. In einfachen Worten ausgedrückt ist Intervallfasten eine Strategie, bei der man weniger oft isst und den Schwerpunkt darauf legt, *wann* man isst und statt auf, *was* man isst.

Am Anfang war ich skeptisch. Intervallfasten erschien mir so radikal und dem entgegengesetzt, was man generell dachte. Sollten wir nicht drei gesunde Mahlzeiten am Tag zu uns nehmen, mit nahrhaften Zwischenmahlzeiten?

Die Antwort auf diese Frage, die durch überraschend zahlreiche klinische Nachweise gestützt wird, lautet: „nicht wirklich." Als ich mich mit dem wissenschaftlichen Hintergrund beschäftigte, erfuhr ich von einigen erstaunlichen Vorteilen, die das Intervallfasten bietet. Es stellt unseren inneren Rhythmus wieder her, verbrennt Fett, regeneriert unsere Gesundheit bis auf die Zellebene und stabilisiert unsere Hormone. Dies wiederum verringert die Wahrscheinlichkeit, dass wir Fettleibigkeit, Diabetes mellitus, Gefäßerkrankungen und Autoimmunerkrankungen entwickeln. Wir beugen auch „metabolischer Inflexibilität" vor – ein Begriff, den ich in diesem Buch noch öfter verwende. Wenn Ihr Stoffwechsel nicht flexibel ist, fällt es Ihnen schwer, Fette oder Kohlenhydrate effizient zur Energiegewinnung zu nutzen, und das kann zu Stoffwechselkrankheiten wie Insulinresistenz, Bluthochdruck, Entzündungen und anderen Erkrankungen führen.

Ich war begeistert von dem, was ich gelernt hatte. Und ich wusste, dass ich etwas in meinem Leben verändern musste, da ich in einer so schlechten Verfassung war und nicht die gewünschten Ergebnisse erzielte.

Also beschloss ich, das Intervallfasten an einer einzigen Person zu testen, nämlich an mir selbst (eine sogenannte N-of-1 Studie).

Die Ergebnisse waren geradezu umwerfend. Ich nahm endlich ab und brachte meine verrückten, durcheinandergeratenen Hormone ins Gleichgewicht. Ich war energiegeladener und konzentrierter, von einer signifikanten analytischen geistigen Klarheit. Morgens war ich in der Lage mehr zu erledigen, weil ich nicht mit Essen oder Verdauen beschäftigt war. Und nicht nur das: Ich war den ganzen Tag über produktiver, weil sich mein Zeitplan nicht mehr um die Planung von Mahlzeiten und Snacks drehte. Das Intervallfasten hat mein Leben verändert – und ich wusste, dass es auch das Leben von Tausenden anderer Frauen verändern würde, mit denen ich jetzt arbeite. All dies führte dazu, dass ich mein IF:45-Programm entwickelte.

Dieses einzigartige Programm verfolgt beim Intervallfasten einen individuellen Ansatz und wurde speziell für Frauen entwickelt. Unsere Anatomie (Struktur) und Physiologie (Funktionsweise) unterscheiden sich wesentlich von denen der Männer. All dies hat mit den Hormonen zu tun, die sich von Tag zu Tag ändern und je nach Lebensphase – vor der Menopause, in der Perimenopause, in der Menopause und danach – stark variieren. Es gibt keine Einheitsstrategie für das Intervallfasten, darin unterscheidet sich IF:45 wesentlich von anderen Ernährungsmethoden.

Meine Mission

Mit meinem IF:45-Programm möchte ich Frauen helfen, besser auszusehen und sich besser zu fühlen, als sie es sich je vorstellen konnten – dies ist der Schwerpunkt meiner professionellen Arbeit. Um an diesen Punkt in meiner Karriere zu gelangen, musste ich jedoch viele Wendungen und Umwege in Kauf nehmen.

Zu meinem Hintergrund: Ich bin Nurse Practitioner, d. h. eine examinierte Krankenschwester mit einem Hochschulabschluss in der medizinischen Grundversorgung von Erwachsenen. Nurse Practitioner machen die Anamnese, stellen Diagnosen und weisen Patienten in Krankenhäuser ein. Wir verschreiben Medikamente und führen Behandlungen durch, wie es auch Ärzte tun. Es hat einen Boom in diesem Bereich gegeben, den in den 1990er Jahren niemand vorhersehen konnte, und heute legen viele Menschen ihre Gesundheitsversorgung in unsere Hände.

Ursprünglich hatte ich nicht vor, eine Karriere im medizinischen Bereich einzuschlagen. Ich begann als Studentin der Rechtswissenschaften mit dem Ziel, Anwältin zu werden. Obwohl ich sehr gute Noten hatte und mir das Jura-Studium gefiel, wollte ich nicht in diesem Bereich arbeiten und habe diesen Weg nicht weiterverfolgt. Stattdessen arbeitete ich in einer Computerfirma, aber ich war unglücklich damit. Das Leben war und ist nicht dafür gedacht, so gelebt zu werden.

Der Auslöser für meinen Wechsel ins Gesundheitswesen war mein Hund. Ich hatte mir schon immer einen Hund gewünscht und konnte nun endlich einen haben. Als ich mich um mein geliebtes Haustier und seine Gesundheit kümmerte, wurde mir klar, wie sehr es mir gefiel, mich um das Wohlergehen aller Lebewesen zu kümmern – sowohl das von Menschen als auch von Tieren. Damals beschloss ich, wieder zu studieren, und zwar Medizin. Es ist schon witzig, wie ein Haustier das Leben verändern kann.

Es stellte sich jedoch heraus, dass das Medizinstudium nur ein weiterer Umweg auf meinem beruflichen Weg war. Einer meiner Professoren riet mir: „Studieren Sie nicht Medizin. Sie werden unglücklich sein. Werden Sie stattdessen Nurse Practitioner.“Sein Ratschlag war einleuchtend und machte Sinn, es gab nämlich in meiner Familie eine lange Tradition an Krankenschwestern und Ärzten. Ich erkannte schließlich, dass dies meine Berufung war, und so änderte sich die Richtung meines beruflichen Werdegangs, diesmal für immer.

Ich hatte endlich eine klare Vision für mich selbst. Ich wusste, dass es mir entsprach und dass ich dazu fähig war – und dass ich im Gesundheitswesen etwas bewirken konnte. Schließlich erwarb ich sowohl meinen Bachelor- als auch meinen Master-Abschluss an der Johns Hopkins University. Ursprünglich hatte ich mich für die Hopkins University entschieden, weil ich ein großes Interesse an der HIV- und AIDS-Forschung entwickelt hatte und als Praktikantin in der renommierten HIV-Abteilung arbeitete.

Die Arbeit war erfüllend, aber recht geruhsam. Ich bin ein absoluter Adrenalin-Junkie und brauche in meinem Arbeitsumfeld mehr Abwechslung. Also nahm ich eine Stelle als Krankenschwester in einer Notaufnahme an, wo man sofort und unmittelbar auf neue Situationen reagieren muss.

Außerdem hatte ich eine Leidenschaft für die Kardiologie und begann schließlich als Krankenschwester in diesem Fachgebiet zu arbeiten. Mir gefiel es dort sehr.

Aber es nagte etwas an mir. Denn im Laufe meiner Tätigkeit in der Klinik störte es mich zunehmend, dass die meisten Patienten kränker wurden, statt dass es ihnen besser ging. Obwohl die westliche Medizin zur Behandlung akuter und lebensbedrohlicher Krankheiten und Notfällen unverzichtbar ist, wird die Vorbeugung chronischer Krankheiten völlig vernachlässigt.

Zu diesem Zeitpunkt war ich bereits verheiratet und hatte meinen ersten Sohn zur Welt gebracht. Im Alter von etwa vier Monaten entwickelte er gesundheitliche Probleme, was mir Sorgen machte. Obwohl er ausschließlich gestillt wurde, litt er unter einem schrecklichen Ekzem und fühlte sich sehr elend. Ihm wurden verschiedene Cremes verschrieben, von denen aber keine half. Ich musste etwas finden, um den Ausschlag zu heilen, und hätte nicht eher aufgehört zu suchen, bis ich etwas gefunden hätte. Durch hartnäckige Nachforschungen fand ich heraus, dass sein Ekzem wahrscheinlich durch ein tiefergehendes, inneres Ungleichgewicht verursacht wurde, das auf eine schlechte Darmgesundheit zurückzuführen war. Ich stellte seine Ernährung auf ausschließlich unverarbeitete, natürliche und nährstoffreiche Lebensmittel um. Tatsächlich habe ich alle Nahrungsmittel selbst zubereitet; nichts, was ich ihm gab, war kommerziell hergestellt. Schließlich besserte sich der Zustand seiner Haut. Zu der Zeit erfuhr ich auch, dass mein Sohn lebensbedrohliche Nahrungsmittelallergien hatte, was mir zu denken gab, da offensichtlich viele Gesundheitsprobleme ihren Ursprung in der Wahl unserer Lebensmittel haben.

Ich hinterfragte weiterhin den konventionellen medizinischen Ansatz zur Behandlung von Krankheiten. Mit der Zeit war ich zunehmend desillusioniert von der Verschreibung von Medikamenten und interessierte mich mehr für die Auswirkungen der Ernährung auf Gesundheit und Wohlbefinden. Ich wollte wissen, warum meine Patienten chronisch krank wurden – also forschte ich weiter.

Ich konzentrierte mich leidenschaftlich darauf, wie ich den Menschen helfen konnte, Krankheiten vorzubeugen und diese zu behandeln, bevor sie überhaupt zu chronischen Problemen wurden. Ich erwog, einen Doktortitel zu erwerben, absolvierte aber stattdessen eine Wellness-Coaching-Ausbildung. Dann stieß ich auf ein funktionell ausgerichtetes Ernährungsprogramm, das meine Leidenschaft dafür entfachte, meinen Patienten zu helfen. Ich vertiefte mich in das Programm und entschied schließlich, dass es an der Zeit war, eine schwierige Entscheidung zu treffen: Ich gab meine Stelle als Nurse Practitioner auf und eröffnete meine eigene Praxis.

Das war eine der besten Entscheidungen, die ich je getroffen habe. Ich baute schließlich ein erfolgreiches Unternehmen auf und habe inzwischen mit Tausenden von Frauen gearbeitet. Häufig werde ich gebeten, Vorträge über Frauengesundheit, Ernährung und Intervallfasten zu halten. In diesem Zusammenhang habe ich zwei TEDx-Vorträge gehalten, einen im Jahr 2018 und einen im Jahr 2019. Mein zweiter TEDx-Vortrag „Intervallfasten: Eine transformierende Technik" ging viral und erreichte mehr als acht Millionen Aufrufe, wodurch ich im Nu zu einer Top-Vordenkerin im Bereich Intervallfasten und Frauengesundheit wurde. Die Resonanz hat mich wirklich überrascht! Sie machte mich demütig und ich war zutiefst dankbar.

Ich empfinde auch große Dankbarkeit für die außergewöhnliche Aufgabe, die ich jetzt habe – Frauen wie Sie zu begleiten und zu betreuen, die das Gefühl haben, dass sie am Ende ihrer gesundheitlichen Kräfte sind. Es ist in Ordnung, sich so zu fühlen, vor allem wenn man von der konventionellen Medizin nicht die gewünschten Antworten erhält. Sie brauchen und verdienen einen ganz anderen Ansatz in der Gesundheitsfürsorge – mit sicheren, natürlichen und wirksamen Optionen, die Ihnen helfen, das Beste aus Ihrem Leben zu machen. Es wurde zu meiner Lebensaufgabe, zu meiner Berufung, diese Möglichkeiten und Programme anzubieten.

Ich habe spezifische Einzel- und Gruppenprogramme entwickelt, die uns alle unterstützen und über gesundes Altern aufklären sowie darüber, wie Ernährung, Lebensstil, körperliche und geistige Übungen und andere Hilfsmittel uns einen neuen Weg in die gesündesten und fruchtbarsten Phasen unseres Lebens weisen können.

Es besteht ein sehr starker Zusammenhang zwischen den Nahrungsmitteln, die wir zu uns nehmen, sowie *dem Zeitpunkt, an dem wir sie essen*, und den Verbesserungen, die wir bei unserem Gewicht, unserer Gesundheit und unserem Wohlbefinden feststellen. Es ist so ermutigend zu wissen, dass Sie Ihre Gesundheit wiederherstellen können, wenn Sie auf Ihren Körper hören und ihm geben, was er braucht. Meine Leidenschaft ist und bleibt es, Frauen wie Ihnen zu helfen, sich durch die heilende Kraft des Intervallfastens und der Ernährung wohlzufühlen.

Ihre Reise

Das bringt uns zu der Reise, die Sie und ich jetzt antreten werden. IF:45 ist Ihre Gelegenheit, sich auf eine transformative Erfahrung einzulassen, die Ihnen zeigt, welche Stärke Sie haben, um Gewicht zu verlieren und sich besser zu fühlen – nicht in Monaten, sondern in nur 45 Tagen.

Diese 45 Tage werden Ihr Leben und Ihren Lebensstil grundlegend verändern. Sie werden Ihren Stoffwechsel und Ihre Biologie umstellen, Ihre Hormone wieder ins Gleichgewicht bringen, Ihre Energie steigern, Sie von Heißhungerattacken befreien, Pfunde purzeln lassen und chronische Symptome beseitigen. Sie bieten die Lösung für eine schnelle und tiefgreifende Verbesserung Ihrer Gesundheit, indem Sie nur wenige Dinge ändern: was Sie essen, wann Sie essen, wie Sie sich ausruhen und erholen und einige weitere Maßnahmen durchführen.

Die Art und Weise, wie Sie das Intervallfasten umsetzen, ist ganz individuell, denn jede Frau hat ein bestimmtes biochemisches Profil. Dabei handelt es sich um die Ihnen eigene Zusammensetzung der Hormone, Ihren Stoffwechsel und andere spezifische Gesundheitsbedürfnisse, die auf Ihrem Alter, Ihrem Geschlecht, Ihrem Lebensabschnitt und anderen Faktoren basieren. Da wir alle einzigartig sind, ist dieses Programm auf *Ihre* individuellen körperlichen Gegebenheiten abgestimmt – einer der Hauptgründe, warum sich IF:45 von anderen Formen des Intervallfastens unterscheidet.

In den letzten Jahren habe ich mehr als tausend Frauen durch dieses Programm geführt. Sie haben tiefgreifende Erfolge erzielt. Sie kommen mit dem Ziel, Gewicht zu verlieren, bleiben aber dabei, weil es sich positiv auf die Alterung und die allgemeine Gesundheit auswirkt. Es wird zu einem Lebensstil.

Hier sind einige Kommentare von Frauen, die an einem meiner letzten Kurse zum Intervallfasten teilgenommen haben:

„Ich habe insgesamt vier Kilogramm abgenommen. Achtzig Prozent meines Hüftspecks sind verschwunden. Ich fühle mich mehr im Einklang mit meinem Körper und kann ohne Probleme längere Fastenzeiten einlegen. Ich kann bei der Arbeit auf Pizza und Süßigkeiten verzichten. Ich fühle mich nicht mehr müde, was für mich sehr wichtig ist. Ich habe mich körperlich, seelisch und geistig verändert – in nur drei Wochen."

„Nachdem ich mit dem Kurs begonnen hatte, schlief ich besser, wählte meine Lebensmittel bewusster aus und nahm drei Kilogramm ab. Für mich – eine 58-jährige Frau in den Wechseljahren – waren diese Ergebnisse lebensverändernd. Ich habe endlich erkannt, dass ich es wert bin und dass sich die Mühe lohnt, sich um seine Gesundheit zu kümmern."

„Ich fühle mich nicht mehr hungrig, sondern angenehm gesättigt und habe nur noch Verlangen nach gesunder Nahrung. Meine Blutzuckerwerte haben sich normalisiert. Mein Schlaf hat sich verbessert, und ich schlafe die ganze Nacht durch. Ich habe so viel Energie, dass ich die Intensität meines Walkens auf fünfeinhalb Kilometer in schnellem Tempo erhöht habe."

„Ich habe nicht mehr diese Sucht nach Zucker. Mein Denken ist klar. Ich habe keine Wortfindungsstörungen mehr, wenn ich rede, und habe drei Kilogramm abgenommen."

„Das Intervallfasten hat mir Zeit für eine Morgenroutine verschafft, die aus Walking, Atemübungen und dem Genuss von grünem Tee besteht. Ich fühle mich seitdem großartig und konnte mich dadurch mit weniger Angst auf den Aufbau meines Online-Geschäfts konzentrieren. Seit dem Intervallfasten habe ich neun Kilogramm abgenommen und mein Zielgewicht erreicht; mein Körper ist jetzt besser auf die Fettverbrennung eingestellt."

Das IF:45-Programm

Das Programm, das diese Frauen so erfolgreich befolgt haben – und Sie werden es auch tun –, ist in drei Phasen unterteilt. Die sogenannte Induktion, eine einwöchige Vorbereitungsphase, zeigt Ihnen, wie Sie Ihre Speisekammer aufräumen, auf Gluten und Milchprodukte verzichten, mit dem Naschen aufhören und Lebensmittel auswählen, die die Fettverbrennung ankurbeln. Diese einfachen Maßnahmen werden folgende Effekte haben: Sie werden sofort eine Gewichtsabnahme auf der Waage feststellen. Sie werden sich vitaler fühlen, nachdem Sie die Lebensmittel gestrichen haben, welche die Ursache für Ihre Müdigkeit, Blähungen und andere Darmprobleme sowie für den Hirnnebel waren. Und Ihre Gesundheit wird beginnen sich zu verbessern.

In der nächsten Phase, der Optimierung, lernen Sie, wie Sie Ihre eigenen Fasten- und Essensfenster festlegen sowie Ihre Makronährstoffe (Proteine, Kohlenhydrate und Fette) auswählen und zeitlich abstimmen, je nachdem, ob Sie sich im Zyklus, in der Perimenopause oder vor bzw. nach der Menopause befinden. Wenn Ihnen gefallen hat, was in der ersten Woche mit Ihrem Körper passiert ist, werden Sie von den Ergebnissen in dieser Phase auf jeden Fall begeistert sein: Sie werden noch einschneidendere Verbesserungen bei Gewichtsabnahme, Heißhungerattacken, Schlafverhalten, Hormonhaushalt, geistiger Klarheit, Energielevel, Verdauungsfunktion und allgemeinem Wohlbefinden feststellen.

In der letzten Phase, der Modifikation, einem einwöchigen Plan, gebe ich Ihnen Leitlinien für fortgeschrittene Strategien, wie zum Beispiel die Ausweitung Ihres Fastenfensters, das Variieren von Fastenarten, das Umschalten auf Kohlenhydrate und mehr. Alle Vorteile, die Sie bisher erlebt haben, setzen sich in dieser Phase fort und sind sogar noch tiefgreifender.

Wie ich bereits erwähnt habe, werden Sie süchtig nach diesem Lebensstil sein und ihn beibehalten wollen. Deshalb gebe ich Ihnen Strategien an die Hand, wie Sie genau das tun können, sobald Sie in die Erhaltungsphase übergehen. IF:45 wird von diesem Zeitpunkt an zu einem natürlichen und einfachen Lebensstil!

Dieses Buch kann ein Rettungsanker sein, der Ihnen hilft, sich besser zu fühlen und besser zu leben. Die Vorteile, die ich bisher zusammengefasst habe, können auch Ihnen zugutekommen, wenn Sie beginnen, mein Programm des intermittierenden Fastens zu befolgen, und sich an seine Strategien halten.

Ich erkläre Ihnen in diesem Buch detailliert, wie das Intervallfasten abläuft, und gehe auf einige faszinierende Aspekte ein, wie Ihr Körper hormonell funktioniert. Zusätzlich erläutere ich einige grundlegende wissenschaftliche Erkenntnisse darüber, wie sich das Intervallfasten auf Ihr Gewicht, auf verschiedene Krankheiten und Ihre Gesundheit im Allgemeinen auswirkt.

Sie erfahren, was Sie essen sollten, um die besten Ergebnisse zu erzielen – und das alles mit köstlichen Rezepten und einfach zu befolgenden Essensplänen. Wir werden zusammen in die Besonderheiten der drei Phasen eintauchen, das Programm an Ihre Lebensphase anpassen und es in die Tat umsetzen. Bei jedem Schritt werde ich Sie begleiten, damit Sie inspiriert und begeistert sind und den Erfolg vor Augen haben.

Ich schlage vor, dass Sie dieses Buch der Reihe nach lesen, um sich mit dem Programm vertraut zu machen und zu erfahren, was auf Sie zukommt und warum. Lesen Sie alles unvoreingenommen, denn ich habe einige neue Informationen, die Ihnen bisher noch niemand mitgeteilt hat. Seien Sie gewiss, dass Sie sich nicht länger mit begrenzenden falschen Vorstellungen abfinden müssen, dass Gewichtszunahme, Müdigkeit, Hirnnebel und andere gesundheitliche Frustrationen normale Funktionen des Alterns sind. Das sind sie nämlich nicht!

Seien Sie auch nachsichtig mit sich selbst, wenn Sie das Programm befolgen, denn es beinhaltet eine große Flexibilität. Es handelt sich nicht um einen starren Plan mit vielen Geboten und Verboten. Das Programm passt sich an Sie, Ihre einzigartige Chemie und Ihren Lebensstil an. Wenn Sie sich erst einmal auf das Intervallfasten eingelassen haben, werden Sie feststellen, dass es eine Strategie ist, die Sie ein Leben lang nutzen können.

Ich möchte, dass Sie wissen, dass ich Verständnis für Ihre Situation habe. Erinnern Sie sich daran, dass ich diese Frau war, die verzweifelt nach Antworten suchte, als die konventionelle Medizin nicht ausreichte. Es ist unmöglich, diese Tage zu vergessen, an denen man sich fett und demoralisiert fühlte, keine Energie hatte und gegen die Verzweiflung der Niederlage ankämpfte. Aber hören Sie auf mich, denn ich eigne mich wie kaum eine andere dafür, um Sie zu unterstützen und Probleme im Zusammenhang mit Energiemangel, Gewichtszunahme, Heißhungerattacken und vielem mehr zu lösen.

Also – lassen Sie mich fragen: Sind Sie bereit für eine Veränderung? Wenn ja, geben Sie sich 45 Tage Zeit, und Sie werden Gewicht verlieren, Heißhungerattacken unterdrücken, Ihren Körper revitalisieren und den Rest Ihres langen und glücklichen Lebens in vollen Zügen genießen.

Wie aufregend ist das denn?

Cynthia Thurlow

Teil 1

Intervallfasten – für einen gesunden Körper und einen ausgeglichenen Hormonhaushalt

Kapitel 1

WARUM INTERVALLFASTEN?

In ihren Dreissigern und dann in den Vierzigern geschieht etwas, das darauf hindeutet, dass sich Ihr Körper verändert. Sie nehmen zu und kämpfen mit Heißhungerattacken. Sie hüpfen nicht mehr so schnell aus dem Bett wie früher. Sie bemerken Symptome wie Blähungen, Schlafstörungen, Hirnnebel und Stimmungsschwankungen. Sie fühlen sich vorzeitig gealtert und einfach nur unzufrieden. Für die allermeisten von uns sind diese Veränderungen quälend, frustrierend – und beängstigend.

Ich verstehe das. Aufgrund meiner eigenen Erfahrungen und meiner Arbeit mit zahllosen Frauen wie Ihnen kann ich das wirklich nachvollziehen. Sie haben recht, wenn Sie sich so fühlen, und Sie sind bei Weitem nicht allein. Aber fassen Sie sich ein Herz. Es ist nie zu spät, gesünder zu werden und Ihr Aussehen, Ihre Gesundheit, Ihre geistige Klarheit und Ihre Energie wiederzuerlangen.

Heather ist ein gutes Beispiel dafür. Als sie im Alter von 54 Jahren zu mir kam, nachdem sie vier Jahre zuvor in die Wechseljahre gekommen war, war sie extrem frustriert. „Nichts hat bisher bei mir funktioniert", sagte sie mit leiser, niedergeschlagener Stimme. „Ich habe Mini-Mahlzeiten gegessen, habe Kalorien gezählt und wie eine Verrückte trainiert, aber das Gewicht geht einfach nicht runter. Ich hasse es, dass ich mich mit diesen zusätzlichen neun Kilogramm so alt und müde fühle. Ehrlich gesagt, ich habe die Hoffnung verloren."

Heather hatte sogar ein Medikament namens *Phentermin*[1] eingenommen. Ähnlich wie ein Amphetamin oder Aufputschmittel stimuliert es das zentrale Nervensystem (Nerven und Gehirn), was die Herzfrequenz und den Blutdruck beschleunigt und den Appetit zügelt. Es hat eine Menge beängstigender Nebenwirkungen, die von leicht bis mittelschwer reichen: Schlaflosigkeit, Kopfschmerzen, Schwindel, gefährlich hoher Blutdruck, Brustschmerzen und Kurzatmigkeit.

Diese Art von Kampf, den Heather austrug, ist einfach überflüssig. Im Laufe des Gesprächs erläuterte ich ihr meine Philosophie darüber, wie man am besten abnimmt und mit den Wechseljahren zurechtkommt – und zwar auf natürliche Weise, ohne verschreibungspflichtige Medikamente zur Gewichtsabnahme. Ich erklärte ihr, dass jeder Teil meines Programms darauf abzielt, ihre Symptome zu lindern und sich wieder jünger und lebendiger zu fühlen.

Heather lebte auf und war bereit, alles für das Programm zu geben. Sie stellte ihre Ernährung um und begann langsam mit dem Intervallfasten. Und siehe da, sie nahm in den ersten acht Wochen fünf Kilogramm ab und machte weiter, ohne etwas zu entbehren oder sich hungrig oder müde zu fühlen. Heute hat sie mehr Energie und Selbstvertrauen, als sie es in ihrem Alter je für möglich gehalten hätte.

Vielleicht haben Sie, wie Heather, bisher die üblichen Ratschläge befolgt: Kalorien zählen, kleine Mahlzeiten über den Tag verteilt essen und frühstücken – all diese Maßnahmen zum Abnehmen, die uns beigebracht wurden. Vielleicht ist es Ihnen gelungen, einige Pfunde zu verlieren, aber dann hat die Gewichtsabnahme stagniert, Sie hatten einen Jo-Jo-Effekt oder konnten das Gewicht nicht halten.

Oder vielleicht haben Sie andere beunruhigende Symptome entwickelt. Sie schlafen zum Beispiel nicht mehr so gut, und es dauert länger, bis Sie morgens in die Gänge kommen. Vielleicht haben Sie zu viele Schmerzen und Beschwerden. Oder Sie können nicht mehr so klar denken wie früher und sich nicht mehr an Fakten und Ereignisse erinnern. Es

---

[1] In Deutschland ist *Phentermin* bereits seit Anfang der siebziger Jahre nicht mehr zugelassen.

scheint, als würde sich Ihr Körper vor Ihren Augen verändern. Das sind schreckliche Situationen, die einen zur Verzweiflung bringen können, und es ist leicht, einfach aufzugeben, auch wenn man sich eigentlich wieder fantastisch fühlen möchte.

Es erstaunt mich immer wieder, wie viele schlechte Ratschläge unter dem Deckmantel der „Lebensweisheit“ Frauen in Bezug auf ihre Gesundheit und Gewichtsabnahme gegeben werden, wie zum Beispiel mein persönlicher Favorit: „Mehr trainieren, weniger essen.“ Das hat bei mir absolut nicht funktioniert und hatte den gegenteiligen Effekt. Ich nahm zu, konnte nicht mehr abnehmen und fühlte mich nicht gesund.

Wichtig: Machen Sie sich nicht selbst fertig. Sie haben nicht versagt, sondern die herrschende „Weisheit“ hat Sie im Stich gelassen. Diese Ratschläge drehen sich um folgende Dogmen:

FALSCHES DOGMA NR. 1: Kalorien rein, Kalorien raus – das ist das Wichtigste.

Wenn Sie endlos Kalorien zählen, um Pfunde zu verlieren oder Ihr Gewicht zu kontrollieren, machen Sie sich vielleicht um die falschen Dinge Gedanken. Die *Qualität* der Proteine, Kohlenhydrate und Fette, die wir zu uns nehmen, und nicht das Zählen von Kalorien ist ein wichtiger Schlüsselfaktor für den Fettabbau, die Gewichtsregulierung und die Gesundheit. Dazu gehört, dass Sie mit den von Ihnen ausgewählten Lebensmitteln genügend Nährstoffe einschließlich Vitamine, Mineralien und Ballaststoffe aufnehmen.

Schlechte Lebensmittel, vor allem verarbeitete Kohlenhydrate wie Süßigkeiten, Chips, Limonade und industriell hergestellte Backwaren, tragen zu Gewichtszunahme und anderen Symptomen bei, dies jedoch nicht, weil sie viele Kalorien enthalten. Vielmehr setzen sie eine Reihe von Reaktionen in Gang, die dazu führen, dass der Körper Fett speichert. Diese Lebensmittel zerfallen schnell in Zucker. Als Reaktion darauf schüttet Ihre Bauchspeicheldrüse vermehrt das Hormon Insulin aus.

Insulin ist wie Dünger für Ihre Fettzellen. Es sagt Ihren Zellen, dass sie Kalorien aufnehmen und in Fett umwandeln sollen.

Das andere Problem ist, dass der Körper zurückschlägt, wenn wir die Kalorien reduzieren. Unser Stoffwechsel verlangsamt sich, um Nahrung und Energie länger verfügbar zu halten, und wir beginnen, uns hungriger zu fühlen. Diese Situation ist für die Gewichtsregulierung nicht förderlich und bringt unsere Hungerhormone Leptin und Ghrelin aus dem Gleichgewicht. (Mehr über diese Hormone in den nächsten Kapiteln).

FALSCHES DOGMA NR. 2: Das Frühstück ist die wichtigste Mahlzeit des Tages.

Falsch! Man hat uns immer wieder gesagt, dass es gesund ist zu frühstücken, was auf einer Reihe von schlechten Forschungsergebnissen und der Vermarktung von Frühstücksflocken beruht. Wir haben gehört, dass das Auslassen des Frühstücks eine sehr schlechte Angewohnheit ist und zu Diabetes mellitus, Gewichtszunahme und anderen Gesundheitsproblemen führen kann.

Die Sache ist die: Es gibt einfach nicht genügend Beweise dafür. Tatsächlich kam eine analytische Literaturübersicht von dreizehn klinischen Studien, die zwischen 1990 und 2018 veröffentlicht wurden, zu dem Schluss, dass „das Frühstücken möglicherweise keine gute Strategie zur Gewichtsabnahme ist, unabhängig von den etablierten Frühstücksgewohnheiten. Vorsicht ist geboten, wenn das Frühstück zur Gewichtsabnahme bei Erwachsenen empfohlen wird, da es den gegenteiligen Effekt haben könnte.“ Die Analyse ergab auch, dass die Frühstücksverweigerer weniger Gewicht auf die Waage brachten als die Frühstücksesser.

Das Frühstück auszulassen ist also in Ordnung – und in der Tat eine gute Idee, die viele Vorteile mit sich bringt!

FALSCHES DOGMA NR. 3: Was wir essen, ist wichtiger als wann wir essen.

Was Sie essen – gesunde, vollwertige, unverarbeitete Lebensmittel –, ist absolut wichtig. Aber auch der *Zeitpunkt* des Essens macht einen großen Unterschied. Das „Wann" bedeutet, dass Sie Ihre Mahlzeiten mit Ihrem zirkadianen Rhythmus abstimmen, dem komplexen physiologischen System, das Ihren Schlaf-Wach-Rhythmus und alle damit verbundenen hormonellen und metabolischen Prozesse reguliert. Intervallfasten ist auf den zirkadianen Rhythmus und den Stoffwechsel abgestimmt und verbessert viele Gesundheitsmarker, darunter die Insulinsensitivität, die Risikofaktoren für Herz-Kreislauf-Erkrankungen, die der Gesundheit des Gehirns, das des allgemeinen Krankheitsrisikos und nicht zuletzt für Übergewicht und Fettleibigkeit.

Ein Beispiel für die Gewichtsabnahme: Über einen Zeitraum von zehn Wochen verloren Personen, die angewiesen wurden, das Frühstück neunzig Minuten später einzunehmen und das Abendessen um neunzig Minuten vorzuziehen (und damit den Zeitrahmen, in dem sie aßen, zu ändern), doppelt so viel Körperfett verloren wie diejenigen, die nach ihrem normalen Zeitplan essen durften, obwohl die Probanden während der Essenszeiten zu sich nehmen durften, was sie wollten.

Das Timing ist alles! Es ist der Schlüssel zu einem gesunden Gewicht und zum Schutz vor vielen Krankheiten.

FALSCHES DOGMA NR. 4: Die Einnahme kleiner Mahlzeiten über den Tag verteilt fördert die Fettverbrennung und stabilisiert den Blutzuckerspiegel.

Wie oft haben Sie das schon gehört? Viele Menschen glauben, dass der Verzehr mehrerer Mahlzeiten über den Tag verteilt den Stoffwechsel ankurbelt, sodass der Körper insgesamt mehr Kalorien verbrennt und das Hungergefühl unter Kontrolle hält.

Nichts davon ist wahr. Ein Beweis: Forscher der Universität Ottawa fanden heraus, dass es bei einer kalorienreduzierten Diät keinen Vorteil bringt, die Kalorien auf sechs statt auf drei Mahlzeiten aufzuteilen, um Gewicht zu verlieren.

Eine andere Studie ergab, dass die Umstellung von drei auf sechs Mahlzeiten pro Tag weder die Kalorienverbrennung noch den Fettabbau anregte. Was die Appetitkontrolle anbelangt, so gibt es keine Beweise dafür, dass sechs Mahlzeiten am Tag den Hunger zügeln. Wenn man jedoch größere, weniger häufige Mahlzeiten zu sich nimmt, verringert sich der Gesamthunger und man fühlt sich gesättigt.

Vor ein paar Jahren arbeitete ich mit einer Fitness-Wettkämpferin namens Karen zusammen. Wie viele andere Teilnehmer in diesem Sport war sie durch eine Gehirnwäsche zu der Überzeugung gelangt, dass die einzige Möglichkeit, Gewicht zu verlieren und gesund zu bleiben, darin besteht, täglich sechs kleine Mahlzeiten zu sich zu nehmen. Aber das funktionierte bei Karen nicht. Sie war ständig damit beschäftigt, Mahlzeiten zuzubereiten und war zu sehr auf das Essen fixiert – was oft zu Fressattacken führte. Ich stellte sie auf mein IF:45-Programm um, und sie blühte auf. Karen erzählte mir: „Intervallfasten hat mein ganzes Leben verändert, und ich habe so viel über die Nahrungsaufnahme gelernt. Meine Energie geht durch die Decke, meine Haut ist großartig, mein Schlaf ist fantastisch und ich bin keine Gefangene der Nahrungsaufnahme mehr."

Diese überholten Dogmen haben dazu beigetragen, dass Fettleibigkeit, Stoffwechselstörungen und Krankheiten immer weiter zunehmen und die Lebensqualität einer ganzen Generation und ihrer Nachkommen beeinträchtigen. Diese Gesundheitskrisen, die inzwischen epidemische Ausmaße angenommen haben, betreffen Frauen in erschütternder Zahl. Nach Angaben des National Center for Health Statistics ist die Prävalenz von Fettleibigkeit bei Frauen ab zwanzig Jahren in den letzten Jahrzehnten von 25,5 Prozent auf 40,7 Prozent gestiegen. Einem Zeitschriftenartikel aus dem Jahr 2019 zufolge werden bis zum Jahr 2030 mehr als 25 Prozent der Gesamtbevölkerung in den Vereinigten Staaten als stark übergewichtig definiert werden, was die häufigste Adipositas-Kategorie für Frauen sein wird. Und Fettleibigkeit geht einher mit vielen lebensbedrohlichen Krankheiten: Herz-Kreislauf-Erkrankungen, Typ-2-Diabetes, viele Formen von Krebs und Depressionen, um nur einige zu nennen.

Es ist an der Zeit anzuerkennen, dass wir die damit verbundenen Probleme von Übergewicht, Fettleibigkeit und Krankheit besser lösen müssen. Intervallfasten ist ein wichtiger Teil der Lösung – und ein klarer Weg zu Gesundheit und Gewichtsverlust.

Was ist Intervallfasten?

Einfach ausgedrückt bedeutet Intervallfasten, dass man *weniger oft isst*. Sie verzichten für eine bestimmte Zeit (Ihr Fasten) auf Nahrung und essen innerhalb eines „Essensfensters", einer bestimmten Zeitspanne, die für Mahlzeiten vorgesehen ist. In diesem Zeitfenster nehmen Sie Proteine (Eiweiß), gesunde Fette und nicht-stärkehaltige Kohlenhydrate zu sich, ohne dabei Kalorien zu zählen. Sie entscheiden ganz bewusst, wann Sie essen und wann Sie fasten, und Sie entscheiden sich bewusst dafür, eine oder mehrere Mahlzeiten auszulassen.

Die drei am weitesten verbreiteten Formen des intermittierenden Fastens sind das alternierende Fasten (Alternate-Day-Fasting AFD), bei dem man an einem Tag isst und am nächsten fastet, das 5:2-Intervallfasten (zwei Tage in der Woche fasten, an den anderen fünf Tagen normal essen) und das tägliche zeitlich begrenzte Fasten, bei dem man zwölf bis sechzehn Stunden oder mehr ohne Essen auskommt, auch über Nacht, und dann seine Mahlzeiten innerhalb eines festgelegten Zeitfensters zu sich nimmt.

Bei meinem IF:45-Programm steht die zeitlich begrenzte Ernährung im Mittelpunkt, nämlich das 16:8-Modell (sechzehn Stunden Fasten, acht Stunden Essen). Es ist am einfachsten durchzuführen, am flexibelsten – und für Frauen jeden Alters am besten geeignet.

Sie können Ihre Essens- und Fastenzeiten auf Ihre Lebensphase abstimmen – Zyklus, Perimenopause, Menopause und darüber hinaus – und sie so gestalten, dass Ihre Hormone im Gleichgewicht bleiben. Außerdem ist die Fastenzeit nicht zu lang. Sie können klein anfangen und das Zeitfenster allmählich ausdehnen, wenn sich Ihr Körper an das Fasten gewöhnt hat.

Im Gegensatz zu vielen anderen Diäten hat die zeitlich begrenzte Nahrungsaufnahme eine höhere Durchhaltequote, wie viele Studien belegen. Sie können sich problemlos so lange daran halten, wie Sie wollen! Mein Plan erlaubt es Ihnen außerdem, innerhalb des Essensfensters eine große Vielfalt an nahrhaften Lebensmitteln zu essen. Vor allem aber bietet die 16:8-Methode sehr viele nachgewiesene gesundheitliche Vorteile, insbesondere für Frauen.

In der Öffentlichkeit wird das Intervallfasten als etwas Neues wahrgenommen – eine neue Art der Ernährung, die erst vor Kurzem in Mode gekommen ist. Dabei wird jedoch oft vergessen, dass die Geschichte des intermittierenden Fastens viel weiter zurückreicht als bis in unsere Gegenwart. Tatsächlich ist es sehr eng mit den gesunderhaltenden Verhaltensweisen unserer Vorfahren verknüpft. Überlegen Sie: Unsere Verwandten aus prähistorischen und antiken Gesellschaften aßen nicht drei Hauptmahlzeiten am Tag, die in gleichmäßigen Abständen zubereitet wurden, plus Zwischenmahlzeiten. Sie hatten keinen unbegrenzten, leichten Zugang zu Nahrungsmitteln, wie wir es heute haben. Wahrscheinlich haben sie sogar über längere Zeiträume nichts gegessen, weil Nahrung eben nicht ohne Weiteres verfügbar war. Je nach Jahreszeit oder Klima haben sie vielleicht mehrmals am Tag gegessen, während sie an anderen Tagen möglicherweise nur eine Mahlzeit zu sich nahmen oder vielleicht gar nichts. Ich würde daher behaupten, dass wir genetisch auf Ernährungsmuster mit eingebauten Fastenperioden vorbereitet sind. Es ist unser evolutionäres Erbe, intermittierend zu fasten!

Intervallfasten ist eine wichtige Entscheidung in Bezug auf Ihre Gesundheit, Ihre Hormone und Ihr Wohlbefinden als Frau. Es ist sogar wirksamer als jedes Medikament, das ich Ihnen verschreiben könnte. In einem kürzeren Zeitfenster zu essen und für längere Zeit auf Nahrung zu verzichten, bietet Ihnen erstaunliche Vorteile.

Fettverbrennung

Viele Frauen in ihren Dreißigern, Vierzigern, Fünfzigern und darüber hinaus haben jahrelang Diäten gemacht und abgenommen, nur um dann wieder zuzunehmen, immer und immer wieder. Gewichtsschwankungen von fünf, zehn, fünfzehn oder mehr Kilogramm von einem Jahr zum nächsten sind keine Seltenheit, und viele von uns haben vielleicht zwei separate Kleiderschränke mit großen und kleinen Größen. Dieses Auf und Ab ist die Definition einer Jo-Jo-Diät, die für die Gesundheit gefährlich ist. Eine Studie der American Heart Association hat ergeben, dass Frauen, die eine Jo-Jo-Diät machen, mehr Risikofaktoren für Herzkrankheiten aufweisen als Frauen, die ihr Gewicht im Laufe der Jahre stabil halten. Wiederholte Diäten sind einfach keine gute Praxis! Doch es liegt in Ihrer Macht, diese Gewohnheit zu ändern – mithilfe des Intervallfastens.

Eine wichtige Ursache hat mit Ihren Hormonen zu tun. Intermittierendes Fasten aktiviert bestimmte Schlüsselhormone im Körper, von denen viele die „Lipolyse“ (Fettverbrennung) steigern, Ihre metabolische Flexibilität (die Fähigkeit, die Energie angemessen zu nutzen, siehe unten) verbessern, Ihren Körper daran hindern, Fett zu speichern, und viele andere positive Auswirkungen auf Ihre Gewichtsregulierung und Gesundheit haben. Auf diese Hormone werde ich in den nächsten Kapiteln näher eingehen.

Wenn Ihre Hormone im Einklang sind, hilft das Fasten, Ihren Stoffwechsel zu beschleunigen – was Ihnen auch ermöglicht, ein gesundes Gewicht zu halten. Und einer Studie zufolge kann Fasten das Bauchfett um 4 bis 7 Prozent reduzieren. Intervallfasten ist also eines der wirksamsten Mittel, die wir zum Abnehmen haben.

Ein weiterer Faktor hat mit dem Fett zu tun, das wir in uns tragen. Es gibt zwei Arten von Fettgewebe in unserem Körper: braunes Fett und weißes Fett. Braunes Fett verbrennt Energie, weil es reichlich in den

Mitochondrien, den Kraftwerken unserer Zellen, vorhanden ist. Weißes Fett speichert Energie.

Wenn Sie die Wahl hätten, von welchem Fett würden Sie mehr wollen? Braunes Fett, richtig? Aber so einfach ist das nicht. Braunes Fett ist bei erwachsenen Menschen eher ungewöhnlich. Es ist in der Regel das, was den niedlichen „Babyspeck" bei Säuglingen ausmacht.

Die gute Nachricht ist, dass Wissenschaftler vor Kurzem entdeckt haben, dass wir unser weißes Fett in braunes umwandeln können! Intervallfasten kann dazu beitragen.

Diese erfreuliche Entdeckung wurde in Experimenten mit Mäusen gemacht, die jeden zweiten Tag keine Nahrung bekamen (sie fasteten). Eine andere Gruppe von Mäusen durfte jederzeit essen, was sie wollte. In der Studie stellten die Forscher fest, dass sich bei der ersten Gruppe durch das intermittierende Fasten die Zusammensetzung ihrer Darmbakterien veränderte, was die Produktion von kurzkettigen Fettsäuren (SCFAs, engl. Short Chain Fatty Acids) im Darm anregte. Diese Reaktion verwandelte weiße Fettzellen in braune Fettzellen und verlagerte die Fettspeicherung auf die Fettverbrennung, wodurch Fettleibigkeit und Insulinresistenz (ein großes Problem, das Diabetes mellitus verursacht) wirksam reduziert wurden.

Natürlich führte man diese Studie an Mäusen durch, und ich berücksichtige dies, wenn ich Studien zitiere. Mäuse haben jedoch einen ähnlichen Stoffwechsel wie Menschen, sodass die Ergebnisse dennoch sehr interessant sind! Die wichtige Botschaft hier ist, dass intermittierendes Fasten eine sehr effektive Methode zur Fettverbrennung ist, und zwar auf positive Weise.

Förderung der Darmgesundheit

Apropos Darm: In Ihrem Darm leben Billionen von Mikroorganismen, die zusammen als Mikrobiom bezeichnet werden. Sie bauen die Nahrung ab und synthetisieren Nährstoffe wie B-Vitamine und Vitamin K. Sie ernähren sich von Ballaststoffen und bestimmten Stärkearten in Lebensmitteln und bilden Verbindungen, die für die Muskelfunktion und für die Gesunderhaltung unseres Körpers wichtig sind. Unsere Darmbakterien beeinflussen sogar unsere Stimmung und unser Denken, indem sie Signale zwischen dem Gehirn und dem Verdauungssystem senden. Sie haben noch viele andere Aufgaben, wie zum Beispiel die Reduktion von Entzündungen und die Regulierung des Appetits – all dies wirkt sich auf unser Gewicht und unsere Gesundheit aus.

Es gibt zwei Hauptstämme von gewichtskontrollierenden Bakterien im Darm: die Bacteroidetes und die Firmicutes. Das Körpergewicht scheint mit dem Gleichgewicht dieser beiden Stämme im Zusammenhang zu stehen. In zahlreichen Studien, von denen einige erst im Jahr 2020 durchgeführt wurden, wiesen übergewichtige Menschen mehr Firmicutes und weniger Bacteroidetes auf als Menschen mit moderatem Gewicht. Es gibt jedoch auch Studien, die diesen Zusammenhang nicht nachweisen konnten; die Beweisführung ist also noch nicht abgeschlossen.

Abgesehen von der Gewichtsabnahme trägt die richtige Ernährung Ihrer Darmbakterien dazu bei, das Verhältnis zwischen guten und schlechten Bakterien aufrechtzuerhalten und Ihre Gesundheit zu schützen. Dieses ausgewogene Verhältnis hängt jedoch nicht nur davon ab, was Sie essen, sondern auch davon, wann Sie essen. Beim Fasten zum Beispiel kommt es zu einer raschen Vermehrung der guten Darmbakterien.

Außerdem haben Tierversuche gezeigt, dass Darmbakterien einen eigenen zirkadianen Rhythmus haben und ständig zwischen verschiedenen Populationen wechseln. Wissenschaftler, die sich mit dem Mikrobiom des Darms beschäftigen, glauben, dass eine bestimmte Gruppe von Bakterien besonders gut gedeiht, wenn wir schlafen und über Nacht fasten. Wenn wir wach sind und essen, gedeihen andere und übernehmen die Führung. Dieser Zyklus wiederholt sich alle 24 Stunden.

Intervallfasten unterstützt auch einen wichtigen Verdauungsmechanismus, den sogenannten Migrierenden Motorischen Komplex (MMC). Er steuert die Kontraktionen von Magen und Dünndarm in einem zyklischen Muster über einen Zeitraum von etwa zwei Stunden.

Der MMC ist auch der „Hausmeister" des Dünndarms. Er fegt alle Nahrungspartikel aus dem Dünndarm heraus und schickt sie in den Dickdarm. Der MMC arbeitet zyklisch und säubert den Dünndarm nur in Fastenzeiten. Er wird aktiv abgeschaltet, wenn wir essen. Wenn Sie also häufig zwischen den Mahlzeiten naschen, können Sie Ihren MMC beeinträchtigen. Andererseits verbessert sich die Funktion des MMC, wenn Sie Ihre Mahlzeiten durch intermittierendes Fasten aufteilen.

Fasten stimuliert auch das cAMP, ein Energiemolekül, das von Darmbakterien genutzt wird, insbesondere von denen, die die Darmschleimhaut bilden. Durch diesen Energieaustausch werden außerdem Gene aktiviert, die Ihre Darmschleimhaut schützen. All dies dient dazu, die Stärke und Integrität der Darmschleimhaut zu verbessern, sodass Bakterien, Nahrungspartikel und Giftstoffe nicht austreten („Leaky-Gut-Syndrom") und gesundheitliche Probleme verursachen.

Die Wohltaten Ihrer Darmbakterien sind damit aber noch nicht zu Ende. Intervallfasten hilft, die Zellen zu erhalten, die Serotonin produzieren. Serotonin ist ein lebenswichtiges, vielseitig einsetzbares Hormon im Körper, das die Stimmung und das Glücksgefühl beeinflusst. Es wird an verschiedenen Stellen im Körper produziert, vor allem aber in den Zellen, die den Darm auskleiden – Zellen, die durch intermittierendes Fasten geschützt werden. So hat sich gezeigt, dass sich Depressionen, von denen mehr Frauen als Männer betroffen sind, insbesondere in der Lebensmitte, durch intermittierendes Fasten verringern.

Metabolische Flexibilität

In diesem Buch werde ich häufig den Begriff „metabolische Flexibilität" verwenden. Einfach ausgedrückt handelt es sich dabei um die Fähigkeit Ihrer Zellen, zwischen der Verwendung von Kohlenhydraten und Fett als Brennstoffquelle zu wechseln. Wenn Sie metabolisch flexibel sind, können Sie Kohlenhydrate verbrennen, wenn Sie sie zu sich nehmen, und Sie können Fett verbrennen, wenn Sie es essen. Oder Sie können Fett verbrennen, wenn Sie gar nichts essen (intermittierendes Fasten). Kurz gesagt, Ihr Stoffwechsel ist flexibel und kann jeden verfügbaren Brennstoff nutzen, egal ob dieser aus der Nahrung stammt oder bereits in Ihrem Körper gespeichert ist.

In der Steinzeit waren unsere Vorfahren von Natur aus metabolisch flexibel. Manchmal gab es reichlich Nahrung, an anderen Tagen war sie knapp. Ihre Körper waren zwangsläufig in der Lage, in diesen Fastenzeiten Fett zu verbrennen.

In der heutigen Zeit sieht das ganz anders aus. Der Überfluss an verarbeiteten Lebensmitteln hat die Notwendigkeit, Körperfett als Brennstoff zu verbrennen, beseitigt. Was einst die Norm war, ist heute die seltene Ausnahme.

Warum ist es wichtig, dass unser Stoffwechsel flexibel ist?

Eine metabolische Flexibilität bringt zahlreiche gesundheitliche Vorteile mit sich: lang anhaltende Energie, einen ausgeglichenen Hormonhaushalt, weniger Schwankungen der Blutzuckerwerte, weniger Heißhungerattacken und eine verbesserte Fettverbrennung, um nur einige zu nennen.

Sie verbessert auch Ihre sportliche Leistung. Jemand, der über eine gute metabolische Flexibilität verfügt, greift zur Energiegewinnung eher auf Fett als auf Kohlenhydrate zurück und ermüdet nicht so schnell.

Im Gegensatz dazu kann jemand, dessen Stoffwechsel weniger effizient ist, nicht so schnell auf Fettverbrennung umschalten und verbrennt daher mehr Glykogen (gespeicherte Kohlenhydrate) und ermüdet schneller.

Intermittierendes Fasten ist eine der besten Möglichkeiten, die metabolische Flexibilität zu verbessern, da Sie Ihren Körper zwingen, die Fettspeicher anzuzapfen – vor allem wenn Sie Ihre Kohlenhydratzufuhr in regelmäßigen Abständen verringern.

Stärkung der Gesundheit der Mitochondrien

Die Zellen in Ihrem Körper enthalten mehrere Tausend Organellen, die Mitochondrien. Sie sind zelluläre Kraftwerke, die Sauerstoff verarbeiten und Nährstoffe aus der Nahrung in Energie umwandeln. Mitochondrien produzieren 90 Prozent der Energie, die der Körper zum Funktionieren benötigt. Wenn die Mitochondrien nicht genügend Energie erzeugen, kann dies zu einer mitochondrialen Erkrankung führen. Von Geburt an vorhanden oder durch einen ungesunden Lebensstil hervorgerufen, können mitochondriale Krankheiten fast jeden Teil des Körpers schädigen, einschließlich Gehirn, Nerven, Muskeln, Nieren, Herz, Leber, Augen, Ohren oder Bauchspeicheldrüse.

Fasten hält die Mitochondrien gesund und regt sogar die Bildung neuer Mitochondrien an – auf unterschiedliche Weise. Das Fasten erhöht die Menge an Sirtuinen,[2] einer Familie von Proteinen, die dafür sorgen, dass die Zellen optimal arbeiten. Sirtuine regulieren auch den Fett- und Glukosestoffwechsel, bekämpfen chronische Entzündungen, steigern das Energieniveau, erhöhen die Wachsamkeit und reparieren beschädigtes genetisches Material in den Zellen. Sie sind auch an der Bildung neuer Mitochondrien beteiligt.

Sirtuine arbeiten im Einklang mit einem Molekül namens NAD+, dem Nikotinamid-Adenin-Dinukleotid. Es trägt dazu bei, die Energie zu liefern, welche die Sirtuine benötigen, um ihre vielfältigen Aufgaben zu erfüllen. NAD+ nimmt mit zunehmendem Alter ab – einer der Gründe, warum wir uns müder fühlen, unter Hirnnebel leiden oder ein geschwächtes Immunsystem haben. Die Steigerung von NAD+ durch Strategien wie Fasten kann dem Altern entgegenwirken und Langlebigkeit fördern.

Fasten stimuliert auch Wege, die neue Mitochondrien aufbauen, nicht nur durch Sirtuine, sondern auch durch das Enzym 5-Adenosin-Monophosphat-aktivierte Proteinkinase (AMPK). Es ist als Hauptregulator des Energiestoffwechsels im Körper bekannt und fördert die Fettverbrennung. Wissenschaftler glauben, dass die AMPK-Aktivität mit zunehmendem Alter deutlich nachlässt. Dies ist ein weiterer Grund, warum sich unser Appetit, unser Körpergewicht, unser Energieniveau usw. verändern. Was die AMPK-Aktivität wirklich anregt, ist Energieentzug – auch Fasten genannt.

---

[2] Sirtuine sind Enzyme, die Stoffwechselprozesse steuern. Sie kommen in fast allen Organismen vor; im Menschen hat man mittlerweile sieben Vertreter der sogenannten Sirtuine ausfindig gemacht. Sirt steht für silent information regulation. Sirtuine befinden sich in allen Körperzellen und müssen, damit sie ihre Wirkung entfalten können, aktiviert werden. Dies geschieht durch spezielle sekundäre Pflanzenstoffe, die den Körper erst einmal belasten, anstatt zu stärken, Anm. d. Verlags.

Reinigung defekter Zellen

Fasten ist der effektivste Weg, um einen Prozess der Zellerneuerung namens „Autophagie" auszulösen. Die Autophagie wurde in den 1960er-Jahren zufällig von dem belgischen Wissenschaftler Christian de Duve entdeckt, der sich zu dieser Zeit mit Insulin beschäftigte. Bei der Autophagie handelt es sich um einen Prozess, bei dem der Körper die Zellen reinigt, indem er beschädigte, funktionsuntüchtige oder alternde Zellen ausscheidet. Dadurch werden die Zellen stärker, sauberer und effizienter. Man kann sich das wie einen Müllschlucker vorstellen, der Abfälle zerkleinert, sie beseitigt und die Küche entrümpelt. Der von de Duve geprägte Begriff Autophagie leitet sich aus dem griechischen Wort für „selbst" (auto) und „essen, fressen" (phagie) ab.

Im Jahr 1983 entdeckte ein Forscher namens Yoshinori Ohusmi, der Experimente mit Hefe durchführte, dass Gene die Autophagie regulieren und dass ohne diese Gene der Mechanismus nicht funktioniert und die Zellen sich nicht selbst reparieren können. Beide Wissenschaftler sind Nobelpreisträger.

Es ist faszinierend, dass „zellulärer Stress" die Autophagie fördert. Ein Beispiel für zellulären Stress ist der Entzug von Nährstoffen aus den Zellen (Fasten). Das Fasten setzt die Autophagie in Gang und verbessert die Funktion aller Zellen.

Die Autophagie ist äußerst wichtig für Anti-Aging und Langlebigkeit. Während der Autophagie bauen Ihre Zellen Teile von sich selbst ab, lagern diese Teile in Vakuolen (kleine Hohlräume in den Zellen) ein und verdauen sie. Dabei entstehen in den Zellen Abfälle, vor allem tote Organellen, beschädigte Proteine und oxidierte Partikel. Wird dieser Abfall nicht ordnungsgemäß entsorgt, sammelt er sich an und kann für die Zellen toxisch werden – eine Anhäufung, die die Alterung fördert. Die Haut sieht älter aus, die Körperfunktionen werden langsamer, die Energie sinkt, und die Hormone geraten aus dem Gleichgewicht und funktionieren schlecht.

Fasten ist die Rettung! Fasten beschleunigt den Aufräumungsprozess und hilft so, die Uhr des Alterns zurückzudrehen. Während des Fastens wird die Autophagie im Durchschnitt nach 24 bis 48 Stunden in Gang gesetzt und der Körper in die Ketose versetzt. Dies ist ein normaler Zustand, in dem der Körper Fettsäuren anstelle von Glukose zur Energiegewinnung nutzt. In der Ketose werden Ketone gebildet, die zu Ihrer primären Energiequelle werden. Etwa zwölf Stunden nach Beginn des Fastens treten Sie in das Anfangsstadium der Ketose ein, in dem Ihr Körper nicht mehr auf Kohlenhydrate als Energieträger angewiesen ist und stattdessen beginnt, die Fettreserven des Körpers zu verbrennen.

Während Ihres Essensfensters können Sie die Autophagie weiter aktivieren, indem Sie die Kohlenhydrate reduzieren und mehr gesunde Fette wie Weidebutter, Ghee, Kokosöl, Oliven, Olivenöl extra vergine und Avocados zu sich nehmen. Achten Sie nur auf die richtigen Portionen: Wenn Sie zu viel Fett zuführen, verbrennt Ihr Körper es eher, als dass er die Fettspeicher als Brennstoff anzapft.

Auch bestimmte natürliche Verbindungen in Lebensmitteln regen die Autophagie an: *Apigenin* (Petersilie, Sellerie und viele Kräuter), *Fisetin* (Erdbeeren, Gurken und Zwiebeln), *Indol* (Brokkoli, Rosenkohl, Kohl und Blumenkohl), *Quercetin* (Kapern, Apfelschalen und Grünkohl) und *Resveratrol* (Erdnüsse, Weintrauben, Rot- und Weißwein, Blaubeeren, Cranberrys und Kakao).

Daneben gibt es noch weitere Maßnahmen, welche die Autophagie fördern: Kaffee oder Kräutertee trinken, Heilpilze essen, Apfelessig als Nahrungsergänzungsmittel einnehmen, Speisen mit Kurkumin, Kurkuma und Cayennepfeffer würzen und Berberin zu sich nehmen, eine natürliche Substanz, die in verschiedenen Pflanzen vorkommt und als Nahrungsergänzungsmittel erhältlich ist.

Was den Lebensstil betrifft, so können Hitze und Kälte, hochintensives Intervalltraining (HIIT) und ausreichend Schlaf die Autophagie ebenfalls fördern.

Andere verblüffende Vorteile der Autophagie

Neben ihrer Anti-Aging-Wirkung hat die Autophagie weitere Vorteile:

- Sie verbessert die metabolische Effizienz durch Förderung der mitochondrialen Gesundheit.

- Sie verhindert neurodegenerative Störungen wie Demenz und Alzheimer-Krankheit.
- Sie reduziert chronische Entzündungen, die vielen Krankheiten zugrunde liegen (siehe unten).
- Die Autophagie stärkt das Immunsystem durch ihre Fähigkeit, Bakterien und Viren zu beseitigen.
- Und sie schützt vor Krebs, indem sie chronische Entzündungen unterdrückt und beschädigte DNA repariert.

Förderung der Gehirngesundheit

Wenn Sie Intervallfasten in Ihren Lebensstil integrieren, werden Sie feststellen, dass Sie geistig wacher sind. Warum ist das so? Aus vielen Gründen!

- *Fasten erhöht den BDNF-Spiegel (engl. Brain-derived neurotrophic factor), ein Hormon, das bei einem Mangel das Denken vernebelt und Depressionen und andere psychische Probleme verursacht. Ein ausreichender BDNF-Spiegel steigert den Serotoninspiegel, den Hirnstoff, der für ein gutes Gefühl sorgt.*
- *Unterstützt wird der BDNF-Spiegel durch Beta-Hydroxybutyrat (BHB), ein Keton, das von der Leber auf natürliche Weise hergestellt wird und das am häufigsten vorkommende Keton in Ihrem Körper ist. BHB wird beim Fasten oder bei einer kohlenhydratarmen Diät schneller produziert. BHB hilft dem Gehirn, neue Gehirnzellen und die Verbindungen (Synapsen) zwischen ihnen zu bilden, liefert dem Gehirn Energie für das Denken und schützt es vor neurodegenerativen Erkrankungen wie Morbus Alzheimer.*
- *Fasten erhöht die Ausschüttung des Wachstumshormons, das wiederum das Gehirn schützt, Gehirnzellen regeneriert und das Absterben von Gehirnzellen verhindert.*
- *Es schützt vor Neurodegeneration, indem es Beta-Amyloid-Plaques aus dem Gehirn entfernt – Proteinverknotungen, die für Demenz verantwortlich gemacht werden – und Schäden am Gehirngewebe verhindert.*

- *Viele Menschen behaupten, dass das Gehirn für die Wahrnehmung und Energiegewinnung hauptsächlich auf Glukose angewiesen ist. In Wahrheit bezieht das Gehirn seinen Treibstoff jedoch lieber aus Ketonen wie BHB und nicht aus Glukose. Zu viel Glukose ist für das Gehirn schädlich, wie man an der Entwicklung von Morbus Alzheimer sieht. Ketone und vor allem BHB sind eine viel bessere Brennstoffquelle. Zahlreiche Forschungsergebnisse belegen, dass Ketone dem Gehirn von Menschen mit Morbus Alzheimer, Epilepsie und traumatischen Hirnverletzungen zugutekommen.*
- *Wie bereits erwähnt, produziert der Körper beim Fasten Ketone. Ketone liefern etwa 50 bis 75 Prozent des Treibstoffs für unser Gehirn; der Rest kann durch die Bildung von Glukose (Glukoneogenese) gedeckt werden. Wenn Sie unter Hirnnebel, mangelnder Produktivität oder schlechter geistiger Leistungsfähigkeit leiden, könnte es eine Lösung für Sie sein, Ihren Körper in die Ketose zu versetzen; dabei hilft intermittierendes Fasten. Wenn Ihr Körper anfängt, Ketone in ausreichender Menge zu produzieren, wird Ihr Gehirn besser funktionieren und Ihre geistige Klarheit und Leistungsfähigkeit werden sich verbessern. Ihr Gehirn liebt es, mithilfe von Ketonen zu arbeiten!*

Stärkung des Immunsystems

Während der COVID-19-Pandemie haben wir viel über Immunität gehört – die Widerstandsfähigkeit des Körpers gegen eine Infektion durch einen Krankheitserreger. Die Immunität wird normalerweise durch unser eigenes Immunsystem gewährleistet. Diese Verteidigungsabteilung unseres Körpers ist ein ausgeklügeltes Netzwerk von Zellen, Geweben und Organen, die sich zusammenschließen, um den Körper vor Eindringlingen zu schützen.

Diese bemerkenswerte Abwehrkraft arbeitet an verschiedenen Fronten. Einige in der Immunabwehr tätigen Zellen und Organe bilden eine Barriere, die das Eindringen von Keimen in den Körper verhindert. Andere greifen Keime an, die durch diese Barriere geschlüpft sind. Wenn das nicht gelingt, setzen wieder andere eine noch stärkere Abwehr ein, um die Eindringlinge zu vernichten, während sie versuchen, sich zu vermehren.

Für eine ausgezeichnete Gesundheit brauchen wir ein starkes Immunsystem: Allerdings gibt es nicht den einen Weg, um dies zu erreichen. Stattdessen bedarf es einer Reihe von gesunden Lebensgewohnheiten, um unsere Immunität zu stärken. Eine davon ist das Intervallfasten.

Aber Moment mal. Ist das nicht unlogisch? Wie kann die Nichtaufnahme von Nährstoffen die Immunität stärken?

Überlegen Sie einmal: Wenn Tiere in der Natur krank werden, fressen sie nicht mehr und ruhen sich stattdessen aus. Ich habe das bei meinen eigenen Haustieren beobachtet, wie Sie wahrscheinlich auch schon. Dies ist ein Urinstinkt, um die Belastung auf ihr inneres System zu reduzieren, damit sich ihr Körper ausruhen und Infektionen besser abwehren kann. Die gesamte Energie ist dann auf die Stärkung der Immunität und Heilung ausgerichtet. Wir Menschen hingegen sind die einzige Spezies, die in Zeiten von Krankheit auf Nahrung zurückgreift!

Doch wenn wir regelmäßig fasten, treten einige sehr wichtige immunstärkende Aktionen auf:

- *Intervallfasten hilft dem Körper, das Verdauungssystem durchzuspülen und potenziell schädliche Mikroorganismen aus dem Darm zu entfernen – Substanzen, die die Immunität beeinträchtigen könnten.*
- *Es ermöglicht dem Immunsystem, seine Energie auf die Heilung und die Bekämpfung von Eindringlingen zu richten.*
- *Freisetzung von entzündlichen Zytokinen wird verringert. Dabei handelt es sich um Proteine, die vom Immunsystem produziert werden und bei Überproduktion Organe und Gewebe schädigen können.*
- *Ältere und geschädigte Immunzellen werden abgetötet und neue gebildet.*
- *Durch Intervallfasten werden Zellgifte unschädlich gemacht.*
- *Intervallfasten stärkt die Regeneration der Darmstammzellen, macht sie funktionstüchtiger und verbessert die Integrität der Darmschleimhaut. (Eine verminderte Funktion der adulten Stammzellen trägt zur Alterung bei.)*

Das Immunsystem ist ein wahres physiologisches Wunderwerk, bei dem alle Teile zusammenarbeiten. Und das Intervallfasten ist ein hervorragendes Mittel, um unser Immunsystem gesund und stark zu halten.

Reduktion von Entzündungen

Eine weitere starke Wirkung des intermittierenden Fastens besteht darin, dass es Entzündungen im Körper verringert. Es gibt zwei Arten von Entzündungen: akute und chronische. Eine akute Entzündung ist die erste Reaktion des Körpers auf eine Verletzung, zum Beispiel einen Schnitt, eine Wunde oder eine Infektion. Nachdem diese verheilt ist, verschwindet die Entzündung.

Eine chronische Entzündung ist etwas ganz anderes. Sie kann durch Infektionen ausgelöst werden, die nicht abklingen, durch abnorme Immunreaktionen, die fälschlicherweise gesundes Gewebe angreifen, oder durch Erkrankungen wie Fettleibigkeit. Diese Art der Entzündung ist ernst zu nehmen. Sie wird mit Herz-Kreislauf-Erkrankungen, Schlaganfall, Krebs und vielen anderen Krankheiten in Verbindung gebracht.

Aber es gibt auch vielversprechende Neuigkeiten. Forschungsergebnisse zeigen, dass während des Fastens die Entzündungszellen, die sogenannten Monozyten, im Körper weniger aktiv sind und eine geringere Anzahl von ihnen in den Blutkreislauf abgegeben wird. Dies bedeutet, dass die Entzündungsreaktion auf natürliche Weise gedrosselt wird.

An chronischen Entzündungen sind auch freie Radikale beteiligt, das sind hochgradig zerstörerische Moleküle, welche die Zellen unseres Körpers angreifen. Sie entstehen durch normale Stoffwechselprozesse im Körper, durch schlecht funktionierende Mitochondrien oder durch den Kontakt mit Toxinen in der Nahrung oder in unserer Umwelt. Sie sind sowohl Ursache als auch Folge von Entzündungen. Zellschädigungen durch freie Radikale lösen eine Entzündung aus, und die Entzündung selbst erzeugt wiederum viele freie Radikale. Es ist in der Tat ein Teufelskreis.

Fasten hilft, die Freisetzung freier Radikale zu verhindern und schützt dadurch vor Entzündungen. Dieser Nutzen wurde in mehreren Studien beobachtet, obwohl nicht genau klar ist, wie das Fasten freie Radikale unterdrückt. Wissenschaftler gehen davon aus, dass der Wechsel zwischen Essen und Fasten den Zellen Glukose (Blutzucker) entzieht und sie zwingt, andere Energiequellen wie Fettsäuren anzuzapfen. Diese zelluläre Reaktion ist eigentlich positiv. Sie veranlasst die Zellen, schlecht funktionierende Mitochondrien abzubauen und sie mit der Zeit durch gesunde Mitochondrien zu ersetzen – ein Umstand, der die Bildung freier Radikale verringert.

Verlangsamung des Alterungsprozesses

Dies ist einer meiner Lieblingsaspekte des Intervallfastens: Es hält uns jung! Der Grund dafür liegt in den oben beschriebenen Vorteilen – in der Zellerneuerung und Regeneration durch gesunde Mitochondrien und durch Autophagie. Das Intervallfasten wirkt dem Alterungsprozess allerdings auch auf andere Weise entgegen, indem es lebensverkürzende Erkrankungen wie Fettleibigkeit, Diabetes mellitus, Herz-Kreislauf-Erkrankungen, Hirnerkrankungen und sogar Tumorwachstum verhindert. Fazit: Intervallfasten aktiviert Anti-Aging-Mechanismen und hilft, unseren Körper in einem jüngeren, gesünderen Zustand zu halten.

Genuss unerwarteter Vorteile

Nachdem das Intervallfasten zu einem festen Bestandteil meines Lebensstils geworden war, veränderte sich mein Leben auf unerwartete Weise. Ich hatte mehr Zeit, meine täglichen Aktivitäten erfolgreich umzusetzen. Ich konnte mehr Spaziergänge mit meinen Hunden machen, mit Cooper, meinem Labradoodle, und Baxter, meinem Goldendoodle. Es fiel mir leichter, meine täglichen Rituale einzuhalten wie zum Beispiel Zeit mit meiner Familie zu verbringen, mich zu entspannen und ausreichend zu schlafen. Ich hatte mehr Zeit, um meinen Haushalt zu organisieren und mein Haus sauber zu halten – Aktivitäten, zu denen ich normalerweise nicht komme. Intervallfasten hat mein Leben vereinfacht und mir Zeit verschafft, viele wichtige Dinge zu erledigen. Wenn Sie die Anzahl der Mahlzeiten, die Sie pro Tag oder Woche zu sich nehmen, reduzieren, werden auch Sie diese erstaunlichen Vorteile erfahren.

Für viele Menschen führt das Intervallfasten auch zu spiritueller Erkenntnis. Fasten ist eine uralte Tradition, die von den meisten großen Religionen zu spirituellen Zwecken praktiziert wird, von der Selbstdisziplinierung bis zur Erleuchtung. Der Akt des Fastens lenkt von körperlichen Dingen wie Hunger ab, bringt den Geist zur Ruhe, fördert die innere Stille und stärkt die spirituelle Verbindung. Letztendlich kann das Fasten als ein weiterer sehr wichtiger Bestandteil Ihrer täglichen oder wöchentlichen körperlichen, geistigen und spirituellen Routine betrachtet werden.

Lesen Sie weiter. Im nächsten Kapitel werden wir tiefer in das Thema Intervallfasten und hormonelles Gleichgewicht eintauchen.

Kapitel 2

BRINGEN SIE IHRE WICHTIGSTEN HORMONE INS GLEICHGEWICHT

Als ich mich mit intermittierendem Fasten beschäftigte und es in meinem eigenen Leben und später in meiner Praxis bei anderen Frauen anwendete, war ich erstaunt, wie sehr es das hormonelle Gleichgewicht unterstützt. Hormone spielen eine so entscheidende Rolle für unsere körperliche, emotionale und sogar spirituelle Gesundheit sowie für unser Wohlbefinden, dass es ein besonderes Geschenk für mich war, eine natürliche Möglichkeit zu finden, sie zu pflegen. Die Frauen, die intermittierend fasteten, berichteten von größerer Kraft und Vitalität und dass sie sich gestärkt fühlten. Viele waren in der Lage, endlich positive Veränderungen in ihrem Leben vorzunehmen – Veränderungen in der Art und Weise, wie sie auf Stress reagierten, wie sie durch die oft herausfordernden Übergänge des Lebens navigierten oder wie sie ihre Leidenschaft für das Leben erneuerten. Intervallfasten beeinflusst unsere Hormone auf tiefgreifende, faszinierende Weise, die weit über eine reine Gewichtsabnahme hinausgeht.

Chris ist ein typisches Beispiel dafür. Als diese 45-jährige Mutter zu mir kam, wollte sie unbedingt ihre Gesundheit verbessern. Chris befand sich in der Perimenopause – einer Lebensphase, die manchmal als „Wechsel vor dem Wechsel" bezeichnet wird. Sie ist eine von Millionen von Frauen im Alter zwischen 40 und 55 Jahren, die unter unregelmäßigen Zyklen, Schlafproblemen, Müdigkeit, Gewichtszunahme und anderen

Symptomen leiden, die mit dem Beginn des Endes ihres reproduktiven Lebenszyklus einhergehen.

Chris wachte jede Nacht auf und wälzte sich stundenlang hin und her – ein sehr häufiges und lästiges Problem in ihrer Altersgruppe. Nach Angaben der CDC (Centers for Disease Control and Prevention) schlafen im Schnitt mehr Frauen in der Perimenopause (56 Prozent) weniger als sieben Stunden (in einem 24-Stunden-Zeitraum) als Frauen nach der Menopause (40,5 Prozent) und Frauen vor der Menopause (32,5 Prozent). Chris war so müde, dass sie kaum noch funktionieren konnte. Sie litt außerdem unter Hitzewallungen, und ihre Periode war stark und unregelmäßig. Bei ihrer jährlichen ärztlichen Untersuchung und den Labortests wurden hoher Blutdruck, hohe Nüchtern-Blutzucker-Werte und abnorme Cholesterinwerte festgestellt. Ihr Arzt wollte Diabetesmedikamente und Cholesterinsenker verschreiben, weil sich ihr Gesundheitszustand so schnell verschlechtert hatte. Chris hatte keine Energie und keine Lust mehr, viel Zeit mit ihren Kindern zu verbringen, und deswegen als Mutter Schuldgefühle.

Alles, worunter Chris litt, hatte mit dem Ungleichgewicht ihrer Hormone zu tun – insbesondere der drei wichtigen Hormone Insulin, Cortisol und Oxytocin. Sie waren aus dem Gleichgewicht geraten, und ihr Körper und ihre Gesundheit zahlten einen hohen Preis dafür.

Ich versicherte Chris, dass sie ihren Symptomen nicht ausgeliefert sei (und Sie auch nicht!). Sie meldete sich zu meinem IF:45-Kurs an. Innerhalb von nur zwei Wochen schlief sie nachts durch. Ihr Energielevel stieg sprunghaft an. Sogar ihre Verdauung verbesserte sich. Nachdem sie ihre Kohlenhydratzufuhr reduziert und ein Krafttrainingsprogramm begonnen hatte, nahm Chris zunächst fünf Kilogramm ab. Ihr Blutzucker stabilisierte sich. Ihre Periode wurde regelmäßiger und weniger stark.

Nachdem sie sechs Monate lang das Intervallfasten in ihren Lebensstil integriert hatte, normalisierte sich ihr Insulinspiegel und sie verlor 23 Kilogramm. Ihr Blutdruck bewegte sich in einem gesunden Bereich. Auch die Werte ihres Lipidprofils verbesserten sich: die Triglyzeridwerte sanken, das HDL (High Density Lipoproteine)-Cholesterin hatte sich erhöht und das Gesamtcholesterin war zurückgegangen. Die Befolgung dieser einfachen, aber äußerst wirksamen Ernährungsstrategie zusammen mit anderen unterstützenden Ansätzen war für Chris lebensverändernd, so wie es auch für Sie sein kann.

Der Balanceakt

Hormone sind per Definition chemische Botenstoffe, die von verschiedenen Drüsen (dem sogenannten endokrinen System) in den Blutkreislauf abgegeben werden. Sie wandern dann durch den Körper und wirken auf jede Zelle, die einen entsprechenden „Rezeptor" besitzt. Rezeptoren funktionieren wie ein Schlüssel-Schloss-Prinzip. Wenn der Schlüssel zum Schloss passt, öffnet sich die Tür. Passt ein Hormon auf den zellulären Rezeptor, dann öffnet sich die Zelle und lässt das Hormon herein.

Die gesamte Hormonproduktion beginnt im Gehirn, dessen verschiedene Strukturen bestimmte Aufgaben im Zusammenspiel mit anderen Organen und Drüsen im Körper übernehmen. Die eigentliche Kommandozentrale für unsere Hormone ist die „Hypothalamus-Hypophysen-Nebennieren-Achse", kurz HHN. Die HHN reguliert Temperatur, Hunger, Verdauung, Immunität, Stimmung, Libido und Energie. Sie spielt auch eine wichtige Rolle bei der Steuerung unserer Reaktionen auf körperlichen oder psychischen Stress.

Der Hypothalamus und die Hypophyse befinden sich im Gehirn. Der Hypothalamus steuert insbesondere Hunger, Müdigkeit, Schlaf und Körpertemperatur und schüttet viele verschiedene Hormone aus. Er arbeitet mit der Hirnanhangsdrüse (Hypophyse) zusammen, die mit den Nebennieren, der Schilddrüse, den Eierstöcken, den Hoden und anderen Drüsen kommuniziert. Die Hypophyse schüttet Hormone aus, die den Stoffwechsel, das Wachstum, die sexuelle Entwicklung, die Fortpflanzung, den Blutdruck und vieles mehr beeinflussen.

Wenn die HHN-Drüse richtig funktioniert, sorgt sie für das empfindliche Gleichgewicht unserer Hormone als Reaktion auf unsere biologischen Bedürfnisse wie Schlaf, Hunger, Durst und andere Dinge, die wir zum Überleben brauchen. Auf der anderen Seite kann ein Ungleichgewicht entstehen durch schlechte Schlafqualität, Stress, die Art der Lebensmittel, die wir zu uns nehmen, und andere Faktoren.

In den nächsten Kapiteln werde ich die Hormone einzeln beschreiben – doch ich möchte betonen, dass sie alle gemeinsam wirken müssen. Stellen Sie sich das wie ein Orchester vor: Jedes Hormon ist ein einzigartiges Instrument, bei dem einige zu bestimmten Zeiten dominanter sind als andere, aber jedes muss die richtigen Noten spielen. Wenn ein oder mehrere Hormone mehr oder weniger als erforderlich produzieren, bringt dies das gesamte Orchester aus dem Gleichgewicht.

Die drei zentralen Hormone

Das Hormonorchester hat drei Dirigenten, welche die Aufführung leiten: Insulin, Cortisol und Oxytocin. Alle Symptome eines hormonellen Ungleichgewichts, die mit zunehmendem Alter auftreten, lassen sich oft auf diese drei zurückführen.

Insulin wirkt sich beispielsweise auf viele andere Hormone aus, darunter die Sexualhormone Östrogen, Progesteron und Testosteron (mehr zu den Sexualhormonen erfahren Sie in Kapitel 4). Durch einen Ausgleich des Insulinspiegels können diese Hormone wieder auf ein optimales Niveau gebracht und Ihr Körper kann gesünder, stärker und widerstandsfähiger werden.

Auch das Cortisol muss ausgeglichen werden. Ein zu hoher Cortisolspiegel beeinträchtigt die Produktion von Östrogen, Testosteron und DHEA (Dehydroepiandrosteron) – das ist ein wichtiges Vitalitäts- und Anti-Aging-Hormon. Auch zwischen Cortisol und Schilddrüsenhormonen besteht ein empfindliches Gleichgewicht. Wenn sich dieses verändert, können Sie im Zusammenhang mit Ihrer Schilddrüse gesundheitliche Probleme bekommen. So kann zum Beispiel überschüssiges Cortisol sogar die Insulinfunktion beeinträchtigen.

Oxytocin, über das man nicht viel hört, ist ein sehr vielseitiges Hormon. Es hilft, das Cortisol in Schach zu halten und bessert Insulinprobleme. Es kann andere Hormone wie Progesteron, Östrogen und Testosteron sowie viele andere ausgleichen.

Jedes dieser drei Hormone ist entscheidend für die Funktion aller anderen Hormone im Körper. Wenn man sie mithilfe des Intervallfastens in ein optimales Gleichgewicht bringt, kann man sich bester Gesundheit erfreuen.

Insulin – unser wichtigstes Stoffwechsel-Hormon

Eines unserer Haupthormone, das besonders gut auf Intervallfasten anspricht, ist Insulin. Das von der Bauchspeicheldrüse ausgeschüttete Insulin spielt eine sehr wichtige Rolle in unserem Körper und ist entscheidend für den Blutzuckerspiegel (Glukose), den Stoffwechsel, das Zellwachstum und die Zellreparatur sowie die Gehirnfunktion und die Gewichtsregulierung.

Bedeutung

Nach dem Essen zerlegt das Verdauungssystem die Nahrung und teilt die Nährstoffe auf, damit sie von den Zellen und dem Gewebe Ihres Körpers aufgenommen werden können. Die Kohlenhydrate in der Nahrung werden in Glukose, eine Art Zucker, aufgespalten. Diese Glukose wiederum gelangt in Ihren Blutkreislauf, sodass der Blutzuckerspiegel als Reaktion auf die Nahrung vorübergehend ansteigt. Ihre Bauchspeicheldrüse schüttet dann Insulin aus, um die Glukose in die Zellen zu transportieren. Je mehr Glukose Sie im Blut haben, desto mehr Insulin schüttet die Bauchspeicheldrüse aus.

Unter normalen Umständen transportiert das Insulin die Glukose zur Energiegewinnung in die Zellen. Es heftet sich an die Insulinrezeptoren der Zellen und weist die Zellen an, sich zu öffnen und Glukose aufzunehmen. Es ist daher von entscheidender Bedeutung, dass das Insulin korrekt funktioniert, um Glukose in die Zellen zu transportieren, damit Sie metabolisch flexibel bleiben, d. h., dass

Ihr Körper auf jeden verfügbaren Brennstoff – sei es Fett, Glukose oder Glykogen (gespeicherte Glukose) – zur Energiegewinnung zugreifen kann.

Sobald die Glukose in die Zellen gelangt ist, sollte sich der Blutzuckerspiegel wieder normalisieren, in der Regel innerhalb von zwei bis drei Stunden. Dieser Zyklus findet den ganzen Tag statt. Sie nehmen eine Mahlzeit zu sich, der Blutzuckerspiegel steigt an und es wird Insulin ausgeschüttet, um ihn wieder zu senken. Unterstützt wird das Insulin bei diesem Prozess durch das Hormon Glukagon. Es arbeitet mit dem Insulin zusammen, um den Blutzuckerspiegel zu kontrollieren und ihn auf dem richtigen Niveau zu halten.

Wenn Sie keine Glukose zur Energiegewinnung benötigen, speichert Ihr Körper diese in Form von Glykogen in der Leber und den Muskeln. Einfach ausgedrückt besteht Glykogen aus vielen miteinander verbundenen Glukosemolekülen. Wenn Sie einen schnellen Energieschub brauchen oder wenn Ihr Körper nicht genügend Glukose aus der Nahrung aufnimmt, kann Glykogen in Glukose als Brennstoff abgebaut werden. Außerdem stimuliert Insulin die Bildung von Glykogen aus Glukose und dessen Speicherung.

Die Leber speichert etwa 100 Gramm Glykogen. Der Gehalt an Muskelglykogen variiert von Person zu Person, liegt aber laut einer 2011 in *Frontiers of Physiology* veröffentlichten Studie bei etwa 500 Gramm. Wie viel zu einem bestimmten Zeitpunkt gespeichert ist, hängt eng mit der Ernährung und der Menge an gespeichertem Glykogen zusammen, die durch Sport verbraucht wird.

Sobald die Glykogenspeicher gefüllt sind, wird überschüssiges Glykogen in eine Art von Fett, die sogenannten Triglyzeride umgewandelt. Dieses Fett zirkuliert ständig im Blutkreislauf, um Energie zu erzeugen. Es kann aber auch in Ihrem Fettgewebe gespeichert werden.

Wenn Sie regelmäßig mehr Kohlenhydrate essen, als Ihr Körper speichern kann, hat er keine andere Wahl, als sie in den Fettzellen abzulagern. Insulin steuert diesen Prozess, der mit der Zeit zu einer Gewichtszunahme führen kann. In diesem Fall hemmt das Insulin die Lipolyse (den Abbau von Fett zur Energiegewinnung). Also ja – wenn Sie ein großes

Stück Käsekuchen essen, kann es sein, dass es auf Ihrem Hintern, Ihren Hüften oder Ihren Oberschenkeln landet.

Ungleichgewicht

Bei einem erhöhten Insulinspiegel, der meist auf den gewohnheitsmäßigen Verzehr von zu viel Zucker und stark raffinierten Kohlenhydraten zurückzuführen ist, besteht die Gefahr, dass Sie eine Insulinresistenz entwickeln. Dieser Zustand tritt ein, wenn Ihre Zellen weniger empfänglich für Insulin werden; ihre Rezeptoren öffnen sich nicht mehr, um das Hormon Glukose aus dem Blutstrom in die Zelle transportieren zu lassen. Stellen Sie sich vor, als würde ein Bote (Insulin) mit täglichen Paketen (Glukose) vor Ihrer Haustür stehen. Bald wären Sie mit Paketen überhäuft und würden sagen: „Verschwinde!" Bei einer Insulinresistenz sieht es ähnlich aus.

Das ist eine schlimme Situation, denn sie kann zu Typ-2-Diabetes, bestimmten Krebsarten, Herz-Kreislauf-Krankheiten und anderen Erkrankungen führen sowie Bedingungen schaffen, die eine Gewichtszunahme begünstigen. Insulinresistenz verschlimmert möglicherweise Hitzewallungen und nächtliche Schweißausbrüche, die durch einen niedrigen Östrogenspiegel, schwankende Blutzuckerwerte, Nahrungsmittelunverträglichkeiten und andere Faktoren verursacht werden können.

Ein weiterer Faktor, der zur Entwicklung einer Insulinresistenz beiträgt, ist chronischer Stress. Sowohl der Insulin- als auch der Cortisolspiegel steigen an, wenn Sie unter starkem Stress stehen. Cortisol bereitet den Körper auf die Stressbewältigung vor, *indem es den Blutzucker erhöht,* um den Muskeln Energie zuzuführen. Damit Glukose nicht gespeichert wird, bremst Cortisol die Insulinproduktion. Denn so kann die Glukose in stressigen Zeiten sofort genutzt werden. Wenn der Cortisolspiegel jedoch chronisch erhöht bleibt, *kann der Körper in einem insulinresistenten Zustand verharren.*

Menschen mit einem Insulinungleichgewicht sind metabolisch nicht flexibel. Wie bereits erwähnt bedeutet dies, dass der Körper nicht effizient zwischen der Verbrennung von Kohlenhydraten und der Verbrennung von Fett zur Energiegewinnung wechseln kann. Untersuchungen zeigen, dass Menschen, die an Insulinresistenz, Prädiabetes oder Typ-2-Diabetes leiden, typischerweise metabolisch unflexibel sind. Zum

Glück kann dieses Problem mittels Intervallfasten, richtiger Ernährung und anderen Änderungen des Lebensstils behoben werden.

Ein Insulin-Ungleichgewicht macht Frauen auch anfällig für folgende Symptome und Störungen:

- *Östrogendominanz, bei welcher der Körper ein Ungleichgewicht durch überschüssiges Östrogen aufweist. Dies kann sich äußern als Prämenstruelles Syndrom (PMS), Endometriose, in Form von Eierstockzysten, als starke Menstruationsblutungen, gutartige Brusterkrankungen und in beschleunigten Alterungsprozessen. (Weitere Informationen zur Östrogendominanz finden Sie auf den Seiten 71 – 75.)*
- *Appetitveränderungen, die zu einem fast unkontrollierbaren Heißhunger auf Süßigkeiten und Kohlenhydrate führen. Heißhunger ist in der Regel das Ergebnis einer Blutzuckerinstabilität aufgrund von Insulinresistenz. Jedes Mal, wenn der Blutzuckerspiegel rapide abfällt, senden bestimmte Zellen im Gehirn starke Signale an den Hypothalamus, die dann Heißhunger und ein nahezu ständiges Verlangen nach Essen auslösen.*
- *Die Insulinresistenz stört auch das Gleichgewicht der beiden „Glückshormone" Dopamin und Serotonin. Beide sind für ein normales Hungerempfinden verantwortlich, aber wenn sie im Ungleichgewicht sind, verspüren Sie wahrscheinlich häufiger Hunger.*
- *Polyzystisches Ovarialsyndrom (PCOS), eine hormonelle Störung bei einigen Frauen im fortpflanzungsfähigen Alter. Nach Angaben der Mayo-Klinik[3] ist die genaue Ursache von PCOS unklar, es kann aber durch einen Überschuss an Insulin, Vererbung, Entzündungen und eine Überproduktion von männlichen Hormonen ausgelöst werden. Zu den häufigen Symptomen gehören unregelmäßige oder verlängerte Regelblutungen, Empfängnisunfähigkeit und Zysten in den Eierstöcken. Ihr Arzt kann PCOS anhand bestimmter Kriterien diagnostizieren und den Verlauf anhand der Symptome und Kriterien von leicht bis schwer mit vielen Variationen dazwischen klassifizieren.*

---

[3] US-amerikanische Non-Profit-Organisation mit Sitz in Rochester, Minnesota.

- *Wassereinlagerungen: Haben Sie sich jemals gefragt, warum Sie sich aufgebläht fühlen und aufgeschwemmt aussehen? Ein Grund dafür kann ein erhöhter Insulinspiegel sein. Dies führt dazu, dass die Nieren Salz und Wasser einlagern und der Körper Flüssigkeit zurückhält. Eine Lösung besteht darin, den Insulinspiegel durch eine Einschränkung von Kohlenhydraten zu senken. Wenn Sie weniger Kohlenhydrate zu sich nehmen, verliert Ihr Körper Salz (Natrium) über den Urin – ein Vorgang, der „Diurese" genannt wird. Durch die Diurese kommt es zu weniger Aufschwemmungen.*
- *Die Diurese ist teilweise der Grund für den schnellen Gewichtsverlust, der in den ersten Tagen nach Beginn einer kohlenhydratarmen Diät auftritt. Dies hat mit dem Glykogen und seinem Beitrag zur Wassereinlagerung zu tun. Jedes Gramm Glykogen enthält 3 bis 4 Gramm Wasser. Wenn Ihr Körper also die Glykogenspeicher aufbraucht, geht das an das Glykogen gebundene Wasser verloren, was zu dem Phänomen führt, das gemeinhin als „Wassergewicht verlieren" bezeichnet wird.*

Intervallfasten und Insulin

Ein durch Intervallfasten geprägter Lebensstil fördert einen gesünderen Insulinspiegel, und zwar aus dem folgenden Grund: Durch Nahrungszufuhr wird die Insulinausschüttung angeregt, so auch bei ständigem Essen. Wenn der Insulinspiegel hoch bleibt, lagern Sie mehr Fett ein und entwickeln möglicherweise eine Insulinresistenz und einen unflexiblen Stoffwechsel. Wenn Sie jedoch fasten, senkt Ihr Körper seinen Insulinspiegel. Ihre Zellen können dann insulinsensitiv werden, und Ihr Körper kann gespeicherten Zucker aufbrauchen und schließlich Fett als Brennstoff verwenden.

In einer Studie aus dem Jahr 2018 fanden Forscher heraus, dass Fasten die Insulinresistenz *umkehrt* und es den Patienten ermöglicht, ihre Insulintherapie abzusetzen, ohne dass sich ihre Blutzuckerwerte verändern. Der Zusammenhang zwischen Insulin und Fasten half den Patienten auch, Pfunde zu verlieren und ihren Bauchumfang zu reduzieren.

Eine andere Studie, die einen möglichen Zusammenhang zwischen intermittierendem Fasten und Insulinresistenz untersuchte, ergab, dass

Teilnehmer, die fasteten, eine Senkung ihres Blutzuckerspiegels um 3 bis 6 Prozent und einen Rückgang ihres Insulinspiegels um 20 bis 31 Prozent verzeichneten. Die an der Studie beteiligten Forscher weisen darauf hin, dass Fasten ebenso wirksam ist wie eine herkömmliche Kalorienreduzierung, um die Gewichtsabnahme zu beschleunigen, die Herzgesundheit zu schützen und Typ-2-Diabetes zu verhindern.

Beim Intervallfasten erlebt Ihr Körper längere Zeiträume mit niedrigerem Insulinspiegel. Dazu kommen viele Vorteile, einschließlich der Fettverbrennung.

Cortisol – das wichtigste Stresshormon

Wenn Sie gestresst sind, steht Ihr Körper unter Beschuss. Er bereitet sich darauf vor, entweder den wahrgenommenen Stressor zu *bekämpfen*, vor ihm zu *fliehen* oder zu *erstarren* – eine Reaktion, die durch das sympathische Nervensystem (SNS) gesteuert wird.

Das SNS wird vom Hypothalamus aktiviert, der Signale an die Nebennieren sendet, damit diese das Hormon Adrenalin in den Blutkreislauf pumpen und das Blut zu den Muskeln, zum Herzen und zu anderen lebenswichtigen Organen leiten. Puls und Blutdruck beschleunigen sich und Sie beginnen, schneller zu atmen.

Wenn die Bedrohung anhält, schüttet der Hypothalamus das Corticotropin-Releasing-Hormon (CRH) aus. Es macht sich auf den Weg zur Hypophyse und löst die Ausschüttung des adrenocorticotropen Hormons (ACTH) aus. Dieses Hormon wandert zu den Nebennieren, wo es diese zur Ausschüttung von Cortisol veranlasst. Cortisol setzt Blutzucker frei, um Kraft und Energie für die Selbstverteidigung bereitzustellen. Außerdem erhöht es den Blutdruck, um die Versorgung des Körpers mit Sauerstoff und Nährstoffen zu verbessern.

Wenn die Bedrohung vorüber ist, sinkt der Cortisolspiegel in der Regel ab und Ihr Körper sollte wieder in seinen Normalzustand zurückkehren, dank eines entgegengesetzten Systems: des parasympathischen Nervensystems (PNS). Dieses übernimmt nun die Kontrolle und beruhigt Ihren Körper, nachdem die Gefahr vorüber ist.

Stellen Sie sich beide Systeme wie folgt vor: Das SNS ist wie das Gaspedal in Ihrem Auto; es beschleunigt die Stressreaktion, während das PNS wie das Bremspedal wirkt, um die Stressreaktion zu stoppen.

Ich stelle jedoch häufig fest, dass die meisten Menschen aufgrund von chronischem Stress in einem ständigen Kampf- oder Fluchtzustand leben, was bedeutet, dass ihr sympathisches Nervensystem auf Hochtouren läuft. Ein Teil des Gehirns, die Amygdala, schaltet sich in diesen Prozess ein. Sie wird oft als „Reptiliengehirn" bezeichnet, weil sie so ziemlich dem entspricht, was Reptilien für ihre primitiven Gehirnfunktionen besitzen. Die Amygdala setzt den „denkenden und analytischen" Teil des Gehirns, den präfrontalen Kortex, außer Kraft – das bedeutet, dass wir keine vernünftigen Entscheidungen mehr treffen können. Ein Grund mehr, den Stress in den Griff zu bekommen!

Bedeutung

Cortisol ist wichtig für unsere allgemeine Gesundheit und unser Wohlbefinden, und wir können ohne dieses Hormon nicht leben. Cortisol bereitet uns nicht nur auf Stress vor, sondern hat auch andere wichtige Funktionen:

- *Cortisol wirkt als natürlicher Entzündungshemmer, wenn Ihr Körper von einer Verletzung, Arthritis oder einer Allergie betroffen ist.*
- *Es stimuliert das Immunsystem.*
- *Es fördert Wachsamkeit, Konzentration, Stimmung und andere kognitive Funktionen.*
- *Cortisol reguliert den Appetit und bekämpft Heißhungerattacken.*
- *Es schützt die kardiovaskuläre Gesundheit.*
- *Cortisol hilft bei der Fruchtbarkeit.*
- *Es hilft den Muskeln, auf Bewegung zu reagieren.*

Ungleichgewicht

Cortisol ist eindeutig ein nützliches Hormon. Es hat jedoch eine Schattenseite, wenn es durch ungelösten Stress (empfundener oder anderer Art) chronisch erhöht ist, wie es zum Beispiel der Fall sein kann bei der Arbeit für einen schlechten Chef, bei finanziellen Schwierigkeiten oder in einer ungesunden Beziehung. Diese anhaltenden Stressfaktoren überschwemmen Ihr System mit Cortisol, das dann für Ihren Körper schädlich wird. Ein chronisch erhöhter Cortisolspiegel beeinträchtigt auch die Produktion anderer Hormone, darunter Insulin, Oxytocin und unsere Sexualhormone Progesteron, Östrogen und Testosteron. Wenn wir mit einem überaktiven SNS in einem Kampf- oder Fluchtmodus bleiben, geht dies mit Verschleißerscheinungen unseres Körpers einher. Der Stoffwechsel gerät in Aufruhr, und es kommt zu einem hohen Insulinspiegel, chronischen Entzündungen, zu verminderter Immunität, stressbedingten Verdauungsproblemen und vielen anderen Gesundheitsproblemen.

Eines der größten Probleme bei übermäßigem Cortisol hat mit Gewichtszunahme und Fettleibigkeit zu tun. Cortisol fördert die Gewichtszunahme auf drei Arten.

Erstens kann ein chronisch erhöhter Cortisolspiegel zur Einlagerung von „viszeralem Fett“ führen. Dabei handelt es sich um Fett, das sich unter dem weißen Fett in der Körpermitte versteckt und lebenswichtige innere Organe umhüllt. Es dient dem Schutz von Organen wie Leber und Darm. Man kann es nicht immer sehen oder fühlen, aber zu viel davon kann Entzündungen verstärken, die zu ernsten Gesundheitsproblemen wie Insulinresistenz, Diabetes mellitus, Herz-Kreislauf-Erkrankungen und Brustkrebs führen.

Cortisol beschleunigt die Ansammlung dieses Fetts, indem es Triglyzeride aus dem Speicher mobilisiert und in die viszeralen Fettzellen verlagert. In diesen Fettzellen befinden sich Enzyme, die noch mehr Cortisol erzeugen, was den Schaden weiter vergrößert, da die Nebennieren bereits mehr Cortisol ausschütten.

Triglyzeride werden wie von einem Magneten vom viszeralen Fett angezogen, weil wir dort vierzig Mal mehr Cortisolrezeptoren haben als im Fett direkt unter der Haut – dem subkutanen Fett –, das man zwischen zwei Fingern ertasten kann. Die Menge der Cortisolrezeptoren erklärt auch das Phänomen des „Cortisolbauchs“: Fett um die Taille, das sich als Folge von zu viel Stress entwickelt.

Zweitens führt ein hoher Blutzuckerspiegel zu höheren Cortisolwerten, was wiederum die Einlagerung von viszeralem Fett fördert. Überschüssiges Cortisol stimuliert auch die Glukoneogenese. Dabei handelt es sich um einen Prozess, bei dem der Körper Eiweißreserven in Glukose umwandelt, um sie als Brennstoff oder zur Speicherung zu verwenden. Er mobilisiert auch Fettreserven an anderen Stellen im Körper und verschiebt sie in das viszerale Fett. Wenn Sie ständig gestresst sind, ist es leicht nachvollziehbar, wie Ihr Körper an viszeralem Fett zunimmt.

Drittens steigert Cortisol den Appetit und das Verlangen nach kohlenhydratreichen, zuckerhaltigen Lebensmitteln, wie in verschiedenen Studien nachgewiesen wurde. Eine Studie der University of California, San Francisco, zeigte, dass Frauen in der Perimenopause, die während und nach im Labor simulierten Stresssituationen mehr Cortisol ausschütteten, mehr zucker- und fettreiche Lebensmittel zu sich nahmen. Dem Verlangen nachzugeben, führt zur Gewichtszunahme.

Obwohl ein erhöhter Cortisolspiegel die meisten Probleme verursacht, kann er auch zu niedrig sein. Ein Cortisolmangel tritt auf, wenn die Nebennieren nicht genügend Cortisol produzieren, was in der Regel auf die Addison-Krankheit oder eine kranke Hypophyse zurückzuführen ist.

Intervallfasten und Cortisol

Wenn es um den Zusammenhang zwischen Fasten und Cortisol geht, ist es wichtig zu erklären, dass Fasten ein „hormetischer Stressor“ ist – eine nützliche Art von Stress, die eine Reaktion in den Zellen hervorruft, um den Körper besser auf stärkere Stressfaktoren in der Zukunft vorzubereiten.

Dennoch ist Fasten in starken Stresssituationen keine gute Idee, zumindest nicht zu diesem Zeitpunkt, denn Fasten senkt den Cortisolspiegel nicht, sondern erhöht ihn möglicherweise sogar. Daher rate ich Frauen, die intermittierendes Fasten durchführen wollen, dringend dazu, Faktoren wie Schlaf, Ernährung und Stressbewältigung in den Griff zu bekommen, bevor sie mit meinem IF:45-Programm beginnen. Wenn Sie das tun, profitieren Sie von allen Vorteilen des Intervallfastens, einschließlich des Cortisolausgleichs. In diesem Buch erfahren

Sie, wie Sie Ihren Lebensstil so gestalten können, dass Sie das intermittierende Fasten mit einer Vielzahl von Selbstfürsorgestrategien erfolgreich unterstützen.

Oxytocin – das Mutterhormon

Vielleicht haben Sie schon einmal von Oxytocin gehört? Es ist unser Hormon für soziale Beziehungen, Liebe und Bindung. Oxytocin wird vom Hypothalamus produziert, gespeichert und von der Hirnanhangdrüse in den Blutkreislauf abgegeben. Es wird auch von anderen Geweben freigesetzt, unter anderem vom Gehirn, der Gebärmutter, der Plazenta, den Eierstöcken und den Hoden. Es gibt sogar Oxytocin-Rezeptoren auf Zellen in Ihrem Verdauungstrakt. Dieses Hormon stimuliert die Magensäfte und andere Hormone, sodass Ihr Körper mehr Nahrung aufnehmen kann. Es ist ein erstaunliches Hormon mit dem Potenzial, unsere körperliche, geistige und emotionale Gesundheit zu verbessern, wenn es in der richtigen Menge vorhanden ist.

Bedeutung

Oxytocin wird beim Stillen ausgeschüttet und hilft der Mutter, sich an ihr Neugeborenes zu binden. Der Oxytocinspiegel steigt auch bei sexueller Intimität, insbesondere während des Orgasmus. Er schwankt während des gesamten Menstruationszyklus und erreicht seinen Höhepunkt um den Zeitpunkt des Eisprungs, wenn ein Ei in Erwartung der Befruchtung freigesetzt wird. Es überrascht nicht, dass Sie sich infolgedessen ein wenig sinnlicher und ausgelassener fühlen, was ein Versuch sein kann, die Chancen auf eine Empfängnis und eine Schwangerschaft zu erhöhen. Zusammen mit Östrogen und Progesteron nimmt Oxytocin dann in der Lutealphase Ihres Zyklus ab, direkt nach dem Eisprung, und dies könnte der Grund für Ihre Stimmungsschwankungen in dieser Zeit sein.

Was sein Verhältnis zum Insulin betrifft, so macht Oxytocin unsere Zellen insulinsensitiver. Das ist eine gute Wirkung, denn sie trägt dazu bei, den Stoffwechsel flexibler zu gestalten, damit die Zellen den Brennstoff effizienter nutzen.

Oxytocin wirkt auch dem Cortisol entgegen und senkt es, was Ihnen hilft, Stress zu bewältigen. Wenn der Oxytocinspiegel niedrig ist, können wir uns gestresster, weniger verbunden mit anderen oder weniger selbstbewusst fühlen. Ist der Oxytocinspiegel jedoch stabil, macht er uns glücklich und friedlich, er belebt unser Sexualleben und unsere Leidenschaft, fördert die Gesundheit und Heilung und hilft uns, jung zu bleiben und uns so zu fühlen.

In den letzten Jahren wurden spannende neue Erkenntnisse über die Wirkung von Oxytocin auf andere Aspekte der Gesundheit gewonnen. Eine davon hat mit Diabetes mellitus und Gewicht zu tun. Eine Gruppe von Forschern entdeckte, dass Oxytocin bei fettleibigen Mäusen die Insulinresistenz umkehrte und die Glukosetoleranz verbesserte. Die verbesserte Insulinfunktion führte zu einer Gewichtsabnahme. Die Wissenschaftler untersuchten auch eine Gruppe fettleibiger Menschen ohne Diabetes mellitus. Sie stellten fest, dass aufgrund von Oxytocin das gute Cholesterin (HDL) anstieg und das schlechte Cholesterin (LDL) sowie das Gewicht und der Blutzuckerspiegel nach einer Mahlzeit gesenkt wurden.

Oxytocin könnte sich auch als ein starker Verbündeter bei der Kontrolle und Prävention von Osteoporose erweisen. Im Alter von 25 bis dreißig Jahren beginnen Frauen allmählich an Knochenmasse zu verlieren. Infolge von Veränderungen der Östrogenmenge im Körper beschleunigt sich dieser Knochenschwund nach der Menopause. Wissenschaftler der São Paulo-State-University in Brasilien haben gezeigt, dass die Verabreichung von Oxytocin an weibliche Ratten am Ende ihrer fruchtbaren Zeit bestimmte Trigger von Osteoporose unwirksam machte. Zu diesen Triggern gehörten eine abnehmende Knochendichte, ein Verlust der Knochenfestigkeit und ein Mangel an Substanzen, die für die Knochenbildung erforderlich sind.

Ungleichgewicht

Stellen Sie sich eine Welt vor, in der Sie keine Bindung zu einem Neugeborenen aufbauen, sich nicht mit geliebten Menschen verbunden fühlen oder kein Interesse an einer monogamen Beziehung haben. Das wäre eine Welt ohne Oxytocin. Ziemlich verheerend, nicht wahr?

Die Bedeutung von Oxytocin kann gar nicht hoch genug eingeschätzt werden. Bei Oxytocin gibt es kein Dazwischen – entweder wird Oxytocin in einer Menge ausgeschüttet, in der es seine erstaunliche Wirkung entfalten kann, oder sein Fehlen macht sich durch beunruhigende Symptome bemerkbar.

Zu den Anzeichen für einen Oxytocinmangel gehören:

- *Wenig oder keine Freude am Sex*
- *Unfähigkeit zur Bindung in Beziehungen*
- *Kein Interesse an sozialer Interaktion*
- *Das Gefühl, ständig gestresst zu sein*
- *Depressionen und Angstzustände*

Dies sind nur einige der Symptome, und sie sind nicht gut für Ihre allgemeine geistige und körperliche Gesundheit.

Zum Glück hat Oxytocin so viele positive Eigenschaften, dass wir mehr davon haben wollen! Neben der Mutter-Kind-Bindung und sexueller Intimität gibt es viele Möglichkeiten, die Oxytocinbildung zu fördern: Kuscheln, Umarmen, Yoga, Meditation, Massagen, Spielen mit Kindern oder Haustieren. Sogar ein Einkaufsbummel kann es freisetzen!

Intervallfasten und Oxytocin

Die Erhöhung Ihres Oxytocinspiegels kann Ihnen helfen, leichter und länger zu fasten, indem Hunger und Heißhunger unterdrückt werden. Studien haben gezeigt, dass Oxytocin dazu beiträgt, dass Menschen, die eine Diät machen, länger satt bleiben und weniger Heißhungerattacken zwischen den Mahlzeiten verspüren.

In einer Studie zeigten Forscher zehn übergewichtigen und fettleibigen Männern Bilder von kalorienreichen Lebensmitteln. Teile ihres Gehirns, die am Genussessen beteiligt sind, leuchteten auf, als sie die Bilder sahen. Anschließend wurde den Probanden entweder eine Dosis Oxytocin oder ein Placebo verabreicht. Bei den Männern, die Oxytocin erhalten hatten, schwächte sich die Gehirnaktivität in diesen Bereichen ab, was bedeutet, dass das Hormon ihr Verlangen nach kalorienreichen Lebensmitteln reduzierte.

Sicherlich brauchen wir unbedingt mehr wissenschaftliche Erkenntnisse über den Zusammenhang zwischen Heißhunger und Oxytocin, insbesondere bei Frauen. Aber in der Zwischenzeit schlage ich Folgendes vor: Umarmen Sie sich, küssen Sie sich und gehen Sie andere Formen der Bindung ein, und zwar in regelmäßigen Abständen während des Tages. Ich sage das, weil unser Bindungshormon in Intervallen von drei bis fünf Minuten zu schwinden beginnt, sodass Sie kleine Dosen am Tag brauchen, um den Oxytocinspiegel auf einem gesunden Niveau zu halten.

Es liegt auf der Hand, dass die zentralen Hormone einen bedeutenden Einfluss auf Ihre Gesundheit haben. Je nach Ihrer Lebensphase befinden sie sich ständig im Fluss, wie *alle* Hormone. Aus körperlicher und emotionaler Sicht ist es die Gesamtheit der Hormone, die Sie zu dem machen, was Sie sind. Und sie machen uns Frauen zu Frauen und Männer definitiv zu Männern! Ich übertreibe nicht, wenn ich sage, dass Hormone für jede einzelne Funktion in Ihrem Körper lebenswichtig sind. Sie können nicht leben, wenn sie nicht im Gleichgewicht sind. Mein IF:45-Programm wird Ihnen helfen, dieses Gleichgewicht wiederherzustellen.

Kapitel 3

AKTIVIEREN SIE IHRE HORMONE ZUR GEWICHTSREGULIERUNG

Egal was ich mache, ich nehme nicht ab.

Dies ist eines der häufigsten Probleme, die ich von meinen Patientinnen und Klientinnen höre. Sie sind sehr frustriert über die unerwünschten Veränderungen ihres Körpers, wenn sie älter werden, insbesondere darüber, dass sie sich unwohl und unförmig fühlen. Ihnen gefällt nicht, wie sie aussehen. Sie sind es leid, sich sagen zu lassen: „Du wirst älter, da kannst du nichts machen, also lebe einfach damit."

Aber trotz alledem sind sie sehr motiviert, mit Intervallfasten zu beginnen, um Gewicht zu verlieren. Das kann ich gut verstehen. Schließlich habe ich es deshalb auch versucht, um nämlich die unschmeichelhaften Pfunde loszuwerden, die sich während der Perimenopause an meinem Körper angesammelt hatten.

Tatsache ist, dass sich mit zunehmendem Alter und der Umstellung unserer Hormone unsere Figur verändert und wir mehr Fett als Muskeln haben. Man schätzt, dass die durchschnittliche amerikanische Frau[4] zwischen dem dreißigsten und siebzigsten Lebensjahr etwa sieben Kilogramm

---

[4] Situation in Deutschland: Laut Robert-Koch-Institut erhöht sich der BMI der befragten Frauen mit ansteigendem Alter: beträgt der BMI in der Altersgruppe der 18- bis 29-Jährigen noch 23,7 Punkte, steigt der Wert kontinuierlich an bis zum Höchstwert von 29,3 Punkten unter den 70- bis 79-jährigen Frauen, Anm. d. Verlags.

zunimmt – und das, ohne zu versuchen, ihre Ernährung umzustellen. Wir verlieren Muskeln (es sei denn, wir machen Krafttraining). Fett sammelt sich an und verlagert sich an Stellen wie Taille, Hüften und Oberschenkel. Unser Körper erschlafft dort, wo wir früher knackig und straff waren.

Wir wünschen uns so sehnlichst, gut auszusehen und uns gut zu fühlen! Wenn wir das schaffen – und dazu sind wir in der Lage –, dann können wir darüber hinaus noch andere erstaunliche Vorteile genießen. Ich erinnere Frauen gerne daran, dass der Kampf um das Gewicht weit mehr als eine Frage des Aussehens und der Mode ist. Bei übermäßigem Körperfett besteht die Gefahr, dass man insulinresistent oder diabetisch wird, Bluthochdruck bekommt, Herz-Kreislauf-Erkrankungen entwickelt oder an Arthrose leidet. All dies sind Folgen von Fettleibigkeit. Schlank und fit zu bleiben bedeutet, gesund zu bleiben.

Welcher ist der beste Weg, um dies zu erreichen? Wie wir alle wissen, gibt es viele Ratschläge, was man essen und wie man Sport treiben sollte. Einige Konzepte sind medizinisch fundiert, andere sind Schnellschüsse und potenziell gefährliche Modeerscheinungen. Es stimmt, Sie müssen darauf achten, was Sie essen, und Sie müssen aktiv bleiben. Beides wird Ihnen den Anfang erleichtern. Aber es reicht nicht aus. Vielmehr müssen die hormonellen Probleme behoben werden, die der Gewichtszunahme und Fettverteilung zugrunde liegen. Alle hormonellen Ungleichgewichte erschweren die Gewichtsabnahme und das Halten des Gewichts; sie erhöhen nur das Risiko von Fettleibigkeit.

Mit Diät und Sport allein lässt sich das Problem nicht lösen. Sie müssen Ihre Hormone ins Gleichgewicht bringen. Jedes Konzept, das sich nicht mit Ihren Hormonen befasst, insbesondere mit den Hormonen zur Gewichtssteuerung, erweist Ihnen einen schlechten Dienst, und Sie werden keine dauerhaften Ergebnisse erzielen. Wenn bestimmte Hormone aus dem Gleichgewicht geraten oder mit dem Alter abnehmen, begünstigen diese eine Gewichtszunahme und lösen Folgeprobleme aus, die im Zusammenhang stehen mit hormonellen Defiziten.

Und nun die gute Nachricht: Die Kombination von Intervallfasten mit einer ausgewogenen Ernährung und einem besseren Lebensstil bewirkt mehr, als es typische Diäten je könnten. Diese Kombination heilt und bringt die Hormone wieder ins Gleichgewicht, korrigiert Mangelzustände und Stoffwechselprobleme und führt Sie zu einem idealen, stabilen Gewicht und damit zu all den lebensverbessernden Vorteilen, über die ich in Kapitel 1 gesprochen habe.

Die Gewichtskontrollhormone

Eigentlich haben alle Hormone Einfluss auf Ihr Gewicht, denn sie beeinflussen die Stoffwechselrate, den Appetit, das Muskelgewebe, die Fähigkeit, Glukose zur Energiegewinnung zu nutzen, das Stressniveau, den Schlaf und die Wassereinlagerung. Einige das Gewicht beeinflussende Hormonprobleme wie Cortisol- und Insulin-Ungleichgewichte sind Ihnen bereits bekannt. Aber andere, subtilere Probleme verhindern, dass Sie Ihr Wunschgewicht erreichen. Wenn Sie diese in den Griff bekommen, werden Sie Ihr Gewicht, Ihre Figur und Ihren Appetit verbessern.

Leptin und Ghrelin – die Hungerhormone

Viele Menschen, mit denen ich gearbeitet habe, denken, dass sie während einer Fastenkur unerträglich hungrig sein werden, sich schwach oder zittrig fühlen oder nicht klar denken können. Glauben Sie mir: Das ist nicht der Fall. Denn intermittierendes Fasten hilft, zwei Ihrer wichtigsten Hungerhormone zu kontrollieren: das sättigungsfördernde Leptin und das appetitfördernde Ghrelin.

Bedeutung und Funktion von Leptin

Das als Sättigungshormon bekannte Leptin wurde 1994 entdeckt. Die Wissenschaftler glaubten, dass es der Schlüssel zum Verständnis der

Physiologie von Fettleibigkeit und Gewichtszunahme sein könnte, da es eine Rolle bei der Reduzierung des Hungergefühls spielt. Dieses Hormon wird vor allem in den weißen Fettzellen (Adipozyten), aber auch im braunen Fettgewebe, in den Eierstöcken, in der Skelettmuskulatur, der Magenschleimhaut und an einigen anderen Stellen gebildet.

Wenn Sie nach einer Mahlzeit das Gefühl haben, genug gegessen zu haben, ist Leptin am Werk. Wenn Leptin richtig arbeitet, können Sie bis zur Sättigung essen und haben darüber hinaus kein Verlangen nach mehr Nahrung. Indem es die Energie- und Nahrungsaufnahme reguliert, hilft Leptin außerdem, das Gewicht zu halten.

Seit der Entdeckung von Leptin hat sich unser Verständnis für seine Rolle im Körper erweitert. Statt nur ein „Hungerhormon" zu sein, das den Appetit unterdrückt, hat Leptin folgende Funktionen:

- *Leptin verbrennt Blutfette (Triglyzeride) als Brennstoff.*
- *Es hilft, weißes Fett in braunes Fett umzuwandeln.*
- *Es steuert die Fettspeicherung.*
- *Leptin reagiert auf Sport (moderate Aktivität kann die Leptinsensitivität verbessern).*
- *Es ist an der Knochenbildung beteiligt.*
- *Es reguliert Immun- und Entzündungsreaktionen.*
- *Leptin hilft bei der Bildung neuer Blutzellen und neuer Blutgefäße.*
- *Es unterstützt bei der Wundheilung.*
- *Leptin löst die Pubertät aus.*
- *Leptin steuert den Blutdruck, die Herzfrequenz, die Schilddrüsenfunktion und den Menstruationszyklus.*

Leptin im Ungleichgewicht

Bei manchen Menschen hat das Gehirn Schwierigkeiten, Leptin zu erkennen. Die Information „Ich bin satt" wird nicht registriert. Diese Leptinresistenz ist eine Form des hormonellen Ungleichgewichts. Sie geht häufig mit einem unflexiblen Stoffwechsel einher und kann eine Insulinresistenz hervorrufen oder zu dieser beitragen. Außerdem führt sie zu Heißhungerattacken und steigert das Verlangen nach zuckerhaltigen Kohlenhydraten.

Dabei kommt zusätzlich ein Teufelskreis ins Spiel: Je mehr Sie essen, desto mehr Fett legen Sie an und desto weniger empfindlich reagiert Ihr Körper auf Leptin. Die Leptinresistenz kann ein Hauptgrund dafür sein, dass Sie zunehmen und nur schwer wieder abnehmen können.

Es gibt weitere Nebenwirkungen. Eine Leptinresistenz beeinträchtigt die Gesundheit Ihrer Schilddrüse und verlangsamt möglicherweise Ihren Stoffwechsel. Außerdem erhöht sie Ihren Blutdruck, was nicht gut für Ihre kardiovaskuläre Gesundheit ist. Sie verstärkt affektive Störungen wie Angstzustände und Depressionen und setzt viele andere Probleme in Gang.

Was verursacht eine Leptinresistenz? Einige der üblichen Verdächtigen sind:

- *Fettleibigkeit*
- *Chronisch erhöhter Insulinspiegel*
- *Entzündungen im Hypothalamus*
- *Ernährung mit vielen entzündungsfördernden Lebensmitteln, insbesondere Zucker*
- *Schlafstörungen und Schlaflosigkeit*
- *Bewegungsmangel*

Bedeutung und Funktion von Ghrelin

Ghrelin gilt als „Hungerhormon“. Es schaltet sich ein, sobald eine längere Zeit nach Ihrer letzten Mahlzeit vergangen ist, wie Ihre Mutter oder Großmutter, die Ihnen immer gesagt hat: „Iss was, Kind!“.

Dieses Hormon regt den Appetit an, erhöht dadurch die Nahrungsaufnahme und fördert die Fettspeicherung. Nach Angaben der Gesellschaft für Endokrinologie haben Erwachsene, denen Ghrelin verabreicht wurde, ihre Nahrungsaufnahme um 30 Prozent erhöht!

Ghrelin wird hauptsächlich im Magen produziert und freigesetzt, geringe Mengen werden auch vom Dünndarm, der Bauchspeicheldrüse und dem Gehirn ausgeschüttet. Es wird vom parasympathischen Nervensystem (PNS) reguliert, das stark an der Verdauung beteiligt ist. Nachdem Ghrelin Ihren Hunger stimuliert hat und Sie diesen Hunger mit einer Mahlzeit gestillt haben, weist das PNS das Verdauungssystem an, „sich auszuruhen und zu verdauen“, und die Ghrelin-Konzentration sinkt.

Ghrelin aktiviert auch die Ausschüttung vom Wachstumshormon, das Fettgewebe abbaut und das Wachstum von Muskelgewebe fördert. Darüber hinaus schützt es das Herz-Kreislauf-System und trägt zur Kontrolle der Insulinausschüttung bei.

Ghrelin im Ungleichgewicht

Der Ghrelinspiegel steigt deutlich an, wenn Sie eine Diät zur Gewichtsreduktion machen. Je länger die Diät dauert, desto mehr steigt der Spiegel dieses Hormons an – ein Grund, warum klassische Diäten auf Dauer nicht funktionieren. Ein typisches Beispiel: In einer Studie mit Probanden, die eine Diät machten, wurde in einem Zeitraum von sechs Monaten ein Anstieg des Ghrelinspiegels um 24 Prozent festgestellt. Wenn Sie also Ihre Pfunde loswerden wollen, kann es von Vorteil sein, Ihren Ghrelinspiegel zu senken.

Bei Menschen, die unter der Essstörung Anorexia nervosa leiden, ist der Ghrelinspiegel ebenfalls erhöht. Dies kann ein Abwehrmechanismus des Körpers sein, um die Nahrungsaufnahme anzuregen und so die Gewichtszunahme zu fördern.

Da Ghrelin in erster Linie vom Magen produziert wird, kann eine Gewichtsabnahme nach einer Magenbypass-Operation eine gestörte Ghrelin-Sekretion auslösen.

Das gesamte hormonelle Hungersystem dient einem bestimmten Zweck, was meist auch gut funktioniert. Aber jede Störung des Ghrelin-Leptin-Gleichgewichts führt zu gesteigertem Appetit, Heißhunger auf Süßigkeiten und einfache Kohlenhydrate, übermäßigem Essen, stimmungsabhängigem Essen und einem langsameren Stoffwechsel.

Intervallfasten und die Hungerhormone

Die meiste Zeit des Intervallfastens verbringt man nachts, während man schläft. Zum Glück steigt Ihr Leptinspiegel während des Schlafs an. Das bedeutet, dass Ihr Gehirn Ihrem Körper mitteilt, dass im Schlaf viel weniger Energie benötigt wird als im Wachzustand.

Bezüglich des Zusammenhangs von Fasten und Leptinspiegel haben Forscher untersucht, was mit den Menschen während des Ramadan geschieht. Während dieses Fastenmonats verzichten Muslime tagsüber auf Essen und Trinken. In einer Studie zeigte sich bei Frauen, die während des Ramadan fasteten, ein starker Anstieg des Leptinspiegels, was bedeutet, dass sie sich während des Fastens gesättigt fühlten.

Wenn der Magen durch das Fasten leer ist, sollte man meinen, dass mehr Ghrelin ausgeschüttet wird und man Hunger bekommt. Überraschenderweise ist das nicht der Fall. Das Fasten schaltet Ghrelin aus und macht *weniger* hungrig.

In einer anderen Studie wurde 33 Stunden lang gefastet und alle zwanzig Minuten der Ghrelinwert gemessen. Eines der wichtigsten Ergebnisse war, dass der Ghrelinspiegel während des Fastens stabil blieb. Mit anderen Worten: Obwohl 33 Stunden lang nichts gegessen wurde, war man nicht mehr oder weniger hungrig als zu Beginn. Ob man nun aß oder nicht, das Hungergefühl blieb gleich.

In einer weiteren Studie nahm der Ghrelinspiegel während einer dreitägigen Fastenperiode allmählich ab. Die Teilnehmer waren weit weniger hungrig, obwohl sie drei Tage lang nichts gegessen hatten.

Aber Sie müssen nicht so lange durchhalten. Eine in der Zeitschrift *Obesity* veröffentlichte Studie untersuchte die 16:8-Fastenmethode und stellte fest, dass Fastende nach vier Tagen, in denen sie innerhalb eines Acht-Stunden-Essensfensters gegessen hatten, insgesamt niedrigere Ghrelin-Werte aufwiesen und sie ihr Hungergefühl als ziemlich gering bezeichneten. Ein Grund dafür ist, dass man kein Insulin ausschüttet, wenn man nichts isst, und dass der Blutzuckerspiegel nicht den ganzen Tag über auf und ab schwankt – man verspürt also keinen Hunger oder Heißhunger.

Ein Fazit der Forschungen zu den Hungerhormonen besagt, dass der Hunger beim Fasten nicht ins Unermessliche ansteigt. Vielmehr nimmt er ab – und das ist genau das, was Sie wollen. Sie wollen weniger essen und sich satter fühlen.

Intermittierendes Fasten ist im Gegensatz zur Kalorienrestriktion der richtige Weg, um dies zu erreichen. Ich möchte darüber hinaus allerdings betonen, dass es neben dem intermittierenden Fasten von entscheidender Bedeutung ist, gut zu schlafen, und zwar regelmäßig. Der Grund dafür ist, dass eine schlechte Schlafqualität den Ghrelinspiegel erhöht. Wenn Sie also nicht gut schlafen, werden Sie den ganzen Tag hungrig herumlaufen und sich nach verarbeiteten Kohlenhydraten wie Kuchen, Keksen, Süßigkeiten und anderen Formen von Junk Food sehnen.

Andere Hungerhormone kennenlernen

Es gibt noch andere Hormone, die eine unterstützende Rolle bei der Steuerung des Hungergefühls und des Appetits spielen:

- Neuropeptid Y (NPY). NPY befindet sich hauptsächlich im Hypothalamus und verzögert das Sättigungsgefühl während einer Mahlzeit. Leptin trägt dazu bei, die Ausschüttung von NPY zu stoppen und das Signal zum Essen zu unterdrücken.
- Peptid YY (PYY). Dieses Hormon wird im Anschluss an die Nahrungsaufnahme im Darm gebildet. Es gelangt dann in den Blutkreislauf und wandert zum Hypothalamus, wo es das NPY hemmt und den Appetit dämpft.
- Cholecystokinin (CCK). CCK, das erste entdeckte Sättigungshormon, wird im Magen-Darm-Trakt, insbesondere im Dünndarm, ausgeschüttet. Der CCK-Spiegel steigt nach dem Essen schnell an und löst die erste Freisetzung von PYY aus.
- Glukagon-like Peptid-1 (GLP-1). Dieses Glukagon-ähnliche Peptid wird nach dem Essen von Ihrem Verdauungstrakt ausgeschüttet. Es wirkt als Sättigungshormon und trägt zum Sättigungsgefühl bei.
- Adiponectin: Dieses Hormon trägt dazu bei, die Insulinsensitivität zu verbessern und den Blutzuckerspiegel zu regulieren, sodass Sie sich nicht hungrig fühlen und nicht zu viel essen. Es ist auch an der Fettverbrennung beteiligt.

Glukagon – der Fettverbrenner

Das in der Bauchspeicheldrüse gebildete Glukagon arbeitet mit dem Insulin zusammen, um den Blutzucker (Glukose) zu regulieren und zu stabilisieren. Seine Aufgabe ist es, das Absinken des Blutzuckerspiegels zu verhindern, und zwar hauptsächlich durch die Umwandlung der in der Leber gespeicherten Kohlenhydrate in Glukose. Wenn Ihr Gehirn die Nachricht erhält, dass Ihr Körper Nahrung braucht, schüttet es Glukagon aus. Glukagon ist auch an der Fettverbrennung beteiligt. Während Insulin Fett erzeugt, baut Glukagon Fett ab und setzt es frei, damit der Körper es langfristig als Energiequelle nutzen kann.

Bedeutung

Um einen niedrigen Blutzuckerspiegel zu verhindern, wirkt Glukagon auf drei Arten auf die Leber ein:

Erstens wandelt es die in der Leber gespeicherten Kohlenhydrate (Glykogen) in Glukose um, sodass dieser Brennstoff zur Energiegewinnung in den Blutkreislauf gelangen kann. Dieser Vorgang wird als Glykogenolyse bezeichnet. Zweitens stimuliert es die Produktion von Glukose aus Aminosäuren – ein Prozess, der als Glukoneogenese bezeichnet wird (wie bereits weiter oben erwähnt).

Drittens wird der Glukoseverbrauch in der Leber reduziert. Dies wiederum bedeutet, dass dem Blutkreislauf mehr Glukose zur Verfügung steht, um den Blutzuckerspiegel aufrechtzuerhalten.

Wie bereits erwähnt, ist Glukagon auch ein Fettverbrennungshormon. Es regt den Abbau von Fett zur Energiegewinnung an, wenn der Blutzuckerspiegel niedrig ist.

Ungleichgewicht

Anders als bei den meisten anderen Hormonen gibt es selten ein Ungleichgewicht bei Glukagon. Wenn Ihr Blutzuckerspiegel jedoch häufig und stark schwankt, reguliert Ihr Körper den Glukagonspiegel möglicherweise nicht richtig. Zu den Anzeichen eines anormalen Glukagonspiegels gehören Symptome wie Hypoglykämie (Unterzuckerung), Schwindel, Schwäche, Müdigkeit und Verwirrung, die oft damit einhergehen.

Intervallfasten und Glukagon

Intervallfasten hält den Insulinspiegel niedrig, wenn Sie stoffwechselmäßig flexibel sind. Glukagon stabilisiert den Blutzuckerspiegel und verhindert, dass er zu niedrig wird. Außerdem versetzt es Ihren Körper in einen Fettverbrennungsmodus.

Wenn Sie im Rahmen Ihres Essensfensters die Zufuhr von Kohlenhydraten einschränken und die von Proteinen erhöhen, stimulieren Sie zusätzlich die Freisetzung von Glukagon. Intervallfasten also bewirkt in Kombination mit einer kohlenhydratarmen, eiweißreichen Ernährung, dass Glukagon vermehrt ausgeschüttet wird, sodass Fett verbrannt werden kann, der Blutzuckerspiegel konstant gehalten wird und der Körper nicht zu viel Insulin produziert (was weniger Fettspeicherung bedeutet).

Wachstumshormon – das „Jugendhormon"

Das Wachstumshormon (GH, engl. Growth Hormone) wird von der Hirnanhangsdrüse produziert und ausgeschüttet. GH wirkt sich auf fast jede Zelle Ihres Körpers aus und stimuliert die Freisetzung von Wachstumsfaktoren im Körper. Außerdem hilft es anderen Hormonen, in die Zellen zu gelangen und dort effizienter zu arbeiten. GH ist also wichtig für das Wachstum, die Zellregeneration und Zellreparatur. Es wird oft als Jungbrunnen betrachtet, da es nachweislich den Alterungsprozess verlangsamt.

Bedeutung

GH trägt dazu bei, gesundes Gewebe im Körper zu erhalten, aufzubauen und zu reparieren, insbesondere Muskelmasse. Dies ist wichtig, weil Muskeln die metabolische Flexibilität fördern, Fett verbrennen und für eine schlankere Körperzusammensetzung (ein wünschenswertes Verhältnis von Muskeln zu Körperfett) sorgen.

Das Wachstumshormon

- *verbessert die Elastizität der Haut,*
- *baut eine größere Knochendichte auf,*

- *verbessert Ihr Immunsystem,*
- *verleiht Ihnen mehr Energie und Ausdauer,*
- *erhöht die geistige Klarheit und*
- *hebt Ihre Stimmung.*

GH wird normalerweise vor dem Aufwachen am Morgen zusammen mit Cortisol und Adrenalin ausgeschüttet. Diese kollektive Reaktion signalisiert Ihrem Körper, die Verfügbarkeit von Glukose als Brennstoff zu erhöhen, damit Sie mit Energie in den Tag starten können.

Ungleichgewicht

Wie so viele Hormone erreicht auch GH in Ihren frühen Zwanzigern seinen Höchststand und beginnt dann mit zunehmendem Alter zu sinken. Im Alter von fünfzig Jahren ist der GH-Spiegel nur noch halb so hoch wie zu Beginn des Lebens. Und von da an geht es weiter bergab. Die wichtigsten Nebenwirkungen sind eine Zunahme des Körperfetts, eine geringere Muskelmasse und der Verlust von Knochengewebe.

Diese natürliche Verlangsamung hat das Interesse an der Verschreibung synthetischer Wachstumshormone geweckt, um einige der mit dem Alterungsprozess einhergehenden Veränderungen, wie die Abnahme der Muskel- und Knochenmasse, zu verzögern.

Normalerweise wird synthetisches Wachstumshormon Kindern verschrieben, die an bestimmten Krankheiten leiden, die ein normales Wachstum verhindern. Wenn dieses Medikament jedoch von Kindern oder Erwachsenen mit normalem Wachstum eingenommen wird, die eigentlich kein künstlich hergestelltes Wachstumshormon benötigen, kann es nach Angaben der Mayo-Klinik zu schwerwiegenden unerwünschten Effekten kommen. Dazu gehören die Entwicklung von Diabetes mellitus, anormales Wachstum von Knochen und inneren Organen wie Herz, Nieren und Leber, Atherosklerose (Verengung und Verhärtung der Arterien durch Ablagerung von Plaques – Fett und Kalk – in der Arterienwand) sowie Bluthochdruck. Glücklicherweise gibt es jedoch natürliche Möglichkeiten, den GH-Spiegel in Ihrem Körper zu erhöhen.

Das Wachstumshormon (GH) auf natürliche Weise steigern

Neben dem Fasten können Sie die GH-Produktion auf andere Weise unterstützen:

- Bauchfett abbauen (intermittierendes Fasten kann dabei helfen): Menschen mit viel Bauchfett haben wahrscheinlich eine beeinträchtigte GH-Produktion und ein erhöhtes Krankheitsrisiko.
- Auf raffinierten Zucker verzichten: Er erhöht den Insulinspiegel, was wiederum mit einem niedrigeren GH-Spiegel einhergeht.
- Essen vor dem Schlafengehen vermeiden: Essen zu später Stunde kann den Insulinspiegel in die Höhe treiben und so die nächtliche GH-Produktion beeinträchtigen.
- Ihren Schlaf optimieren, da GH in der Nacht freigesetzt wird.
- Mit hoher Intensität Sport treiben (Hochintensives Intervalltraining [HIIT] oder als eine Variante davon das Tabata-Training).

Intervallfasten und GH

Eine der vielversprechendsten Möglichkeiten, GH auf natürliche Weise zu erhöhen, ist das Intervallfasten. Wenn Sie fasten, produziert Ihr Körper mehr GH (und weniger Insulin). In einer Studie, in der Menschen zwei Tage lang fasteten, stieg der Wachstumshormonspiegel im Blut um das Fünffache! Höhere GH-Werte regen die Fettverbrennung an, fördern den Muskelaufbau, sorgen dafür, dass Sie sich wieder jung fühlen, und weisen zahlreiche weitere Vorteile auf.

Noradrenalin – ein Stresshormon, das Fett verbrennt

Noradrenalin, auch als Norepinephrin bekannt, ist sowohl ein Hormon, das vom Gehirn und den Nebennieren produziert wird, als auch ein Neurotransmitter, ein chemischer Botenstoff, der Signale über Nervenendigungen sendet.

Zusammen mit anderen Hormonen wie Cortisol hilft Noradrenalin dem Körper, auf Stress zu reagieren. Es ist an unserer primitiven Kampf- oder Fluchtreaktion beteiligt, die unseren Körper entweder auf den Kampf oder auf die Flucht vorbereitet und für unsere Vorfahren eine lebensrettende Reaktion war, wenn sie vor Säbelzahntigern und anderen Raubtieren fliehen mussten. Auch wenn uns heute keine echten Säbelzahntiger jagen, so gibt es doch viele solche als bildlich zu bezeichnenden „Säbelzahntiger", die in unseren Köpfen lauern: finanzielle Probleme, Stress am Arbeitsplatz, gescheiterte Beziehungen und andere Faktoren. Noradrenalin und andere Stresshormone helfen uns, auf diese „Bedrohungen" zu reagieren.

Bedeutung

Im Gehirn hilft Noradrenalin, die Aufmerksamkeit, Wachsamkeit, Vorsicht sowie unser Angstgefühl zu regulieren. Außerdem teilt es dem Körper mit, Fettsäuren aus den Fettzellen freizusetzen und den Blutzucker zu erhöhen, um dem Körper mehr Energie zuzuführen.

Zusammen mit Adrenalin beschleunigt Noradrenalin die Herzfrequenz und die Pumpkraft des Herzens. Es spielt auch eine Rolle beim Schlaf-Wach-Zyklus und hilft Ihnen aufzuwachen und sich auf den Tag zu konzentrieren.

Ungleichgewicht

Ein unausgewogener Noradrenalinspiegel wird mit Depressionen, Angstzuständen, posttraumatischen Belastungsstörungen und Drogenmissbrauch in Verbindung gebracht. Niedrige Werte können zu Müdigkeit, Konzentrationsschwäche, Aufmerksamkeitsdefizit-Hyperaktivitätsstörung (ADHS) und möglicherweise zu Depressionen führen.

Intervallfasten und Noradrenalin

Wenn Sie fasten, schüttet Ihr Nervensystem Noradrenalin in den Blutkreislauf aus. Ein höherer Spiegel erhöht die Menge an Fett, die verbrannt werden kann.

Dieser Vorteil wurde durch wissenschaftliche Untersuchungen bestätigt. In einer Studie ließen Forscher elf gesunde, schlanke Probanden 48 Stunden lang fasten und analysierten dabei die Werte von Glukose und Noradrenalin. Sie stellten fest, dass das Fasten den Noradrenalinspiegel erhöhte und den Blutzuckerspiegel senkte – ein Effekt, der die Voraussetzungen für Fettverbrennung und Gewichtsverlust schafft.

In einer anderen Studie fasteten die Probanden 72 Stunden lang. Die Forscher konnten feststellen, dass das sympathische Nervensystem (SNS) durch die Freisetzung von Noradrenalin wichtige Aspekte der Fettverbrennung steuerte. Außerdem erhöht die Ausschüttung von Noradrenalin die Stoffwechselrate, wodurch die Fettverbrennung weiter angekurbelt wird.

Auf der Grundlage dieser Erkenntnisse müssen wir nicht mehr ausschließlich eine falsche Ernährung oder mangelnde körperliche Aktivitäten für Gewichtszunahme und Fettleibigkeit verantwortlich machen. Es liegt auf der Hand, dass ein hormonelles Ungleichgewicht Ihre Bemühungen um eine Gewichtsabnahme beeinträchtigen kann. Wenn Sie auf unerklärliche Weise an Gewicht zunehmen oder einfach nicht abnehmen können, egal was Sie tun, könnte ein Ungleichgewicht bestimmter Hormone in Ihrem Körper das Problem sein. Aber Sie können viel tun, um diesen Problemen zu begegnen – durch intermittierendes Fasten, Ernährung, Schlaf, Stressbewältigung und andere Komponenten eines hormonell gesunden Lebensstils.

Kapitel 4

SEXUALHORMONE, SCHILDDRÜSE UND MELATONINSPIEGEL INS GLEICHGEWICHT BRINGEN

Ich erinnere mich noch gut daran, als ich Joyce zum ersten Mal traf – eine schöne, schwarzhaarige Frau Ende vierzig, die zu mir gekommen war, weil sich ihr Körper auf einmal alarmierend verändert hatte. „Ich habe das Gefühl, dass ich verfalle und zusammenbreche, nicht nur körperlich, sondern auch sexuell", sagte sie mit zitternder Stimme. „Nachts schwitze ich ständig, und ich kann nicht schlafen. Ich nehme um die Taille zu, was noch nie passiert ist, und ich fühle mich nicht begehrenswert. Ich habe mit meinem Mann einfach nicht mehr diese sexuellen Empfindungen, und unser Sexualleben hat wirklich nachgelassen."

Wenn es Ihnen wie Joyce geht (und wie mir einige Jahre zuvor), dann wissen Sie genau, was sie da beschrieb: Ein Bündel an Symptomen, die auf das An- und Abfluten bestimmter Hormone hinweisen, was bei jedem von uns im Laufe des Lebens auftritt. So unangenehm diese Veränderungen auch sind, wir erleben sie alle in unterschiedlicher Intensität, und durch bewusste Ernährung, eine Änderung des Lebensstils und Intervallfasten lassen sie sich in den Griff bekommen und sogar beheben.

Damit Sie verstehen, wie das funktionieren soll, müssen Sie einige andere wichtige Hormone kennenlernen, wie sie arbeiten und warum sie so stark mit Ihrem Wohlbefinden und Ihrer Lebensweise im Zusammenhang stehen.

Um einen Eindruck zu bekommen: Es gibt mehr als 200 Hormone oder hormonähnliche Substanzen, die unseren Körper durchströmen – das ist erstaunlich und verblüffend zugleich. Dazu gehören unsere Sexualhormone, vor allem Östrogen und Progesteron, die die normale Fortpflanzungsfunktion und den Menstruationszyklus unterstützen und unsere körperlichen Merkmale wie Hautbeschaffenheit, Muskeltonus und Körperform mitbestimmen. Ein weiteres für Frauen wichtiges Sexualhormon ist Testosteron. Es steigert die Libido und hilft uns, uns sexy und sinnlich zu fühlen. Außerdem trägt es zum Aufbau von Knochen- und Muskelmasse bei und bietet viele weitere Vorteile.

Alle drei Hormone werden durch eine Reihe chemischer Reaktionen aus Cholesterin hergestellt, einem wachsartigen weißen Fettstoff, der in allen Zellen des Körpers vorkommt. Etwa 75 Prozent des Cholesterins im Körper stammen nicht aus der Nahrung, sondern werden von der Leber produziert. Die restlichen 25 Prozent werden durch die Nahrung zugeführt, etwa durch tierisches Eiweiß und gesunde Fette. Wenn es also darum geht, Ihre Hormone auf natürliche Weise auszugleichen, ist es wichtig, ausreichend Fett zu essen. Denn es trägt dazu bei, die Hormonproduktion zu verbessern und ein gesundes Hormonprofil zu erhalten.

In diesem Kapitel befassen wir uns neben den Sexualhormonen auch mit anderen Hormonen wie den Schilddrüsenhormonen, die einen großen Einfluss auf den Stoffwechsel und unsere Stimmung haben. Sie reagieren empfindlich auf ein Ungleichgewicht von Insulin und Stresshormonen, können aber wunderbar auf Veränderungen im Lebensstil reagieren.

Sie werden feststellen, dass ich sehr viel über Schlaf spreche. Aus dem einfachen Grund: Es gibt keinen Ersatz für eine erholsame Nacht. Ausreichend Schlaf ist für die hormonelle Gesundheit und das hormonelle Gleichgewicht unerlässlich. Schlaf kann man auch nicht nachholen. Wenn er einmal weg ist, ist er weg.

Die meiste Zeit des Intervallfastens verbringt man über Nacht, wenn man schläft und der Körper regeneriert, entgiftet und das Wachstumshormon produziert. Der Schlaf hat großen Einfluss auf Ihre Gesundheit.

Dazu trägt auch das Hormon Melatonin bei, das den Schlafzyklus und den zirkadianen Rhythmus bestimmt.

Wenn alle diese und andere Hormone im Gleichgewicht sind, können Sie denselben Zustand von Gesundheit und Wohlbefinden wiederherstellen, den Sie einst als jüngerer Mensch selbst genossen haben. Sie werden sehen, dass Sie sich, wenn Ihre Hormone wieder im Gleichgewicht sind und durch Diät, Fasten und positive Veränderungen des Lebensstils unterstützt werden, unabhängig von Ihrem Alter dynamisch und gesund fühlen werden.

Östrogen – das Trio der weiblichen Hormone

Östrogen ist der Sammelname für ein Trio weiblicher Hormone, bestehend aus: Östradiol, das während der fruchtbaren Jahre von den Eierstöcken ausgeschüttet wird; Östriol, das während der Schwangerschaft gebildet wird, und Östron, das bei Frauen nach der Menopause vorkommt.

Östradiol (auch Estradiol: E2) ist das Hormon, das in unseren fruchtbaren, zyklischen Jahren in der höchsten Konzentration vorkommt und das wirkungsstärkste ist. Es ist für die Steigerung des Sexualtriebs und die Durchfeuchtung von Körpergeweben wie Haut, Augen, Lippen und Vagina verantwortlich. In der Perimenopause beginnt der Spiegel zu sinken, und nach der Menopause fällt er noch weiter ab.

Östriol (auch Estriol: E3) macht etwa 10 Prozent unseres gesamten Östrogens aus, überwiegt aber während der Schwangerschaft, wenn es von der Plazenta produziert wird. Es ist nur während der Schwangerschaft nachweisbar.

Von den drei Östrogenen ist Östron (auch Estron: E1) die vorherrschende Form in den Wechseljahren. Es macht etwa 10 Prozent unseres gesamten Östrogens aus und wird hauptsächlich in unseren Fettzellen, Eierstöcken und Nebennieren gebildet. Es ist eine schwächere Form von Östrogen im Vergleich zu Östradiol.

Bedeutung

Diese drei natürlich vorkommenden Östrogene sind für die Entwicklung unserer Geschlechtsmerkmale, die Regulierung des Menstruationszyklus und die Aufrechterhaltung eines normalen Cholesterinspiegels verantwortlich.

Wenn es im Gleichgewicht ist, hält Östrogen unsere Haut weich und geschmeidig, schützt vor Herz-Kreislauf-Erkrankungen, beeinflusst das Gedächtnis und verhindert Entzündungen. Es wirkt sich auch auf unser Gewicht aus, da Östrogen auch in Fettzellen produziert wird. Einer der Hauptgründe für die Gewichtszunahme nach einer Hysterektomie (Entfernung der Gebärmutter) in der Perimenopause und in den Wechseljahren sind die Veränderungen des Östrogenspiegels.

Um die Lebensmitte herum wird diese östrogenbedingte Gewichtszunahme durch andere Faktoren verstärkt. Man neigt dazu, stoffwechselaktives Muskelgewebe zu verlieren (ein Zustand, der Sarkopenie genannt wird) und eine Insulinresistenz zu entwickeln. Auch deshalb haben viele Frauen mit ihrem Gewicht zu kämpfen, wenn sie älter werden.

Ungleichgewicht

Bei vielen Frauen, mit denen ich zusammenarbeite, besteht ein Ungleichgewicht von zwei Schlüsselhormonen: Östrogen und Progesteron, wobei es sich eher um einen dauerhaften Zustand des hormonellen Ungleichgewichts handelt, der als „Östrogendominanz“ bekannt ist. In diesem Fall liegen sehr hohe Östrogenwerte vor, aber weniger Progesteron, um das Östrogen auszugleichen.

Die Symptome einer Östrogendominanz können denen der Perimenopause, der Menopause oder sogar des PMS ähneln. Dazu gehören Stimmungsschwankungen, Reizbarkeit, verminderte Libido, Verschlimmerung der PMS-Symptome, unregelmäßige Perioden, starke Perioden, Blähungen, Gewichtszunahme, Angstzustände, Haarausfall, Schlafstörungen, Müdigkeit, Hirnnebel, Gedächtnisprobleme, Hitzewallungen sowie nächtliche Schweißausbrüche und Fertilitätsstörungen.

Eine Östrogendominanz tritt auf zwei Arten auf. Die erste ist die endogene – körpereigene – Form. Der Körper stellt zu viel Östrogen her, das nicht richtig ausgeschieden oder verstoffwechselt wird. Die zweite Art ist exogen – außerhalb des Körpers. Dabei handelt es sich um künstliche Östrogene, sogenannte Xenoöstrogene, denen wir in der Umwelt ausgesetzt sind und die nicht ausreichend vom Körper ausgeschieden werden können.

Zu den Faktoren, die einen hohen Spiegel an *endogenem Östrogen* hervorrufen können, gehören:

- *Ballaststoffarme Ernährung. Da Ballaststoffe die Passage der Nahrung durch den Verdauungstrakt erleichtern, kann eine ballaststoffarme Ernährung verhindern, dass überschüssiges Östrogen ausreichend ausgeschieden wird, was zu einer erneuten Resorption führt.*
- *Stress. Die Sekretion von Cortisol steigt bei extremem Stress an. Um ausreichende Mengen an Cortisol zu produzieren, können die Nebennieren die Progesteronproduktion unterdrücken, was zu erhöhten Östrogenwerten führt.*
- *Alkoholkonsum. Untersuchungen haben gezeigt, dass der Östrogenspiegel bei Frauen, die übermäßig viel trinken, während des Zyklus deutlich höher ist. Außerdem wird die Ausscheidung von Östrogen durch die Schädigung der Leber infolge von Alkoholmissbrauch behindert.*
- *Koffein. Übermäßiger Koffeinkonsum erhöht nachweislich die Östrogenproduktion und -sekretion.*
- *Eingeschränkte Leberentgiftung. Normalerweise nimmt die Leber überschüssiges Östrogen auf und hilft, es über den Darm auszuscheiden. Wenn Sie jedoch mit unregelmäßigem Stuhlgang, Verstopfung, schlechter Ernährung oder einer Darmdysbiose (d. h. einem Ungleichgewicht in Ihrem Mikrobiom) zu tun haben, können diese Östrogene im Körper rezirkulieren, anstatt ausgeschieden zu werden.*

Ein Teil dieses Mikrobioms ist das „Östrobolom“, eine Ansammlung von freundlichen Darmbakterien, die in der Lage sind, überschüssiges Östrogen zu verstoffwechseln und loszuwerden. Diese Mikroben produzieren ein Enzym namens ß-Glucuronidase. Ein funktionsfähiges Östrobolom stellt genau die richtige Menge an ß-Glucuronidase her, um das Östrogen im Gleichgewicht zu halten.

Wenn Sie jedoch mit einem der oben genannten Faktoren zu kämpfen haben, insbesondere mit einer Dysbiose, kann die ß-Glucuronidase zu hoch oder aus dem Gleichgewicht geraten, was zur Folge hat, dass Östrogen nicht richtig verstoffwechselt und ausgeschieden wird. Dies kann zu einer Östrogendominanz führen und möglicherweise die Entwicklung östrogenbedingter Krankheiten wie zum Beispiel Endometriose und Brustkrebs auslösen.

Exogene Östrogene – Xenoöstrogene – sind körperfremde und zerstörerische Östrogene aus unserer Umwelt, die östrogenähnliche Wirkungen haben. Sie imitieren unsere natürlichen Hormone und können so Rezeptoren blockieren oder binden, wodurch ein schädliches Ungleichgewicht entsteht. Sie sind in allem enthalten, von Körperpflegeprodukten über Pestizide und Kunststoffe bis hin zu Milch und Fleisch von hormonbehandelten Kühen.

Die Exposition gegenüber Xenoöstrogenen kann zu einem Ungleichgewicht von Östrogen und Progesteron führen und zur Folge haben, dass eine Östrogendominanz auftritt. Außerdem sind Xenoöstrogene wie viele andere Toxine biologisch nicht abbaubar, sodass sie sich in unseren Fettzellen ablagern und nur sehr schwer aus dem Körper ausgeschieden werden können. Diese Akkumulation wurde mit Brustkrebs, Fettleibigkeit, Unfruchtbarkeit, Endometriose, früher Pubertät, Fehlgeburten und Diabetes mellitus in Verbindung gebracht.

Intervallfasten und Östrogen

Normalerweise hält der Körper ein optimales Östrogengleichgewicht aufrecht, und zwar auf zweierlei Weise: Er produziert genau die richtige Menge an Hormonen und sondert überschüssige Hormone ab, indem er sie verarbeitet und aus dem Körper ausscheidet. Intervallfasten hilft dabei in hohem Maß.

Erstens unterstützt Intervallfasten das Zusammenspiel von Östrogen und Wachstumshormon. Je mehr Östrogen in unserem Körper zirkuliert, desto mehr Wachstumshormon wird produziert. Was bedeutet das nun konkret für uns? Sowohl die Östrogene als auch die Wachstumshormone nehmen mit zunehmendem Alter ab, vor allem ab dem vierzigsten Lebensjahr. Wir brauchen Wachstumshormone, um die „Östrogensignalisierung" zu unterstützen, d. h. die Fähigkeit unserer Zellen, Östrogen zu empfangen, und für eine optimale Kommunikation zwischen Gehirn und Eierstöcken. Fasten trägt dazu bei, das Wachstumshormon zu erhöhen, was wiederum dabei hilft, den optimalen Östrogenspiegel durch die richtige Signalübertragung aufrechtzuerhalten.

Zweitens sind wir angesichts der überall in unserer Umwelt vorhandenen Xenoöstrogene anfälliger denn je für eine Östrogendominanz. Da Intervallfasten auf zellulärer Ebene aufräumt, kann es den Abbau von überschüssigem toxischen Östrogen aus dem Körper beschleunigen.

Drittens unterstützt das Fasten Ihr Mikrobiom, wie ich bereits in Kapitel 1 erwähnt habe. Mit einem gesunden Mikrobiom und einem gesunden Östrobolom können Ihre Darmbakterien Östrogen besser entgiften und aus dem Körper entfernen. Insbesondere intermittierendes Fasten hilft, das Östrobolom durch regelmäßige Verdauungspausen wiederherzustellen, es korrigiert die Dysbiose und trägt dazu bei, östrogenabhängigen Bedingungen vorzubeugen und diese aufzuheben

Viertens: Eine der bemerkenswertesten Funktionen von Intervallfasten und Östrogen hat mit Brustkrebs zu tun. Ausgewogene Östrogenwerte schützen vor Brustkrebs und können dazu beitragen, dass dieser nicht wiederkehrt. Eine Studie mit Frauen, die nach Brustkrebs behandelt wurden, ergab, dass bei denjenigen, die intermittierend fasteten, ein Wiederauftreten des Krebses um 70 Prozent zurückging!

Woran liegt das? Die Wissenschaftler sind sich nicht sicher, aber es könnte daran liegen, dass Intervallfasten den Östrogenhaushalt optimieren und die Zellen vor einer krebsfördernden, toxischen Umgebung schützen kann, möglicherweise durch Förderung der Autophagie.

Progesteron – ein wichtiges weibliches Hormon

Progesteron ist ein weibliches Hormon, das eine Rolle bei der Menstruation, der Schwangerschaft und der Bildung von Embryonen spielt. Bis zur Menopause wird es in den Eierstöcken und der Plazenta gebildet, nach der Menopause in den Nebennieren.

Bedeutung

Progesteron erfüllt im Körper zahlreiche Funktionen, die zur Erhaltung der Gesundheit beitragen. Es sorgt für den Ausgleich des Östrogenspiegels, ist für die Entwicklung der Brüste verantwortlich, hilft bei der Regulierung des Schlafs und der Körpertemperatur, unterstützt die Knochenbildung, hält den Blutzuckerspiegel aufrecht und fördert die Leistungsfähigkeit der Schilddrüse. Indem es die normale Funktion der Blase unterstützt, wirkt Progesteron auch als natürliches Diuretikum. Es entspannt außerdem die Darmmuskulatur, sodass Ihr Körper die Nahrung in Nährstoffe aufspalten kann, die an anderer Stelle im Körper absorbiert und verwendet werden.

Wenn die Progesteronwerte im Gleichgewicht sind, fühlen Sie sich wahrscheinlich weniger reizbar oder ängstlich und neigen weniger zu Stimmungsschwankungen. Progesteron hat eine beruhigende Wirkung auf das Gehirn. Dies geschieht, indem es die Rezeptoren für Gamma-Amino-Buttersäure (GABA) stimuliert. GABA ist ein Neurotransmitter, der das Gehirn auf natürliche Weise beruhigt, indem er die Übertragung von Angstbotschaften von Nervenzelle zu Nervenzelle unterbricht.

Ungleichgewicht

Progesteron nimmt zu bestimmten Zeitpunkten im Leben ab: Wenn die Menstruationszyklen ausbleiben, wenn der Eisprung in der Perimenopause seltener wird und wenn die Menopause erreicht ist. Auch andere Faktoren können einen Progesteronmangel verursachen: Stress, die Einnahme von Antidepressiva, eine Schilddrüsendysfunktion, ein Mangel an den Vitaminen A, B_6 und C und dem Mineralstoff Zink sowie eine zu zuckerhaltige Ernährung.

Die Symptome eines sinkenden Progesteronspiegels sind vermehrte Angstzustände, plötzliches Aufwachen mitten im Schlaf und Schlafstörungen, kürzere Menstruationszyklen, Brustspannen, nächtliche Schweißausbrüche und Hitzewallungen, vermehrte Krämpfe und schmerzhafte Menstruationen (Dysmenorrhö), Migräne, PMS und Gewichtszunahme.

Intervallfasten und Progesteron

Progesteron kann sensibel auf Intervallfasten reagieren. Wenn Sie sich im Zyklus befinden – also immer noch Ihre monatliche Periode haben –, sollten Sie nur zu bestimmten Zeiten während Ihres Zyklus fasten, da Sie sonst dieses Hormon verlieren können. Fasten Sie zum Beispiel nicht fünf bis sieben Tage vor Ihrer Menstruation. (Mehr dazu in Kapitel 5.) Wenn Sie das beherzigen, kann das Fasten dazu beitragen, einen gesunden Progesteronspiegel zu unterstützen und auszugleichen.

Testosteron – das Libidohormon

Testosteron, eines unserer anderen primären Sexualhormone, gehört zu einer Klasse von Hormonen, die Androgene genannt werden. Ein weiteres Androgen ist DHEA, das ich weiter unten bespreche. Androgene sind typischerweise bei Männern in größerer Menge vorhanden, aber auch bei Frauen. Wir haben nicht so viel Testosteron wie Männer, aber das, was wir haben, übt eine starke Wirkung in unserem Körper aus. Testosteron wird in den Nebennieren und Eierstöcken produziert.

Bedeutung

Testosteron löst bei Frauen sexuelles Verlangen aus und ist daher wichtig, um die Libido hochzuhalten. Aber es hilft Ihnen auch in vielerlei anderer Hinsicht:

- *Testosteron baut Knochen auf und verhindert deren Abbau.*
- *Es erhält die Muskelmasse (damit Sie Fett verbrennen).*
- *Es hält Ihr Energieniveau hoch.*
- *Testosteron unterstützt ihr Gedächtnis.*
- *Es steigert Ihr emotionales Wohlbefinden, Ihr Selbstvertrauen und Ihre Motivation.*

Damit Testosteron all diese wunderbaren Funktionen erfüllen kann, muss der Östradiolspiegel optimiert werden. Wenn nicht genügend dieses Östrogens vorhanden ist, kann das Testosteron nicht an die Rezeptoren im Gehirn andocken. Östrogen spielt also eine Rolle dabei, wie gut Testosteron wirkt – wir haben es wieder einmal mit einem Orchester zu tun, in dem sich jeder Spieler auf jeden anderen auswirkt.

Ungleichgewicht

Wie viele andere Hormone erreicht auch das Testosteron im 25. Lebensjahr seinen Höchststand und fällt dann allmählich ab. In den Wechseljahren sinkt die natürliche Produktion von Testosteron um etwa die Hälfte. Ein Mangel an Testosteron kann den Aufbau von Muskeln erschweren, was sich auf das Gewicht, die Blutzuckerkontrolle und andere Stoffwechselvorgänge auswirkt. Sinkendes Testosteron ist auch in der Lage, Ihren Sexualtrieb zu verringern.

Wenn Sie insulinresistent sind, haben Sie möglicherweise zu viel Testosteron, sodass die Überwindung der Insulinresistenz dazu beitragen kann, dieses Hormon wieder ins Gleichgewicht zu bringen. Stress wirkt sich auf die Produktion von DHEA aus, was ebenfalls Einfluss auf den Testosteronspiegel hat.

Intervallfasten und Testosteron

Sie können Ihren Testosteronspiegel auf natürliche Weise erhöhen, und Intervallfasten kann dabei helfen. Denken Sie daran, dass Intervallfasten sich hervorragend dazu eignet, die Insulinresistenz zu korrigieren. Wenn

Sie fasten, sorgen Sie für einen ausgeglichenen Insulinspiegel und einen flexiblen Stoffwechsel – beides trägt zur Verbesserung Ihres Testosteronspiegels bei.

Fasten steigert den Testosteronspiegel noch auf eine andere Weise. In einer Studie des *Journal of Clinical Endocrinology and Metabolism* wurde festgestellt, dass Intervallfasten den Spiegel des Hungerhormons Leptin senkt. Dieser Rückgang löst einen sofortigen Anstieg des Testosteronspiegels aus.

Mit intermittierendem Fasten haben Sie also eine große Kontrolle über Ihren Testosteronspiegel.

Testosteron natürlich stärken

So steigern Sie Ihr Testosteron:

- Bewegen Sie sich, insbesondere mit Krafttraining und HIIT.
- Erhöhen Sie Ihre Proteinzufuhr.
- Gehen Sie effektiv mit Stress um.
- Nehmen Sie ausreichend Vitamin D über die Sonne, die Nahrung und Nahrungsergänzungsmittel zu sich.
- Schlafen Sie ausreichend.
- Nehmen Sie Adaptogene zu sich – dies sind Nahrungsergänzungsmittel, die den Hormonhaushalt ausgleichen, die Immunfunktion unterstützen und dem Körper helfen, sich von kurzfristigem und langfristigem Stress zu erholen. (Weitere Informationen in Kapitel 7.)

Dehydroepiandrosteron (DHEA) – das Langlebigkeitshormon

DHEA ist ein Androgen, das sowohl von den Nebennieren als auch vom zentralen Nervensystem (Gehirn und Rückenmark) produziert wird. Es ist das am häufigsten vorkommende Hormon in Ihrem Blutkreislauf.

Bedeutung

DHEA ist kein Sexualhormon im eigentlichen Sinne, sondern ein Baustein für 18 Hormone, darunter Östrogen und Testosteron.

DHEA

- *fördert den Aufbau schlanker Muskeln,*
- *hilft Ihrem Körper, Fett zu verbrennen,*
- *unterstützt das Knochenwachstum,*
- *verleiht Ihnen strahlende Haut,*
- *verbessert das Gedächtnis,*
- *stärkt die Immunität und*
- *lindert Stressreaktionen.*

Ungleichgewicht

Der Höhepunkt der DHEA-Produktion liegt zwischen dem 20. und 25. Lebensjahr. Danach nimmt die Produktion jedes Jahr um etwa 10 Prozent ab. Die Nebenwirkungen dieses Rückgangs können Sie bereits in Ihren Vierzigern spüren: Trockenheit der Vagina und der Haut, Stimmungsprobleme wie Angstzustände oder Depressionen, schlechter Schlaf, Gewichtszunahme, Verlust der Libido, Gehirnnebel und eine größere Anfälligkeit für altersbedingte Krankheiten wie Osteoporose und Herz-Kreislauf-Erkrankungen.

Bei chronischem Stress, der mit einem hohen Cortisolspiegel einhergeht, kann der DHEA-Spiegel stark absinken, wodurch das Risiko einer Insulinresistenz und metabolischen Inflexibilität steigt. Der DHEA-Spiegel steht auch in umgekehrtem Zusammenhang mit dem Insulinspiegel, d. h. wenn der DHEA-Spiegel niedrig ist, ist der Insulinspiegel hoch, und umgekehrt.

Intervallfasten und DHEA

Wie bei allen Hormonen kann eine gesunde Lebensweise dazu beitragen, den DHEA-Spiegel zu erhöhen. Dazu gehört das Intervallfasten, das Ihnen hilft, Cortisol und Insulin besser auszugleichen, was unterm Strich zu einem natürlichen Anstieg von DHEA und einer Verbesserung der metabolischen Flexibilität führt.

Wie viele andere Hormone steigt auch DHEA als Reaktion auf eine gesunde Ernährung, die frei von Zucker und verarbeiteten Kohlenhydraten ist. Ein gutes Beispiel dafür findet sich in einer der langlebigsten Gesellschaften der Welt: den Okinawanern in Japan. Selbst im Alter von 65 Jahren und mehr haben sie mehr natürliches DHEA im Körper als Amerikaner gleichen Alters! Der Grund dafür liegt vor allem in ihrer natürlichen Ernährung und der häufigen Kalorienbeschränkung (intermittierendes Fasten ist eine Form der Kalorienbeschränkung). Es steht also außer Frage, dass wir dem Altern dadurch entgegen wirken können, indem wir steuern, was, wieviel und wann wir essen.

Andere wichtige Hormone

Schilddrüsenhormone – die Stoffwechselregulatoren

Diese schmetterlingsförmige Drüse sitzt tief vorne am Hals und ist ein wichtiger Akteur, wenn es um die hormonelle Gesundheit geht, denn sie steuert alle zellulären Funktionen, vor allem den Stoffwechsel.

Bedeutung

Die Schilddrüse ist Ihr Stoffwechselregulator. Sie produziert zwei Hormone – T4 (Thyroxin) und T3 (Trijodthyronin) –, die verschiedene regulierende Funktionen in Ihrem Körper ausüben. T4 kann sich in T3 (die aktive Form des Schilddrüsenhormons) umwandeln.

Schilddrüsenhormone

- *unterstützen die Funktion der Mitochondrien,*
- *regulieren die Stoffwechselrate und den Energieumsatz,*
- *kontrollieren Ihr Gewicht,*
- *steuern den Stoffwechsel von Eiweiß, Fett und Kohlenhydraten,*

- *regulieren die Körpertemperatur,*
- *bieten Hilfe bei Wundheilung und Bildung neuen Gewebes – einschließlich Haut, Haare und Nägel,*
- *kontrollieren Blutfluss und Sauerstoffverwertung,*
- *sind beteiligt an Ihrem Menstruationszyklus und*
- *regulieren den Vitaminverbrauch im Körper.*

Ein Ungleichgewicht der Schilddrüsenhormone kann daher alle Stoffwechselfunktionen in Ihrem Körper beeinträchtigen.

Ungleichgewicht

Ihre Schilddrüse und Ihre Nebennieren sorgen gemeinsam für eine gesunde hormonelle Funktion Ihrer Sexualhormone. Für eine Frau bedeutet dies einen reibungslosen Ablauf des Menstruationszyklus oder des Übergangs.

In der Perimenopause und der Menopause können Schilddrüsenprobleme aufgrund eines Hormonungleichgewichts auftreten. An den Eierstöcken befinden sich Schilddrüsenrezeptoren, und die Schilddrüse hat Rezeptoren für die Eierstöcke. Daher kann der Verlust von Östrogen und Testosteron aus den Eierstöcken in den Wechseljahren die Schilddrüsenfunktion beeinträchtigen.

Es gibt zwei häufig auftretende Probleme, die mit der Produktion von Schilddrüsenhormonen zusammenhängen. Das eine ist die Hypothyreose, eine Unterfunktion der Schilddrüse. Sie tritt auf, wenn die Schilddrüse nicht genügend Hormone produzieren kann, um den Körper wie üblich in Gang zu halten. Es ist nicht ungewöhnlich, dass bei Frauen in der Perimenopause und darüber hinaus eine Schilddrüsenunterfunktion auftritt.

Die meisten Fälle von Schilddrüsenunterfunktion sind auf eine Autoimmunerkrankung namens Hashimoto-Thyreoiditis zurückzuführen, bei der das Immunsystem die Schilddrüse angreift und eine Entzündung verursacht. Diese Erkrankung tritt bei Frauen achtmal häufiger auf als bei Männern und wird in der Regel im Alter zwischen dem 40. und 60. Lebensjahr diagnostiziert. Tatsächlich leiden 90 Prozent aller Menschen, bei denen eine Schilddrüsenunterfunktion diagnostiziert wird, an einer Hashimoto-Thyreoiditis.

Glücklicherweise ist diese Krankheit reversibel, ebenso wie eine nicht-autoimmune Hypothyreose. Deutliche Verbesserungen können erzielt werden, wenn die vermuteten Ursachen wie Nahrungsmittelunverträglichkeiten, Infektionen, Nährstoffmängel und Toxine identifiziert und behandelt werden.

Das andere Schilddrüsenproblem ist die Hyperthyreose, eine Überfunktion der Schilddrüse. In diesem Fall produziert die Schilddrüse zu viele Hormone. Diese Erkrankung wird als Morbus Basedow bezeichnet und ist weniger stark verbreitet; sie betrifft nur 2 bis 3 Prozent der Bevölkerung. Morbus Basedow ist ebenfalls eine Autoimmunerkrankung und zeichnet sich durch eine abnorme Vergrößerung der Schilddrüse (Kropf) und eine erhöhte Sekretion von Schilddrüsenhormonen aus. Nach der Diagnose und dem Beginn einer Therapie, einschließlich medikamentöser Behandlung und Diät, kann sich auch dieser Zustand bessern, stabilisieren oder sogar ausgeheilt werden.

Intervallfasten und die Schilddrüse

Schilddrüsenerkrankungen bringen eine Reihe von Problemen mit sich, wie Gewichtsprobleme, Hirnnebel und Müdigkeit. Die gute Nachricht ist, dass intermittierendes Fasten vielen Schilddrüsen-Patientinnen helfen kann, diese Beschwerden zu beheben. Es kann definitiv dazu beitragen, Gewicht zu verlieren. Durch die Senkung des Insulinspiegels und die Förderung der metabolischen Flexibilität werden Entzündungen reduziert. Dies ist wichtig, da insbesondere bei Hashimoto-Thyreoiditis und Morbus Basedow die Schilddrüse chronisch entzündet sein kann. Indem durch Intervallfasten die Gesundheit der Mitochondrien gefördert wird, wird auch der Gehirnnebel gelindert und die Müdigkeit bekämpft.

Häufig werde ich gefragt, ob Intervallfasten für Menschen, die an einer Schilddrüsenerkrankung leiden, geeignet ist. Ich bin der festen Überzeugung, dass dies eine sehr individuelle Frage ist, d. h. es hängt von der Person ab, die das Fasten in Betracht zieht.

Wie ich bereits erwähnt habe, ist Fasten ein hormoneller Stressor. Damit das Fasten bei Ihnen funktioniert, müssen viele Faktoren in Einklang gebracht werden. Ihre Schlafqualität muss ausgezeichnet sein. Sie müssen proaktiv mit Stress umgehen können. Ihre Medikamente sollten Ihre Symptome erfolgreich behandeln. Und Sie sollten eine nährstoffreiche, vollwertige Ernährung zu sich nehmen.

Dennoch raten einige Studien und Experten, mit dem Fasten vorsichtig zu sein. Eine Studie untersuchte die Schilddrüsenfunktion bei fettleibigen Menschen, die vier Tage lang fasteten. (Sie hatten zuvor keinerlei Schilddrüsenprobleme.) Durch das Fasten wurde ihre Schilddrüsenfunktion beeinträchtigt. Die Schilddrüsenfunktion normalisierte sich wieder, nachdem sie begonnen hatten, gemischte Kost zu sich zu nehmen, die Kohlenhydrate, Proteine und Fette enthielt.

Eine weitere Studie untersuchte das Fasten im Ramadan. Während des Fastenmonats verzichten Muslime vom Sonnenaufgang bis zum Sonnenuntergang sowohl aufs Essen als auch aufs Trinken, sie nehmen auch kein Wasser zu sich. Bei gesunden muslimischen Frauen führte das Ramadan-Fasten in den letzten Tagen des Ramadan zu einem Absinken der T4- und T3-Werte.

Der Grund für diese Nebenwirkungen ist höchstwahrscheinlich die Tatsache, dass man während des Fastens keine Kalorien zu sich nimmt und dadurch dem Körper signalisiert, dass „die Zeiten hart sind“. Die Schilddrüse antwortet auf diese Botschaft, indem sie den Stoffwechsel verlangsamt und Energie und Nährstoffe bewahrt. Wenn Sie also wegen einer Schilddrüsenerkrankung in Behandlung sind, sollten Sie vorsichtig sein und eng mit Ihrem Arzt zusammenarbeiten.

Doch um es klar zu sagen: Ich selbst habe eine Schilddrüsenunterfunktion, wie viele meiner Patientinnen und Klientinnen auch. Wir können erfolgreich fasten, solange wir andere gesunde Lebensstilmaßnahmen berücksichtigen.

Melatonin – das Schlafhormon

Ich möchte dieses Kapitel mit einer Erörterung des Hormons Melatonin abschließen, da es mit vielen der behandelten Hormone in Verbindung steht. Melatonin wird von der Zirbeldrüse ausgeschüttet, die sich in der Mitte des Gehirns im sogenannten suprachiasmatischen Nucleus (SCN) befindet. Es hat die Aufgabe, die innere Uhr zu stellen und zu regulieren, die den zirkadianen Rhythmus steuert. Die Melatoninproduktion steigt bei abendlicher Dunkelheit und fördert einen tiefen, gesunden Schlaf.

Bedeutung

Dieses Hormon beeinflusst den Körper in vielerlei Hinsicht – nicht nur als Unterstützung beim Schlafen und bei der Überwachung der inneren Uhr.

Melatonin

- *hat Einfluss auf die Ausschüttung Ihrer Sexualhormone,*
- *stärkt Ihr Immunsystem,*
- *wirkt als Antioxidans und hilft, Krankheiten vorzubeugen,*
- *verringert Cortisol und hilft, Ihre Stressreaktion zu regulieren,*
- *stimuliert die Produktion des Wachstumshormons,*
- *reguliert die Testosteronsynthese und*
- *verbessert die Stimmung.*

Ungleichgewicht

Wie alle Hormone wirkt auch Melatonin nicht isoliert. Es steht in Wechselwirkung mit anderen Hormonen, um Ihr inneres Milieu und Ihre allgemeine Gesundheit zu regulieren.

Melatonin hat zum Beispiel viele Gemeinsamkeiten mit Insulin. Die Bauchspeicheldrüse, die Insulin ausschüttet, reagiert sehr sensibel auf den Melatoninspiegel. Die Melatoninwerte steigen in den Nachtstunden an, wenn der Insulinspiegel am niedrigsten ist. Melatonin verlangsamt tatsächlich die Insulinproduktion im Schlaf. Das macht Sinn, wenn man sich die Rolle des Insulins vor Augen führt. Beim Schlafen ist der Energiebedarf niedrig. Da Sie im Schlaf keine Nahrung zu sich nehmen oder verdauen, benötigt Ihr Körper keine Spitzenwerte an Insulin, um den steigenden Blutzucker zu bewältigen. Und da Sie sich während des Schlafs in einer Fastenphase befinden, stabilisiert ein niedriger Insulinspiegel in der Nacht den Blutzuckerspiegel und verhindert eine Unterzuckerung, bis Sie am nächsten Tag wieder essen.

Wenn der Melatoninspiegel jedoch niedrig ist, wird die Insulinaktivität nachts nicht unterdrückt. Das bedeutet, dass die Bauchspeicheldrüse ihre nächtliche Pause von der Insulinproduktion nicht bekommt. Wenn der Insulinspiegel rund um die Uhr erhöht ist, kann die Insulinproduktion der Bauchspeicheldrüse ineffizient werden, oder die Körperzellen werden unempfindlich gegenüber zu viel Insulin. Dies kann zur Insulinresistenz führen.

Melatonin steht auch in einer Beziehung zu Östrogen. Östrogen wird für die Produktion von Serotonin benötigt, das wegen seiner positiven Wirkung auf die Stimmung als „Glückshormon" bekannt ist. In den Wechseljahren kommt es zu einem Rückgang von Östrogen, was zu einem niedrigen Serotoninspiegel führt. Erschwerend kommt hinzu, dass ein niedriger Serotoninspiegel zu niedrigen Melatoninwerten führt. Denn Serotonin ist an der Herstellung von Melatonin beteiligt.

Dieses verrückte Ungleichgewicht von Melatonin, Östrogen, Serotonin und Insulin bildet die perfekte Vorlage für Wechseljahrsbeschwerden wie Stimmungsschwankungen und Schlafstörungen. Glücklicherweise können sowohl der Serotonin- als auch der Melatoninspiegel durch Ernährungsumstellung und Nahrungsergänzungsmittel erhöht werden.

Melatonin wird auch durch Cortisol beeinflusst. Tatsächlich sind beide Agonisten und kämpfen um die Vorherrschaft im Körper. Normalerweise übernimmt Melatonin nachts die Kontrolle, verlangsamt die Produktion von Cortisol und fördert eine geeignete Erholung und Regeneration über Nacht. Am Morgen lässt das Melatonin nach, Cortisol und andere Nebennierenhormone übernehmen die Kontrolle, machen Sie wach und geben Ihnen Energie. Wenn Sie jedoch mit chronischem Stress zu kämpfen haben, wird dieser Zyklus nicht richtig gesteuert. Das Cortisol bleibt nachts hoch und die Melatoninproduktion ist unzureichend. Sie können nicht schlafen und fühlen sich ständig erschöpft.

Wenn Ihr Melatoninspiegel niedrig und Ihre Schlafqualität schlecht ist, wirkt sich dies auch direkt darauf aus, wie viel Wachstumshormon Ihr Körper produziert. Auch das ist nicht gut! Denken Sie daran, dass das Wachstumshormon ein Anti-Aging-Mittel ist. Es wird im Schlaf ausgeschüttet. Wenn Sie also nicht gut schlafen, kann sich der Alterungsprozess beschleunigen.

Ist man vor dem Schlafengehen dem blauen Licht von Computern, Handys oder Fernsehern ausgesetzt, kann dies die Melatoninausschüttung beeinträchtigen und stattdessen die Cortisolausschüttung erhöhen, was Sie wach hält. Darüber hinaus kann ein Mangel an Sonnenlicht, vor allem am Morgen, die adäquate Ausschüttung von Melatonin und Cortisol weiter beeinträchtigen. Schon fünf bis zehn Minuten Lichtexposition am Morgen können einen großen Einfluss auf Ihren Tag haben.

Intervallfasten und Melatonin

Ich hatte nie große Probleme mit meinem Schlaf, bis ich in meine Vierzigerjahre kam. Ab da verbrachte ich mehr Zeit wach im Bett, und es dauerte länger, bis ich einschlief. Und manchmal schlief ich nicht einmal die ganze Nacht durch. Jeder hat gelegentlich eine schlaflose Nacht, sei es wegen Sorgen, Ängsten, Aufregung oder Jetlag. Aber das ist etwas anderes als meine Situation – chronische Schlaflosigkeit und die Unfähigkeit, die Ruhe zu finden, die mein Körper braucht.

Dann begann ich, das Intervallfasten in mein Leben zu integrieren. Ich war erstaunt, was passierte. Mit der Zeit schlief ich die Nächte durch – ein Ergebnis des Ausgleichs von Melatonin, Insulin, Östrogen und Serotonin, nicht nur durch das Intervallfasten, sondern auch durch die Veränderungen in meiner Ernährung, meinem Sportprogramm und meinen Umgang mit Stress. Das alles zusammen bewirkt auf wunderbare Weise einen Ausgleich der Hormone, die an der Förderung der Schlafqualität beteiligt sind. Ich kann es kaum erwarten, Ihnen mehr darüber zu berichten, wenn wir zu Teil 2 kommen, in dem es um das Intervallfasten als Lebensstil geht.

Nun haben Sie einen gewissen Einblick in weitere erstaunliche Hormone gewinnen können und darin, wie Intervallfasten jedes einzelne Hormon beeinflusst. Wenn wir älter werden, geraten die Werte ziemlich ins Wanken. Während des Alterungsprozesses produzieren wir von einigen

Hormonen mehr und von anderen weniger. Aber mit dem Alter kommt auch ein wenig Weisheit, und wenn Sie lernen, Ihre Hormone durch Intervallfasten und andere Strategien ins Gleichgewicht zu bringen, können Sie Ihre Lebensqualität verbessern und vielleicht sogar länger leben.

Kapitel 5

INTERVALLFASTEN IN DEN VERSCHIEDENEN LEBENSABSCHNITTEN

Viele Fastenprogramme berücksichtigen nicht die Einzigartigkeit von uns Frauen. Unsere Einzigartigkeit ist auf vieles zurückzuführen, aber sie wird definitiv davon beeinflusst, wie sich unsere Hormonspiegel während eines großen Teils unseres Lebens von Tag zu Tag und von Stunde zu Stunde verändern. Sie haben Einfluss darauf, wie wir denken, wie wir kommunizieren und wie wir uns in der Welt zurechtfinden.

Darüber hinaus unterscheidet sich unser Körper auch in anderer Hinsicht erheblich von dem des Mannes – nämlich in unserer Fähigkeit, ein Kind zu empfangen und zu gebären, und in dem uns eigenen Übergang in die verschiedenen Lebensphasen.

Als Frau besteht die Wahrscheinlichkeit, dass sie fünf Jahre länger leben als ein Mann. Sie haben aber auch ein höheres Risiko für verschiedene gesundheitliche Probleme: Brustkrebs, Alkoholmissbrauch, Herz-Kreislauf-Krankheiten und Schlaganfall, Osteoporose, Arthrose, Depressionen und Angstzustände, Stress, sexuell übertragbare Krankheiten und Harnwegsinfektionen. Viele dieser Erkrankungen treten häufiger auf, nachdem die Menstruation aufgehört hat und sich im Laufe der Wechseljahre die Hormone verändern.

Das weibliche Gehirn ist kleiner als das männliche, aber dafür etwa vier Jahre jünger, zumindest was die Verbrennung von Energie angeht, wie Untersuchungen von Forschern der Washington University School of Medicine in St. Louis zeigen. Dies könnte eine Erklärung dafür sein, warum wir länger geistig fit bleiben.

Wir empfinden Konflikte intensiver, wir berichten über mehr Arbeitsstress, Anspannung und Frustration als Männer, und wir reagieren darauf oft mit härterer Arbeit. Wir sind empathischer, können nachempfinden, was andere fühlen, und sind sehr fürsorglich und beschützend gegenüber unseren Lieben. Wir sind ziemlich erstaunlich.

All diese Eigenschaften machen uns sensibler als Männer für Veränderungen in der Umwelt, der Ernährung und der Lebensweise sowie deren Reize. Und sie alle bestimmen, welche Ernährungsform, welcher Fastenplan, welches Sportprogramm, welche Nahrungsergänzungsmittel und vieles mehr am besten für unseren Körper geeignet sind. Es gibt keinen Einheitsplan für Frauen – deshalb zeige ich Ihnen, wie Sie einen Plan für das Intervallfasten aufstellen können, der in erster Linie darauf basiert, ob Sie sich im Menstruationszyklus, in der Perimenopause oder in den Wechseljahren (und darüber hinaus) befinden. Jede Phase erfordert einen eigenen Ansatz hinsichtlich des Fastens und der Ernährung.

Der infradiane Rhythmus und der Zyklus

Wenn Sie sich im Menstruationszyklus befinden, muss Ihr Körper Anpassungen vornehmen, da Ihr Hormonspiegel im Laufe des Monats schwankt. Ihr Stoffwechsel verändert sich ebenso wie der Cortisolspiegel, der Ihre Reaktion auf Stress beeinflussen kann. Sie haben ein anderes Schlafbedürfnis, fühlen sich vielleicht tagsüber müder und haben gelegentlich mit den Symptomen des prämenstruellen Syndroms (PMS) zu kämpfen.

All dies ist auf Ihren einzigartigen „infradianen Rhythmus“ zurückzuführen – auch bekannt als Ihre innere Menstruationsuhr. Ähnlich wie der zirkadiane Rhythmus, der sich über 24 Stunden erstreckt, verläuft unser infradianer Rhythmus über unseren 28-tägigen Menstruations-

zyklus. Jede Frau, die menstruiert, hat einen infradianen Rhythmus, der zur Regulierung ihres Zyklus beiträgt.
Im Laufe dieses 28-tägigen infradianen Rhythmus durchlaufen Sie drei verschiedene Phasen, die mit der Menstruation enden:

Phase 1: Follikelphase (Phase vor dem Eisprung)
Phase 2: Ovulationsphase (Eisprung)
Phase 3: Lutealphase (nach dem Eisprung, auch Gelbkörper- oder Sekretionsphase).

Während jeder Phase ändert Ihr Körper sein Energieniveau, seine Temperatur, seinen Stoffwechsel, seinen Blutzuckerspiegel, seinen Cortisolspiegel, seine Schlafqualität. Sie werden zum Beispiel feststellen, dass Sie in bestimmten Phasen Ihres Zyklus besser schlafen als in anderen oder dass Ihre Haut mehr strahlt.

Auch Ihr Stoffwechsel beschleunigt und verlangsamt sich vorhersehbar im Laufe des Monats. Deshalb müssen Sie Ihre Ernährung umstellen, Intervallfasten praktizieren und die Intensität Ihres Trainings jede Woche erhöhen. All diese Maßnahmen optimieren Ihren Stoffwechsel.

Sie brauchen mehr Schlaf als Männer, denn als Frau haben Sie ein komplexeres Gehirn, das mehr Zeit braucht, sich zu erholen und sich kognitiv auf den nächsten Tag einzustellen.

Wenn Sie sich noch im Zyklus befinden, ist es wichtig, Ihren infradianen Rhythmus zu unterstützen, damit Sie sich optimal fühlen und beste Leistung erbringen können, auch wenn Ihre Hormone verrücktspielen. Diese Unterstützung kann durch Intervallfasten, Ernährung, Bewegung und andere Lebensstilfaktoren erfolgen.

Die Phasen des Menstruationszyklus

Vom Zeitpunkt Ihrer ersten Periode – etwa im Alter von zwölf Jahren – bis zur Menopause im Alter von 51 oder 52 Jahren können Sie mit drei bis sieben Blutungstagen pro Monat rechnen, die als Menstruation bezeichnet werden. Im Laufe der Jahre verkürzt sich die Blutungsdauer, und die Abstände zwischen den einzelnen Perioden werden länger. Vielleicht gehören Sie zu den vielen Frauen, die unter Menstruationsbeschwerden wie PMS leiden, einer Abkürzung für eine Reihe von Symptomen – Blähungen, schmerzhafte Krämpfe, Brustspannen, Kopfschmerzen, schlechte Laune, Reizbarkeit, Gewichtszunahme, Heißhunger und mehr.

Der Zyklus ist mehr als nur eine Periode. Er ist der Höhepunkt eines Hormonzyklus, der die Follikel-, die Ovulations- und die Lutealphase umfasst. Das Endergebnis ist die Menstruation, bei der Sie bluten, weil Ihre Gebärmutter ihre Schleimhaut abstößt. Sie tritt an den Tagen 1 bis 5 Ihres Zyklus auf. Im Folgenden werden die einzelnen Phasen näher betrachtet.

Follikelphase

Zu Beginn Ihres Zyklus bereitet sich Ihr Körper auf die Einnistung einer befruchteten Eizelle in die Gebärmutter vor. In dieser Phase ist der Östrogenspiegel niedrig, steigt aber stetig an, um den Eisprung (die Freisetzung einer Eizelle) und eine mögliche Schwangerschaft vorzubereiten.

Der steigende Östrogenspiegel erhöht den Spiegel des luteinisierenden Hormons (LH), das die Funktion der Eierstöcke steuert. Ein Rückgang des Östrogens löst die Ausschüttung des follikelstimulierenden Hormons (FSH) aus. Dieses Hormon regt Ihre Eierstöcke dazu an, mehrere kleine Säckchen, die sogenannten Follikel, zu bilden, in denen Östrogen produziert wird. Jeder Follikel enthält eine unreife Eizelle. Die gesündeste Eizelle reift heran, während der Rest der Follikel wieder vom Körper aufgenommen wird. Ab diesem Zeitpunkt beginnt Ihr Körper, zusätzliches Östrogen freizusetzen. Die Follikelphase umfasst normalerweise die Tage 6 bis 14 Ihres Zyklus. Sie endet, wenn Sie Ihren Eisprung haben.

Während der Follikelphase besteht ein empfindliches Gleichgewicht zwischen zu viel und zu wenig Östrogen – ein Ungleichgewicht kann sowohl gut als auch schlecht sein. Auswirkungen könnten sein:

- *langsamerer Stoffwechsel*
- *niedrigerer Cortisolspiegel*
- *höheres Energieniveau*
- *gute Laune*

Wenn der Östrogenspiegel höher und dominanter ist, ist der Blutzuckerspiegel während der Follikelphase tendenziell niedriger. Ihre Zellen sind in dieser Zeit also eher insulinsensitiv, da Östrogen Ihrem Körper hilft, Insulin im normalen Maß zu nutzen.

In den nächsten Kapiteln werde ich auf bestimmte Lebensmittel eingehen, die Sie während Ihres Essensfensters zu sich nehmen sollten, und darauf, wie Sie sich sportlich betätigen können. Doch hier möchte ich erläutern, wie Sie sich im Einklang mit Ihrem Zyklus ernähren und Sport treiben können.

So ernähren Sie sich richtig während der Follikelphase:

- *Essen Sie Lebensmittel mit hohem Zinkgehalt, insbesondere Meeresfrüchte; vor allem Austern sind sehr geeignet. Zink hat viele Funktionen im Körper, doch in erster Linie unterstützt und belebt es das Immunsystem. Außerdem ist Zink ein antioxidativer Mineralstoff, der sogenannte freie Radikale abwehrt, die im Körper umherwandern, die Zellen angreifen und Alterungsprozesse fördern.*
- *Bevorzugen Sie phytoöstrogenhaltige Lebensmittel, die einen gesunden Östrogenspiegel im Körper unterstützen. Dazu gehören zum Beispiel Kichererbsen, Erdnüsse, Leinsamen, Trauben, Beeren, Pflaumen, grüner und schwarzer Tee.*
- *Essen Sie fermentierte Lebensmittel wie Kimchi und hochwertiges fermentiertes Gemüse wie Kohl, Karotten, Blumenkohl, Knoblauch, Gurken oder auch zuckerarmen Kombucha (5 Gramm Zucker oder weniger pro Portion). Diese Lebensmittel können zum Aufbau eines vielfältigen Mikrobioms beitragen.*
- *Achten Sie auf die ausreichende Zufuhr von Omega-3-Fettsäuren, vor allem aus fettem Fisch. Neben vielen anderen Vorteilen bekämpfen diese*

Fette Entzündungen im Körper und schaffen einen Ausgleich zu den entzündungsfördernden Omega-6-Fettsäuren, die in der Ernährung der meisten Erwachsenen in der westlichen Welt so weit verbreitet sind.

- *Genießen Sie leichtere Mahlzeiten mit nicht-stärkehaltigem Gemüse wie Salat, Brokkoli, Blumenkohl, Rosenkohl, grünem Blattgemüse etc. und nicht-modifizierte Stärke wie in Süßkartoffeln, Winterkürbis oder Hülsenfrüchten. Ich kann gar nicht genug über die Bedeutung von Gemüse sagen. Es enthält Nährstoffe, die die Gesundheit fördern, Krankheiten vorbeugen und den Alterungsprozess aufhalten.*

Was die körperliche Aktivität betrifft, so sollten Sie sich auf Folgendes konzentrieren:

- *Herz-Kreislauf-Training und hochintensives Intervalltraining (HIIT)*
- *Wandern, Laufen oder Joggen*
- *Krafttraining mit schwereren Gewichten*
- *Cross-Training*

Ovulationsphase

Diese Phase beginnt, wenn der Eierstock eine reife Eizelle für eine mögliche Schwangerschaft freisetzt. Der Eisprung findet an den Tagen 15 bis 17 des Zyklus statt und ist durch Spitzenwerte bei Östrogen, Progesteron und Testosteron gekennzeichnet.

Während des Eisprungs verlässt die Eizelle den Eierstock, wandert den Eileiter hinunter und macht sich auf den Weg in die Gebärmutter. Während dieser Reise können Spermien die Eizelle jederzeit befruchten. Die Eizelle kann etwa 24 Stunden lang überleben, bis sie befruchtet werden muss.

Während der Ovulationsphase können Sie Folgendes erwarten:

- *Einen stärkeren Sexualtrieb*
- *Mehr Selbstvertrauen*
- *Ein höheres Energieniveau*

So ernähren Sie sich richtig während der Ovulationsphase:

- *Bevorzugen Sie Lebensmittel, die reich an Vitamin C sind (Obst, Brokkoli und Blattgemüse). Vitamin C hilft Ihnen, mit körperlichem und emotionalem Stress umzugehen, was wiederum den Spiegel der Stresshormone senkt. Vitamin C verhindert auch, dass die Haut erschlafft, indem es das Kollagen stärkt. Kollagen ist eines der Strukturproteine im Körper, das Haut, Weichteile und Gelenke stützt.*
- *Nehmen Sie Lebensmittel mit einem hohen Gehalt an B-Vitaminen zu sich (tierische Proteine aus biologischer Weidewirtschaft sowie glutenfreie Vollkornprodukte). Die B-Vitamine spielen eine wichtige Rolle bei der Energieproduktion und tragen zur Beruhigung und Erhaltung eines gesunden Nervensystems bei.*
- *Essen Sie Obst und Gemüse einschließlich frischer Kräuter und Gewürze, die reich an natürlichen pflanzlichen Inhaltsstoffen sind. Diese helfen, Krankheiten vorzubeugen und haben einen positiven Einfluss auf den Hormonhaushalt.*
- *Füllen Sie Ihren Teller mit Gemüse aus der Familie der Kreuzblütler (Brokkoli, Kohl, Blumenkohl, Rosenkohl usw.). Sie enthalten natürliche Substanzen, die den Abbau von schädlichen und überschüssigen Östrogenen aus dem Körper beschleunigen.*
- *Verwenden Sie gesunde Fette (u. a. Olivenöl, Kokosöl, Avocados, Nüsse und Samen). Der Eisprung ist eine energieintensive Phase, daher brauchen wir diese Fette genauso wie Omega-3-Fettsäuren während der Schwangerschaft und des Stillens, für den Energiehaushalt, die Hormonproduktion und die Gehirngesundheit.*
- *Legen Sie bei den Mahlzeiten Wert auf hochwertiges Eiweiß von Bio-Fleisch aus Weidehaltung. Ausreichend Eiweiß sorgt dafür, dass Ihr Körper Muskeln, Bindegewebe, Haut und Organe aufbauen, regenerieren und erhalten kann. Außerdem ist es wichtig für das Sättigungsgefühl.*
- *Nehmen Sie Lebensmittel zu sich, die Ihre Lebergesundheit unterstützen. Für eine gute Entgiftung liebt Ihre Leber Knoblauch, Rote Bete, Früchte wie Trauben, Pflaumen und Grapefruit, fermentierte*

Lebensmittel, Kreuzblütler, Löwenzahnblätter, Spargel, Artischocken und grünen Tee.

Was die körperliche Betätigung betrifft, so sollten Sie sich auf Aktivitäten konzentrieren, die Ihr höheres Energielevel unterstützen:

- *Sprinten und hochintensives Intervalltraining (HIIT)*
- *Laufen oder Joggen*
- *Spinning*
- *Zirkeltraining*

Lutealphase

Die Lutealphase wird durch einen plötzlichen Abfall von Östrogen, FSH und LH ausgelöst und umfasst die Tage 18 bis 28 des Zyklus. Der Follikel verwandelt sich in eine Zellmasse, den sogenannten Gelbkörper (Corpus luteum). Dieser sondert große Mengen an Progesteron ab, ein Hormon, das dafür sorgt, dass sich die Gebärmutterschleimhaut zu einem weichen, nahrhaften Bett verdickt, in dem sich eine befruchtete Eizelle einnisten und zu einem Embryo entwickeln kann.

Wenn die Eizelle nicht befruchtet ist, bildet sich der Gelbkörper wieder zurück. Sowohl der Östrogen- als auch der Progesteronspiegel fallen abrupt ab. Auch die Eizelle stirbt ab, und die Gebärmutterschleimhaut löst sich in Form von Menstruationsblutungen ab. Dieses Endergebnis wird als Menstruation bezeichnet – ein bis fünf Tage Ihres Zyklus, die sogenannte Periode.

Wenn Östrogen und Progesteron in dieser Phase aus dem Gleichgewicht geraten, können PMS-Symptome auftreten.

Rechnen Sie während der Lutealphase mit folgenden Symptomen:

- *Sie fühlen sich hungriger, da Ihre Energiezufuhr zunimmt.*
- *Sie haben mehr Heißhunger.*
- *Ihr Energieniveau wird niedriger sein.*
- *Und sie werden launisch sein.*

Ihr Blutzuckerspiegel steigt während der Lutealphase an. Dieser Anstieg kann die Insulinsensitivität verringern, was bedeutet, dass Insulin die Glukose nur schlecht zur Energiegewinnung in die Zellen transportieren kann; dies führt zu einem höheren Blutzuckerspiegel. Während der Lutealphase sind Sie daher anfälliger für eine Insulinresistenz.

So ernähren Sie sich richtig während der Lutealphase und vermeiden PMS:

- *Da Ihr Körper während der Lutealphase eine höhere Insulinresistenz aufweist, sollten Sie kohlenhydratreiche oder zuckerhaltige Lebensmittel meiden und für eine optimale Stoffwechselgesundheit kohlenhydratarme Lebensmittel wie grünes Blattgemüse, Kreuzblütler-Gemüse und Salat bevorzugen. Halten Sie sich außerdem von Alkohol, zusätzlichem Zucker, Milchprodukten und verarbeiteten Lebensmitteln fern (die Insulinresistenz und Heißhunger auf Zucker fördern).*
- *Achten Sie darauf, dass Sie ausreichend Mineralstoffe zuführen: magnesiumreiche Lebensmittel (dunkle Schokolade, Nüsse, Samen und Spinat) und selenreiche Lebensmittel (Paranüsse). Nehmen Sie jedoch nicht übermäßig Natrium (Salz) zu sich, um Blähungen zu vermeiden.*
- *Verzehren Sie Omega-3-Fettsäuren aus fettem Fisch und anderen gesunden Fetten.*
- *Bevorzugen Sie Lebensmittel mit einem hohen Anteil an B-Vitaminen.*
- *Unterstützen Sie Ihre Verdauung mit ballaststoffreichem Gemüse wie dunklem Blattgemüse und unverarbeiteter glutenfreier Stärke.*

In dieser Phase ist Ihre Ausdauer möglicherweise gering, daher sollten Sie sich auf folgende Aktivitäten konzentrieren:

- *Leichte bis moderate Bewegung*
- *Krafttraining*
- *Pilates*
- *Yoga*
- *Ausdauertraining mit geringer Intensität (zum Beispiel Walken)*

Menstruation

Dies ist die Phase, in der sich die Gebärmutterschleimhaut ablöst und es zu Blutungen kommt. Sowohl die Östrogen- als auch Progesteronwerte sind niedrig; in gleicher Weise können auch Ihr Energielevel und Ihre Stimmung beeinträchtigt sein.

So ernähren Sie sich richtig während der Menstruationsphase:

- *Bevorzugen Sie Lebensmittel, die reich an B-Vitaminen sind.*
- *Essen Sie vermehrt magnesiumhaltige Lebensmittel (dunkle Schokolade, Nüsse, Samen und Spinat).*
- *Nehmen Sie Omega-3-Fettsäuren aus fettem Fisch zu sich.*
- *Essen Sie buntes Obst und Gemüse. Diese Lebensmittel enthalten viele sekundäre Pflanzenstoffe und Antioxidantien, d. h. Nährstoffe, die den Körper vor Schäden durch freie Radikale schützen. Bunte pflanzliche Lebensmittel sind reich an schmerzlindernden und entzündungshemmend wirkenden Farbstoffen (Anthocyane), und da jede Gemüsefarbe einen anderen Farbstoff liefert, gilt: Je vielfältiger Ihre Nahrung ist, desto mehr gesundheitliche Vorteile haben Sie.*
- *Ergänzen Sie Ihre Mahlzeiten mit Rüben und Heilpilzen. Rüben sind gut für den Kreislauf, sie unterstützen das Energieniveau, indem sie den Körper mit Sauerstoff versorgen und die Nährstoffe über das Blut zu den Geweben und Organen transportieren. Außerdem schützen sie die Gallenblase und helfen ihr, Fette aufzuspalten und zu emulgieren. Pilze wie zum Beispiel Shiitake verdienen mehr ernährungsphysiologische Beachtung, als sie bisher erhalten haben. Denn sie sind sehr starke Entzündungshemmer.*
- *Trinken Sie Knochenbrühe und Kräutertees. Knochenbrühe liefert Mineralien und Kollagen, ein wichtiges Protein für gesunde Haut und Gelenke. Bestimmte Kräutertees helfen, PMS-Symptome zu lindern, wie zum Beispiel Tee aus Mönchspfeffer, Löwenzahn, roten Himbeerblättern und Kamille, um nur einige zu nennen.*
- *Nehmen Sie unverarbeitete glutenfreie Stärke in Form von braunem Reis, Süßkartoffeln und Hülsenfrüchten zu sich.*
- *Achten Sie bei den Mahlzeiten auf hochwertiges Eiweiß aus Bio-Weidehaltung.*

- *Verzichten Sie auf Alkohol, Koffein, übermäßig viel Salz sowie fettige und fettreiche Lebensmittel.*

Was die körperliche Aktivität betrifft, so sollten Sie sich auf sanfte Aktivitäten konzentrieren, die von Ruhepausen unterbrochen werden und Ihren niedrigen Energielevel unterstützen:

- *Leichte und wenig Bewegung*
- *Erholsames Yoga*
- *Dehnungsübungen*
- *Meditation*
- *Eintauchen in die Natur*

Intervallfasten in der Zyklusphase

Wenn Sie sich im Zyklus befinden, fragen Sie sich vielleicht, wie Sie Ihren Menstruationszyklus auf natürliche Weise unterstützen und optimieren können. Vielleicht sind Sie neugierig zu erfahren, ob Fasten überhaupt gesund für Sie ist. Vielleicht möchten Sie auch wissen, wie Sie auf natürliche Weise PMS-Symptome und andere Symptome im Zusammenhang mit Ihrem Menstruationszyklus lindern können.

Die meisten Frauen, mit denen ich arbeite, stellen sich die gleichen Fragen. Die Antwort lautet: Ja. Sie können Intervallfasten praktizieren, solange Sie auf die Hormonschwankungen achten, die in Ihrem 28-tägigen Zyklus auftreten, und sich auf die besten Lebensmittel konzentrieren, die Ihren Menstruationszyklus optimal unterstützen können.

Hier sind die wichtigsten Leitlinien:

1. *Wenn Sie 35 Jahre oder jünger sind, sollten Sie einen flexiblen Fastenplan wählen, zum Beispiel jeden zweiten Tag oder einige Tage in der Woche, um nicht zu riskieren, dass Ihr Menstruationszyklus*

durcheinandergerät. Dieser Ansatz unterscheidet sich von einem regelmäßigeren Fastenplan, der von über vierzigjährigen Frauen, die sich der Perimenopause und der Menopause nähern, eingehalten werden kann.

2. *Ich rate Frauen, nicht zu fasten, wenn sie eine Schwangerschaft planen. Frauen müssen gut mit Energie und Nährstoffen versorgt sein, die aus der Nahrung stammen und als Fett gespeichert werden, um eine gesunde Schwangerschaft zu ermöglichen. Wenn der weibliche Körper nicht genügend hochwertige Nahrung erhält und anderen Stressfaktoren wie Schlafmangel ausgesetzt ist, können Fortpflanzung und Fruchtbarkeit möglicherweise beeinträchtigt werden. Die Periode kann auch vorübergehend ausbleiben, was als Amenorrhö bezeichnet wird.*
3. *Fürs Intervallfasten eignen sich am besten die ersten drei Wochen Ihres Zyklus, wenn Sie einen 28-tägigen Zyklus haben. In dieser Zeit sind Ihre Hormone stabiler, und es ist eine gute Zeit, Insulin zu senken, Entzündungen zu verringern und die Autophagie zu aktivieren. Das Fasten in den fünf bis sieben Tagen vor dem Menstruationszyklus kann jedoch unbemerkt zu einem Mangel an Nährstoffen und Hormonen führen, die in der Lutealphase benötigt werden.*
4. *Fasten ist unter bestimmten Umständen von Vorteil. Frauen mit PCOS beispielsweise würden wahrscheinlich von einer Fastenstrategie profitieren, insbesondere wenn sie Gewicht verlieren wollen. Ein 12- bis 16-stündiger Fastenplan, der von der jeweiligen Person abhängt, kann helfen, den Hormonhaushalt einschließlich Insulin auszugleichen und die Gewichtsabnahme zu unterstützen. Sie müssen hier jedoch vorsichtig sein und müssen aufhören, wenn Sie schwanger werden möchten.*
5. *Achten Sie auf Ihr Stressniveau. Wenn Sie unter großem Stress stehen, sollten Sie das Fasten verschieben, bis Sie Ihre Situation besser im Griff haben. Denken Sie daran, dass beim Fasten der Cortisolspiegel ansteigt, was zu einem Ungleichgewicht von Östrogen und Progesteron führen kann. Es kann Ihre Periode ausbleiben. Das ist dann ein Zeichen dafür, dass Ihr Körper beim Fasten zu sehr belastet ist! Um Stress proaktiv zu bewältigen, lesen Sie meine Empfehlungen auf den Seiten 182 – 147.*

6. *Nehmen Sie während Ihres Essensfensters – und auch zu Zeiten, in denen Sie keinen Fastenplan verfolgen – ausreichend Nährstoffe zu sich. Die Kalorienbeschränkung steht nicht im Vordergrund.*

Wenn Intervallfasten zu einem Nährstoffmangel führt oder eine anhaltende Unterzuckerung (Hypoglykämie) auslöst, wirkt sich dies wahrscheinlich auf die Hypothalamus-Hypophysen-Nebennierenrinden-Achse aus und stört die Bildung der Fortpflanzungshormone. Wenn Sie Ihren Blutzucker nicht richtig regulieren können, ist das ein Zeichen dafür, dass Fasten nicht die richtige Strategie für Sie ist. Bei vielen meiner Patientinnen und Klientinnen achte ich zunächst darauf, dass jede Mahlzeit aus Eiweiß und gesunden Fetten besteht. Sobald der Blutzucker besser stabilisiert ist, kann mit dem intermittierenden Fasten begonnen werden.

Orientieren Sie sich an den Mahlzeitenplänen auf den Seiten 264 – 273. Diese machen es Ihnen leicht, sicher zu fasten – und das mit positiven und ausgleichenden Auswirkungen auf den Hormonhaushalt.

Perimenopause

Die Perimenopause ist eine einzigartige Zeit in unserem Leben, in der unsere Sexualhormone hin- und herschwanken. Dieser Zeitraum wurde in der medizinischen Forschung bisher kaum beachtet, obwohl es sich um eine Zeit tiefgreifender hormoneller und physiologischer Veränderungen handelt. Unser Körper gibt nicht mehr jeden Monat während des Eisprungs eine Eizelle frei, und unsere Zyklen werden aufgrund eines Rückgangs des Progesterons unregelmäßiger. Andere Hormone nehmen zu und ab. Der Cortisolspiegel steigt tendenziell an, was unsere Stressreaktion verschärft und andere Hormone stört. Wir sind auch anfälliger für eine Insulinresistenz. Es wird weniger Melatonin ausgeschüttet, sodass ein erholsamer Schlaf schwierig ist.

Ein Hormon, das in der Perimenopause besonders stark beeinflusst wird, ist Östrogen. Zum einen steigt der Östrogenspiegel, insbesondere der Östradiolspiegel, zu Beginn der Perimenopause tendenziell an – eine direkte Reaktion auf den verringerten Progesteronspiegel im Blut. In dieser Lebensphase verhält es sich zwischen Östrogen und Progesteron wie bei einer Wippe: Wenn das eine Hormon ansteigt, nimmt das andere ab.

Eine statistische Auswertung von Studien ergab, dass der Östradiolspiegel während der Follikelphase bei perimenopausalen Frauen um 30 Prozent höher war als bei Frauen, die sich im Zyklus befanden. Doch gegen Ende der Perimenopause beginnt der Östradiolspiegel zu sinken.

Das Hauptmerkmal der Perimenopause ist die zunehmende Variabilität in der Länge des Menstruationszyklus, der Häufigkeit des Eisprungs und des Spiegels der Fortpflanzungshormone. Es ist nicht viel darüber bekannt, warum diese Schwankungen auftreten. Einiges deutet jedoch darauf hin, dass der schwindende Follikelpool selbst dafür verantwortlich ist. Eine andere Hypothese besagt, dass der Hypothalamus seine Fähigkeit verliert, den Menstruationszyklus zu regulieren.

Für manche Frauen sind die Symptome der Perimenopause vielleicht schlimmer als die der Menopause. Aber das muss nicht so sein! Intermittierendes Fasten kann definitiv helfen.

Zu den häufig auftretenden Symptomen in der Perimenopause gehören unregelmäßige Menstruations- und Ovulationszyklen, Hitzewallungen, nächtliche Schweißausbrüche und Schlafprobleme, Stimmungsschwankungen, Vaginal- und Blasenprobleme, Veränderungen der Libido, Knochenschwund und Veränderungen der Faktoren, die das Herz-Kreislauf-System beeinflussen.

Unregelmäßige Menstruations- und Ovulationszyklen

Wenn Sie etwas älter werden, altern auch Ihre Eierstöcke. Wir werden mit einer begrenzten Anzahl von Eizellen geboren, im Gegensatz zu Männern, die alle drei Tage neue Spermien produzieren und wieder auffüllen. Das Altern führt zu einer unregelmäßigen Freisetzung von Eiern während des Eisprungs. Diese Störung hat einen Rückgang des Progesteronspiegels zur Folge und beeinträchtigt die Regelmäßigkeit Ihres Zyklus.

Ihre Blutungen sind möglicherweise stark, und ein Grund dafür ist die Östrogendominanz. Starke Blutungen können unter anderem zu Anämie, Schwindel und einer Verschlimmerung des PMS führen. Da der Eisprung immer unvorhersehbarer wird, sind die Abstände zwischen den Blutungen mal länger oder kürzer, die Blutung kann sogar weniger stark sein, und manche Perioden können ausbleiben.

Hitzewallungen, nächtliche Schweißausbrüche, Schlafprobleme

Hitzewallungen und nächtliche Schweißausbrüche treten häufig in der Perimenopause auf, da sich der Hypothalamus im Allgemeinen nicht an den sinkenden Östrogenspiegel gewöhnt hat. Die Intensität, Dauer und Häufigkeit der Hitzewallungen und nächtlichen Schweißausbrüche variieren. Sie können durch einen niedrigen Östradiolspiegel, Blutzuckerschwankungen, Nahrungsmittelunverträglichkeiten und Darmprobleme verursacht werden. Unter nächtlichen Schweißausbrüchen und Hitzewallungen leiden bis zu 60 Prozent aller Frauen in der Perimenopause.

Vor allem stören diese Beschwerden den Schlaf. Aber auch wenn Sie keine Hitzewallungen haben, kann die Perimenopause eine Zeit der schlaflosen Nächte sein. Ein Grund dafür sind Schwankungen bei der Sekretion von Melatonin, das den Schlaf fördert. Auf den Seiten 178 – 181 gebe ich einen Leitfaden zur Unterstützung einer angemessenen Melatoninproduktion in der Nacht.

Stimmungsschwankungen

Wenn Sie sich in der Perimenopause befinden und Ihre Stimmungsschwankungen intensiver sind, geht es nicht nur Ihnen so. Aus einer Vielzahl von Gründen fühlen sich Frauen in dieser Lebensphase reizbarer, ängstlicher und deprimierter als in jüngeren Jahren. Die Ursachen sind größtenteils hormonell bedingt, aber auch Schlafmangel und Lebensbelastungen, wie berufliche Anforderungen, die Pflege älterer Eltern, gesundheitliche Veränderungen usw., können Ihre Stimmung verschlechtern. Wenn Sie sich Sorgen machen oder auch wenn Sie gerade eine schwere Zeit durchmachen, sollten Sie unbedingt professionelle Hilfe und Beratung in Anspruch nehmen. Was Sie empfinden, ist sehr real.

Vaginal- und Blasenprobleme

Wenn der Östrogenspiegel sinkt (in der Regel gegen Ende der Perimenopause), wird das Vaginalgewebe trocken und verliert an Gleitfähigkeit. Das macht den Geschlechtsverkehr möglicherweise schmerzhaft. Ein niedriger Östrogenspiegel kann die Anfälligkeit für Infektionen der Harnwege oder der Scheide erhöhen. Der Verlust der Spannkraft des Blasengewebes führt möglicherweise zu Harninkontinenz, die zwar nicht angenehm ist, aber behandelt werden kann und reversibel ist.

Veränderungen der Libido

In der Perimenopause verlieren Sie möglicherweise allmählich die Lust auf Sex und fühlen sich weniger erregt. Wenn Sie jedoch vor der Perimenopause eine erfüllende sexuelle Intimität hatten, ist Ihre Libido möglicherweise nicht beeinträchtigt.

Knochenschwund

Ihr Osteoporoserisiko – eine Krankheit, die brüchige Knochen verursacht – steigt nach der Perimenopause vor allem aufgrund des sinkenden Östrogenspiegels. Sie beginnen allmählich, schneller Knochenmasse zu verlieren, als Ihr Körper sie ersetzen kann. Ernährungs- und Lebensgewohnheiten tragen zur Vorbeugung von Osteoporose bei: Verzehr von kalziumreichen Lebensmitteln (Brokkoli, Kohlgemüse, fetter Fisch wie Lachs und Sardinen), Einschränkung des Alkoholkonsums, Verzicht auf das Rauchen, Krafttraining und ausreichende Versorgung mit Vitamin D.

Herz-Kreislauf-Faktoren

Östrogen ist wichtig für Ihr Herz-Kreislauf-System, weil es Ihre Arterien flexibel hält. In der Perimenopause steigt jedoch das Risiko, eine Herzerkrankung zu entwickeln. Ein Faktor ist der Östrogenabfall gegen Ende der Perimenopause und während der Menopause.

Intervallfasten verringert nachweislich die wesentlichen Risikofaktoren für Herzkrankheiten, darunter Insulinresistenz, Stoffwechselflexibilität, Entzündungen und Bluthochdruck. Außerdem regt es die Zellen an, Entzündungen zu bekämpfen, denn diese können zur Ablagerung von Plaques in den Arterien führen, was wiederum Herzinfarkte und Schlaganfälle verursachen kann. Menschen, die Fasten in ihren Lebensstil einbeziehen, haben laut einer 2019 in *Circulation* veröffentlichten Studie ein um 70 Prozent geringeres Risiko, eine Herzinsuffizienz zu erleiden, als Menschen, die nie gefastet haben.

Der Ablauf der Perimenopause

Zum Glück kommen diese Veränderungen nicht alle auf einmal! Und sie betreffen auch nicht alle Frauen. Die Perimenopause ist kein kontinuierlicher Prozess, wie man früher annahm. Man geht inzwischen von fünf verschiedenen Phasen aus, von denen jede ihre eigenen Symptome hat. In den ersten Phasen der Perimenopause nehmen Sie die subtilen Anzeichen möglicherweise gar nicht wahr. Mit dem Fortschreiten der einzelnen Phasen werden die Symptome jedoch immer deutlicher. Eines dieser Symptome ist die Gewichtszunahme, die durch das schwankende Östrogen in der frühen Phase der Perimenopause verursacht wird. Ihr Körper beginnt, nach zusätzlichem Östrogen zu suchen und findet es in Ihren Fettspeichern, die Östron produzieren. Das Ergebnis dieses Östrogen-„Ersatzes“ ist, dass Ihr Körper anfängt, mehr Fett einzulagern, vor allem im Bereich der Körpermitte.

Wenn Sie die Anzeichen kennen, können Sie damit beginnen, sich noch bewusster um Ihren Körper zu kümmern, indem Sie auch eine smarte Ernährung einhalten, ein cleveres Sportprogramm durchführen und damit viele dieser Symptome überwinden. Die folgende Tabelle führt Sie durch die einzelnen Phasen und listet die Symptome und die hormonellen Veränderungen auf, die im Laufe der Zeit auftreten.

Beachten Sie, dass die Perimenopause endet, wenn die Menstruation ein ganzes Jahr nicht aufgetreten ist. Das Durchschnittsalter der Frauen in der Perimenopause liegt bei 47,5 Jahren, obwohl natürlich keine Frau dem Durchschnitt entspricht. Wenn Sie Raucherin sind oder keine Kinder haben, kann die Perimenopause auch schon früher beginnen.

Die fünf Phasen der Perimenopause und ihre Symptome

	Phase A	**Phase B**	**Phase C**	**Phase D**	**Phase E**
Dauer	2 - 6 Monate	2 - 6 Monate	1 - 2 Jahre	1 - 2 Jahre	1 Jahr
Menstruationszyklen	regelmäßige ovulatorische Zyklen	regelmäßige Zyklen, aber eine verkürzte Lutealphase; es werden keine Eizellen freigesetzt	abwechselnd kurze und ausgelassene Zyklen	Menstruation ist selten. Der Eisprung findet in 50 Prozent der Fälle statt.	Menstruationszyklus bleibt aus
Blutung	ungewöhnlich stark	ungewöhnlich stark	unberechenbar	leichte, unvorhersehbare Blutung; Schmierblutungen wechseln sich ab mit starken Blutungen	keine

	Phase A	**Phase B**	**Phase C**	**Phase D**	**Phase E**
Dauer	2 - 6 Monate	2 - 6 Monate	1 - 2 Jahre	1 - 2 Jahre	1 Jahr
Symptome	Brustspannen, Stimmungsschwankungen, Wassereinlagerungen, PMS-Symptome, nächtliche Schweißausbrüche gegen Morgen, Gewichtszunahme, Migräne	PMS-Symptome nehmen zu, Menstruationskrämpfe	verstärkte nächtliche Schweißausbrüche, häufiger Hitzewallungen	Hitzewallungen und vermehrte nächtliche Schweißausbrüche; bei einigen Frauen können Krämpfe auftreten	Hitzewallungen und nächtliche Schweißausbrüche können weiterhin auftreten, andere Symptome der Perimenopause nehmen ab: kein PMS mehr, keine Krämpfe, weniger Brustspannen und Stimmungsschwankungen
Hormonelle Veränderungen	Östrogenwerte schwanken; FSH und LH sind noch normal; das Hormon Inhibin ist niedrig. Es ist an der Entwicklung der Fortpflanzungsorgane, Fruchtbarkeit und Schwangerschaft beteiligt.	FSH ist während der Follikelphase zeitweise erhöht, LH ist normal, und Östradiol ist hoch.	FSH ist immer noch erhöht, LH ist gelegentlich erhöht und Östradiol ist hoch, kann aber schwanken	niedrige Progesteronwerte; FSH und LH sind dauerhaft erhöht; Estradiol kann zeitweise hoch oder niedrig sein.	FSH und LH sind weiterhin erhöht; Estradiol kann abnehmen oder sich normalisieren

Quelle: https://academic.oup.com/edrv/article/19/4/397/2 530 801

Östrogendominanz in der Perimenopause

Der Östrogenspiegel in Ihrem Körper steigt und fällt während der Perimenopause ungleichmäßig. Zu Beginn der Perimenopause steigen die Östrogenwerte an. Dies fällt mit einem sinkenden Progesteronspiegel zusammen und kann eine Östrogendominanz hervorrufen.

Eine Östrogendominanz kann während des gesamten Lebens auftreten, ist aber in der Perimenopause besonders problematisch und ein Hauptgrund für viele Perimenopausensymptome.

Halten Sie diese Regeln ein, um die Östrogendominanz zu minimieren:

- *Reduzieren Sie die Belastung durch toxische Xenoöstrogene aus Körperpflegeprodukten, Plastikgefäßen, nicht biologischen Lebensmitteln und anderen Quellen.*
- *Essen Sie mehr Gemüse aus der Familie der Kreuzblütler. Dieses hat einen hohen Gehalt an einer natürlichen Verbindung namens I3C (Indol-3-Karbinol), das die Leber bei der Entgiftung von überschüssigem Östrogen unterstützt.*
- *Unterstützen Sie Ihre Lebergesundheit: Die Leber filtert Ihr Blut, damit es frei von überschüssigen Hormonen und Giftstoffen ist. Sie können Ihre Leber und deren Entgiftungsfunktion stärken, indem Sie entzündungshemmende Lebensmittel (siehe nächstes Kapitel) und die auf Seite 95 aufgeführten leberfördernden Lebensmittel zu sich nehmen.*
- *Vermeiden oder begrenzen Sie den Alkoholkonsum und halten Sie sich von Freizeitdrogen und illegalen Drogen fern. All diese Substanzen sind äußerst schädlich für Ihre Leber.*
- *Praktizieren Sie Intervallfasten, um Ihren Körper von überschüssigem Östrogen zu entgiften.*

Intervallfasten während der Perimenopause

Die Perimenopause und Intervallfasten können eine wunderbare Verbindung sein, wobei die Kunst jedoch darin besteht, das Fasten erfolgreich in einen Lebensstil zu integrieren, der mit einer guten Schlafqualität, einer effektiven Stressbewältigung, einer gesunden Ernährung und anderen Änderungen des Lebensstils in Einklang steht. Andernfalls wird das Intervallfasten nicht funktionieren, vor allem nicht in dieser Phase Ihres Lebens.

Wenn Sie immer wieder Ihre Periode haben, befolgen Sie die gleichen Richtlinien, die ich für Frauen aufgeführt habe, die sich noch im Zyklus befinden. Denken Sie daran, dass beim Intervallfasten die ersten 21 Tage Ihres Zyklus die beste Zeit zum Fasten sind, wenn Sie einen 28-tägigen Zyklus haben, und zwar aus den bereits genannten Gründen.

Achten Sie auf Ihren Stresspegel. Wenn Sie sehr gestresst sind, sollten Sie das Fasten verschieben, bis Sie Ihre Situation besser im Griff haben. Denken Sie daran, dass beim Fasten der Cortisolspiegel ansteigt, was den Progesteronspiegel senkt und den Östrogenspiegel erhöht. Wenn Sie sich jedoch in der Phase E der Perimenopause befinden und unter Stress fasten, kann stattdessen Östrogen abgebaut werden.

Zum Stressabbau siehe meine Vorschläge auf den Seiten 182 bis 186 und beachten Sie die speziellen Fasten- und Ernährungspläne auf den Seiten 264 bis 273.

Die Menopause und die Postmenopause

Die medizinische Definition der Menopause ist das vollständige Ausbleiben der Regelblutung während zwölf aufeinanderfolgender Monate. Das Durchschnittsalter liegt bei 51 Jahren.

Etwa 15 Prozent der Frauen, welche die Menopause erleben, sagen, dass sie sie ohne jegliche Beschwerden durchlaufen haben. Andere haben nicht so viel Glück, denn in den Wechseljahren kommt es zu weiteren hormonellen Umwälzungen. So tritt beispielsweise ein dramatischer Rückgang der Östrogen-, Progesteron- und Testosteronwerte auf, was zu weiteren Symptomen führt, darunter vielen, die Sie bereits in der Perimenopause erlebt haben, wie zum Beispiel:

- *Hitzewallungen und nächtliche Schweißausbrüche*
- *Blähgefühl und Völlegefühl – oft eine Folge der Dysbiose*

- *Anfälligkeit für Blasenentzündungen (die Ausdünnung der Vaginalwand wirkt sich auf die Blase aus)*
- *Gelenk- und Muskelschmerzen*
- *Osteoporose*
- *Trockenheit der Scheide und Schmerzen beim Geschlechtsverkehr*
- *Konzentration und nachlassendes Kurzzeitgedächtnis*
- *Kopfschmerzen und Migräne*
- *Leichte Depressionen und Stimmungsschwankungen*

Die Anforderungen an Ihre Ernährung als Frau in den Wechseljahren ändern sich mit dem Alter. Zum Beispiel während und nach der Menopause:

- *Erhöhen Sie die Zufuhr von Mineralien, den sogenannten Elektrolyten (dies ist für alle Altersgruppen geeignet!): Trinken Sie täglich 1,5 Liter Wasser, ergänzt durch Elektrolyte. Dies kann helfen, die Scheidentrockenheit zu lindern, die durch den Östrogenabfall und den Verlust von Bindegewebe wie Kollagen und Elastin verursacht wird. Eine ausreichende Flüssigkeitszufuhr lindert auch die Blähungen. Informationen über Elektrolyte finden Sie in Kapitel 7.*
- *Konzentrieren Sie sich auf hochwertige Proteine: Der Östrogenabfall in den Wechseljahren steht im Zusammenhang mit einer Abnahme der Muskelmasse (Sarkopenie) und der Knochendichte (Osteopenie). Deshalb sollten Frauen in den Wechseljahren Eiweiß zu sich nehmen, vor allem aus Bio-Weidemilch, um xenoöstrogene Toxine zu vermeiden.*
- *Legen Sie bei Ihrem Trainingsprogramm den Schwerpunkt auf Krafttraining. Das Heben von Gewichten oder jede Art von Widerstandstraining – mit Widerstandsbändern oder sogar mit dem eigenen Körpergewicht – beugt ebenfalls einer Sarkopenie und Osteopenie vor.*
- *Essen Sie weiterhin gesunde Fette wie Olivenöl, Kokosöl, Avocados, Nüsse und Samen, Nussbutter und andere: Die Fette aus diesen Lebensmitteln unterstützen das hormonelle Gleichgewicht. Omega-3-Fettsäuren aus Fisch können die Häufigkeit von Hitzewallungen und die Intensität von nächtlichen Schweißausbrüchen verringern und sind zudem eine hervor-*

ragende Quelle für entzündungshemmende Nährstoffe. Diese Fette sind sehr schmackhaft und man kann sich leicht daran überessen, also achten Sie auf Ihre Portionen, denn sie sind ein kalorienreiches Lebensmittel.

- *Mehr Kalzium: Ein sehr wichtiger Mineralstoff für Frauen in den Wechseljahren ist Kalzium. Ihr Kalziumbedarf steigt in den Wechseljahren, da der Östrogenverlust den Knochenabbau beschleunigen kann. Am besten nehmen Sie Kalzium mit der Nahrung auf, aber nicht in Form von Milchprodukten, da diese stark allergen und entzündungsfördernd sein können. Versuchen Sie, Kalzium aus milchfreien Quellen wie Sardinen, Grünkohl, Kohlgemüse, Kohlrabi, Rüben, braunem Senf, Spinat, Pak Choy, Mandeln, Chiasamen, Sesam und anderen kalziumreichen pflanzlichen Lebensmitteln zu sich zu nehmen.*
- *Achten Sie auf die Zufuhr von ausreichend Vitamin D: Dieses Vitamin sollte bereits Teil Ihrer täglichen Ernährung sein, aber gerade jetzt in den Wechseljahren ist es entscheidend für den Schutz Ihrer Knochen. Vitamin D wird durch die Sonne im Körper produziert, aber Sie können es auch über bestimmte Lebensmittel wie fetten Fisch und Pilze aufnehmen. Außerdem ist es wichtig, dieses Vitamin zu ergänzen. Es steht auf meiner A-Liste für Frauen in den Wechseljahren, weil die Forschung einen Zusammenhang zwischen diesem Vitamin und der Vorbeugung von Herzerkrankungen, Osteoporose, Diabetes mellitus, Krebs und Gewichtszunahme hergestellt hat. Sprechen Sie mit Ihrem Arzt oder Ihrer Ärztin über die für Sie richtige Menge.*
- *Essen Sie mehr Obst und Gemüse: Indem Sie möglichst viel davon essen, können Sie die Gewichtszunahme minimieren und gleichzeitig die Nähr- und Ballaststoffe erhalten, die Sie brauchen, um gesund zu bleiben. In einer einjährigen Interventionsstudie mit mehr als 17.000 Frauen in den Wechseljahren zeigte sich bei denjenigen, die mehr Gemüse, Obst und Ballaststoffe zu sich nahmen, eine 19-prozentige Verringerung der Hitzewallungen im Vergleich zur Kontrollgruppe. Gemüse aus der Familie der Kreuzblütler sind für Frauen in den Wechseljahren und nach der Menopause von größter Bedeutung. In einer anderen Studie verringerte der Verzehr von Brokkoli den Spiegel einer Östrogenart, die mit Brustkrebs in Verbindung gebracht wird, und erhöhte gleichzeitig die Werte einer Östrogenart, die vor Brustkrebs schützt.*

- *Alle Früchte sind reich an Antioxidantien und können Sie möglicherweise vor vielen Krankheiten bewahren: Insbesondere Beeren – Heidelbeeren, Himbeeren, Erdbeeren, Cranberrys – enthalten viele gesundheitsfördernde Substanzen. Sie alle sind eine gute Quelle für Vitamin C, das die Gehirnfunktion und die Stimmung verbessert. Cranberrys schützen vor Harnwegsinfektionen, die bei manchen Frauen ein Symptom der Menopause sind. Ich empfehle Frauen, Gemüse und Obst in einem Verhältnis von 3:1 zu verzehren, also nicht-stärkehaltiges Gemüse gegenüber Obst zu bevorzugen.*
- *Essen Sie glutenfreie Vollkornprodukte in kleinen Portionen, wenn Sie diese vertragen. Einige alte Vollkorngetreidearten wie Hirse, Amaranth, Teff, Buchweizen oder sogar Quinoa (das eigentlich ein Samen ist) oder brauner Reis liefern B-Vitamine, die helfen, die Energie zu steigern, Stress zu bewältigen und das Verdauungssystem auf höchstem Niveau zu halten. Manche Frauen vertragen überhaupt kein Getreide, ob glutenfrei oder nicht. Achten Sie also auf Anzeichen von Müdigkeit, übermäßigem Hunger, Heißhunger oder Verdauungsstörungen, nachdem Sie Getreide gegessen haben.*
- *Vermeiden Sie Alkohol, verarbeiteten Zucker, zu viel Koffein und scharf gewürzte Speisen, da diese Hitzewallungen auslösen, Harninkontinenz verschlimmern, Stimmungsschwankungen verstärken und zu Knochenschwund führen können.*

Intervallfasten in der Menopause und Postmenopause

Wenn Sie die Wechseljahre und die Perimenopause hinter sich haben, können Sie Intervallfasten (IF) mit wenigen Einschränkungen oder zeitlichen Beschränkungen durchführen. Viele Frauen praktizieren es täglich zur Gewichtsabnahme, zur Gewichtserhaltung oder wegen seiner gesundheitlichen Vorteile. Diese Lebensphase ist oft der ideale Zeitpunkt für Frauen, mit dem Intervallfasten zu beginnen. Man ist nicht mehr daran gebunden, jeden Monat den Menstruationszyklus zu beobachten und darauf zu warten, oder sich um Vorräte wie Tampons oder Binden und Termine zu kümmern. Sie können IF viel einfacher in Ihren Lebensstil integrieren.

Zum einen trägt Intervallfasten dazu bei, den Alterungsprozess zu verlangsamen, weil es Ihr gesamtes System regeneriert, angefangen bei

Ihren Zellen und Mitochondrien, was Sie sicher freuen wird. Zum anderen können damit Hitzewallungen und viele andere unangenehme Symptome reduziert werden.

Das Intervallfasten hat in dieser Phase Ihres Lebens viele Vorteile für Sie, zusammengefasst sind dies folgende:

- *Mehr Energie*
- *Gewichtsabnahme und -kontrolle, weniger Heißhunger*
- *Zunahme der schlanken Muskelmasse, unterstützt durch richtige Ernährung und Krafttraining*
- *Stärkere Immunität und weniger Entzündungen*
- *Schutz vor einigen Krankheiten durch verstärkte Zellerneuerung*
- *Verringerung von Stress*
- *Verbesserung der Insulinsensitivität bei übergewichtigen Frauen*
- *Weniger Depressionen und Angstzustände*
- *Bessere kognitive Funktionen*

Was gibt es da nicht zu mögen? Frauen jeden Alters können vom Intervallfasten profitieren. Es ist jedoch wichtig zu lernen, wie man es richtig und sicher durchführt, worauf ich später in diesem Buch noch näher eingehen werde.

Obwohl jede von uns das Leben ganz individuell erlebt, habe ich die Erfahrung gemacht, dass Frauen, die mit hormonellen Schwankungen am besten zurechtkommen, diejenigen sind, die weibliche Veränderungen als natürliche Entwicklung ihres Lebens betrachten, anstatt sie als Kampf anzusehen. Unabhängig davon, in welcher Lebensphase Sie sich befinden, ist jetzt der perfekte Zeitpunkt, um in den Spiegel zu schauen und sich selbst zu sagen: „Ich muss mich jetzt um mich selbst kümmern, damit ich die Lebensqualität habe, die ich mir wünsche.“

Teil 2

Intervallfasten als Lebensstil

Kapitel 6

WAS SOLL ICH ALSO ESSEN?

Zum Intervallfasten gehört zum einen der Verzicht auf Nahrung über einen bestimmten Zeitraum, aber zum anderen auch die Nahrungsaufnahme. Beim Intervallfasten legen Sie Ihre Mahlzeiten in ein Zeitfenster, das in der Regel acht Stunden umfasst, aber auch variieren kann (siehe Kapitel 8). Was Sie in diesem Zeitfenster essen, ist von großer Bedeutung. Sie sollten die bestmöglichen und gesündesten Lebensmittel auswählen, um Ihre Hormone zu unterstützen, Ihr Mikrobiom zu nähren, ein gesundes Gewicht zu halten, die Flexibilität des Stoffwechsels zu fördern und Entzündungen zu reduzieren.

Wenn meine Patientinnen und Klientinnen intermittierendes Fasten in Erwägung ziehen, wollen sie vor allem eines wissen: Was kann ich essen? Das ist auch eine der wichtigsten Fragen, denn alle Änderungen des Lebensstils beginnen mit der richtigen Ernährung. Die Wahl der Lebensmittel ist entscheidend für Ihre Gesundheit und Ihr Wohlbefinden und wird Ihnen helfen, mit meinem IF:45-Programm und darüber hinaus erfolgreich zu sein.

Also – zurück zur Preisfrage: Was können Sie essen? Die kurze Antwort lautet: *Makros*. Dieser Begriff ist die Abkürzung für Makronährstoffe und bezieht sich auf Proteine (Eiweiß), Kohlenhydrate und Fett, die alle Teil eines gesunden, nahrhaften Ernährungsplans sein sollten. (Mikronährstoffe hingegen beziehen sich auf Vitamine und Mineralstoffe.) Um das Gesamtbild zu begreifen, ist es ratsam, die einzelnen Makros aufzuschlüsseln und zu verstehen.

Protein

Protein (Eiweiß) ist die Grundlage für eine gute Gesundheit. Der Name leitet sich vom griechischen Wort *proteos* ab, was „primär“ oder „an erster Stelle“ bedeutet.

Dieser Makronährstoff ist in der Regel in tierischen Produkten enthalten, aber auch in anderen Quellen wie Nüssen und Hülsenfrüchten. Er besteht aus zwanzig Verbindungen, den sogenannten Aminosäuren, von denen neun essenziell sind, das heißt, unser Körper kann sie nicht selbst herstellen. Sie müssen mit der Nahrung aufgenommen werden.

Protein im Körper

- *sorgt für ein Sättigungsgefühl, sodass man sich nach dem Essen satt fühlt,*
- *fördert Wachstum und Erhalt,*
- *stimuliert biochemische Reaktionen, an denen Enzyme beteiligt sind – Proteine, die die Verdauung, Blutgerinnung, Energieproduktion und Muskelkontraktion regulieren,*
- *ist ein Baustein von Hormonen,*
- *bildet das Bindegewebe vieler Körperstrukturen,*
- *hält den richtigen pH-Wert des Körpers aufrecht (Alkalinität und Säuregrad),*
- *reguliert den Flüssigkeitshaushalt,*
- *stärkt die Gesundheit des Immunsystems,*
- *transportiert und speichert Nährstoffe und*
- *liefert Energie.*

Beim Intervallfasten, insbesondere von Frauen, ist die wichtigste Funktion von Eiweiß der Aufbau von Muskelmasse. Es ist von entscheidender Bedeutung, dass wir uns um unsere Muskeln kümmern, denn sie spielen eine wichtige Rolle bei der Glukoseverwertung, der Fettsäureverbrennung und dem Cholesterinspiegel. Wenn wir älter werden, neigen wir dazu, Muskeln abzubauen (Sarkopenie). Um dem Verlust von Muskelgewebe vorzubeugen oder ihn zu verlangsamen, ist die Zufuhr von

Eiweiß unerlässlich, damit der Körper die Aminosäuren zum Aufbau von Muskelgewebe nutzen, die vorhandenen Muskeln erhalten und der Sarkopenie entgegenwirken kann.

Ein verwirrender Punkt in Bezug auf Eiweiß ist die Frage, ob wir mit unserer Ernährung genug davon zu uns nehmen.

Die einfache und harte Wahrheit ist, dass die meisten Amerikaner, vor allem Frauen, nicht genug davon essen, um ein ideales Körpergewicht zu erreichen oder den Bedürfnissen ihres Muskelgewebes gerecht zu werden. Leider sind die meisten amerikanischen Standarddiäten eiweißarm und reich an Samenölen, verarbeiteten Getreidesorten und Zucker – definitiv nicht der richtige Weg, um eine gesunde Lebensweise oder Körperzusammensetzung zu unterstützen.

Frauen brauchen mehr Eiweiß. Meine Klientinnen sind schockiert, wenn ich ihnen sage, wie viel Eiweiß sie täglich zu sich nehmen sollten: die gleiche Menge an Gramm pro Tag wie Ihr ideales Körpergewicht (in Pfund). Wenn ein gesundes Gewicht für Ihre Größe und Statur 150 Pfund beträgt, dann sollten Sie täglich 150 Gramm Eiweiß zu sich nehmen. Bitte lassen Sie sich von dieser Zahl nicht überfordern. Es kann sein, dass Sie Ihre Ernährung etwas umstellen müssen, aber es ist nicht unmöglich.

Ich halte es für ratsam, dass Sie tierisches Eiweiß essen. Es hat das beste Aminosäureprofil und unterstützt am besten das Wachstum und die Regeneration von Muskeln, Hormonen, Enzymen und Antikörpern. Insbesondere rotes Fleisch hat einen schlechten Ruf. Wenn Sie sich jedoch für Fleisch aus Weidehaltung entscheiden, weist es ein gesünderes Omega-3-Fettsäureprofil auf und enthält größere Mengen an zwei wichtigen Antioxidantien, nämlich Beta-Carotin und Vitamin E. Außerdem enthält Fleisch aus Weidehaltung mehr B-Vitamine wie Riboflavin und Thiamin.

Gesättigte Fettsäuren und Herz-Kreislauf-Erkrankungen

Was ist mit den gesättigten Fettsäuren in rotem Fleisch und anderen Lebensmitteln? Erhöht es Ihr Risiko für Herz-Kreislauf-Erkrankungen, insbesondere wenn Sie vorbelastet sind? Es stimmt, dass in den Vereinigten Staaten Herz-Kreislauf-Erkrankungen die häufigste Todesursache bei

Frauen sind. Zu den Risikofaktoren gehören Diabetes mellitus, Übergewicht oder Fettleibigkeit, ungesunde Ernährung, Bewegungsmangel, übermäßiger Alkoholkonsum und Rauchen. Was den Zusammenhang zwischen dem Verzehr von gesättigten Fettsäuren und Herz-Kreislauf-Erkrankungen angeht, so ist dies eines der umstrittensten Themen in der gesamten Ernährungswissenschaft, und die neuesten Forschungsergebnisse sind größtenteils nicht eindeutig. In einer Untersuchung aus dem Jahr 2015 wurden 15 randomisierte, kontrollierte Studien mit über 95.000 Teilnehmern analysiert. Sie ergab durch Reduzierung der gesättigten Fettsäuren keine statistisch signifikanten Auswirkungen auf Herzinfarkte, Schlaganfälle oder Todesfälle jeglicher Art. Teilnehmer, die ihre Aufnahme von gesättigten Fettsäuren reduzierten, hatten ein ebenso hohes Risiko zu sterben oder einen Herzinfarkt oder Schlaganfall zu erleiden wie diejenigen, die mehr gesättigte Fettsäuren zu sich nahmen.

Die Auswirkung gesättigter Fette auf Ihre Herzgesundheit hängt auch von der Quelle dieses Fetts ab. Eine Ernährung mit einem hohen Anteil an gesättigten Fettsäuren in Form von Fast Food, frittierten Produkten, zuckerhaltigen Backwaren und verarbeitetem Fleisch wirkt sich wahrscheinlich anders auf die Gesundheit aus als eine Ernährung mit einem hohen Anteil an gesättigten Fettsäuren in Form von Fleisch aus Weidehaltung und von Kokosnüssen.

Mein Rat lautet immer „Mäßigung“. Wenn Sie möchten, genießen Sie ein- oder zweimal pro Woche mageres Fleisch aus Weidehaltung und sprechen Sie mit Ihrem Arzt oder Kardiologen über dieses Thema, wenn Sie Risikopatientin sind. Das IF:45-Programm wird Ihnen helfen, Probleme zu lösen, die Sie gefährden, wie Blutzuckerprobleme, Gewichtsprobleme und ungesunde Essgewohnheiten.

Achten Sie auf eine Vielfalt von tierischem Eiweiß aus Weidetierhaltung in Bio-Qualität. Wenn Sie sich Gedanken über die Kosten machen, kaufen Sie Lebensmittel, die Sie sich leisten können und die in Ihr Budget passen. Aldi, Lidl, Penny und andere Discounter haben oft tierisches Eiweiß in Bio-Qualität zu erschwinglichen Preisen. Bei mir zu Hause gibt es als Eiweißquelle häufig Rindfleisch, Bison, Hähnchen, Garnelen und Eier.

Für meine veganen und vegetarischen Freunde gibt es eine Vielzahl von Proteinen auf Pflanzenbasis, darunter Hülsenfrüchte, Quinoa, Nüsse und Samen. Die Qualität der pflanzlichen Proteine ist jedoch eine andere als die tierischen Ursprungs. Man kann zwar die Aminosäuren aus Pflanzen gewinnen, aber man müsste eine Menge pflanzlicher Lebensmittel essen, um die gleiche Menge an Eiweiß wie in einem Stück Rind- oder Hühnerfleisch zu erhalten. Man braucht zum Beispiel 1,8 kg gekochten braunen Reis, um die 40 Gramm Eiweiß in einem 140 g-Stück magerem Rindfleisch zu erhalten! Der Kalorien- und Kohlenhydratgehalt von braunem Reis ist enorm – 1.964 Kalorien und 367 Gramm Kohlenhydrate.

Hier sei auch Soja erwähnt. Es ist eine wichtige Proteinquelle in der pflanzlichen Ernährung. Aber bitte bedenken Sie, dass Sojapflanzen größtenteils gentechnisch verändert sind und dass eine langfristige Exposition gegenüber GVOs (gentechnisch veränderten Organismen) der Gesundheit schaden kann.

Einige Beispiele für Soja sind Tofu, Edamame und viele vegane Proteinpulver und -riegel. Wenn in Ihrer Familie östrogenbedingte Krebsarten wie Brustkrebs vorkommen, sollten Sie Soja jedoch meiden. Soja kann das Östrogen im Körper imitieren und möglicherweise zu einer Östrogendominanz beitragen. Ich empfehle generell, Soja ganz zu meiden, es sei denn, Sie entscheiden sich für fermentierte Varianten wie Natto oder Miso.

Was ist mit Eiweißpräparaten? Auch hier ist Vorsicht geboten. Ich habe einen Artikel gefunden, der von *Consumer Reports* veröffentlicht wurde und in dem es um bekannte Giftstoffe in verschiedenen Pulvern und Getränken geht. In dem Artikel und den Untersuchungen des Clean Label Project heißt es: „Produkte aus pflanzlichen Eiweißquellen wie Soja oder Hanf schneiden schlechter ab als solche aus Molke (Milch) oder Ei, da sie im Schnitt doppelt so viel Blei und messbar höhere Mengen anderer Schadstoffe enthalten."

Weiter heißt es in dem Artikel: „Wichtig ist auch, dass der Kauf eines Produkts mit einem 'Bio'-Etikett die Wahrscheinlichkeit, ein kontaminiertes Produkt zu erhalten, nicht verringert. Tatsächlich wiesen Bio-Protein-Nahrungsergänzungen im Durchschnitt höhere Schwermetallwerte auf als nicht-biologische." Wow! Diese Ergebnisse stehen eindeutig im Gegensatz zu dem, was die Hersteller uns glauben machen wollen.

Schließlich empfehle ich Ihnen, bei jeder Mahlzeit zuerst Eiweiß zu essen, dann ein gesundes Fett, gefolgt von Gemüse und/oder Kohlenhydraten. In dieser Reihenfolge zu essen, fördert das Sättigungsgefühl, sorgt für einen ausgeglichenen Blutzucker- und Insulinspiegel und nährt Ihr Gehirn.

Kohlenhydrate

Der Verzehr von Kohlenhydraten (Carbs) ist ein heißes Thema. Sollte man Carbs essen? Sollte man kohlenhydratarm essen? Wie wäre es mit gar keinen Carbs?

Tolle Fragen. Aber zunächst einmal: Was genau sind „Carbs"? Carbs ist eine aus dem Englischen übernommene Kurzform für Kohlenhydrate (engl. Carbohydrates). Kohlenhydrate in der Nahrung lassen sich in drei Hauptkategorien einteilen:

ZUCKER. Sie bestehen entweder aus Monosacchariden (Einfach-) oder Disacchariden (Zweifachzucker) und umfassen Glukose, Fruktose, Galaktose und Saccharose.

STÄRKEHALTIGE KOHLENHYDRATE. Sie bestehen aus einer Vielzahl von Zuckermolekülen, die bei der Verdauung schließlich in Glukose aufgespalten werden.

BALLASTSTOFFE. Ballaststoffe sind der unverdauliche Teil von Pflanzen, der die Glukose- und Fettaufnahme senken, die Gewichtsregulierung unterstützen und die gesunden Darmbakterien ernähren kann, um ein gesundes Mikrobiom zu fördern.

Kohlenhydrate werden manchmal als „einfach" im Gegensatz zu „komplex" oder als „vollwertig" im Gegensatz zu „verarbeitet" bezeichnet. Einfache Zucker finden sich in Haushaltszucker, Marmelade, Süßigkeiten, Sirup und verarbeiteten Lebensmitteln, während „komplexe Kohlenhydrate" einfach eine andere Bezeichnung für Stärke ist.

Eine sinnvollere Unterscheidung ist die zwischen vollwertigen und verarbeiteten Kohlenhydraten. Vollwertige Kohlenhydrate sind unverarbeitet und nicht raffiniert; sie enthalten die in der Nahrung natürlich vorkommenden Ballaststoffe. Raffinierte Kohlenhydrate wurden verarbeitet, wobei die natürlichen Ballaststoffe und andere Nährstoffe entfernt oder verändert wurden.

Beispiele für vollwertige Kohlenhydrate sind: nicht-stärkehaltiges Gemüse sowie stärkehaltige Kohlenhydrate wie Quinoa, Hülsenfrüchte, Winterkürbisse, Kartoffeln, Süßkartoffeln und Vollkornprodukte. Diese Kohlenhydrate sind reich an Nährstoffen wie Vitaminen und Mineralien, die der Körper benötigt, um optimal zu funktionieren. Außerdem enthalten sie viele Ballaststoffe. Ballaststoffe halten uns satt und tragen dazu bei, schädliches und überschüssiges Östrogen aus dem Körper zu entfernen, um das hormonelle Gleichgewicht zu verbessern.

Unter raffinierten Kohlenhydraten versteht man vor allem die oben genannten zuckerhaltigen Lebensmittel, aber auch Weißbrot und alle aus Weißmehl hergestellten Lebensmittel. Diese kalorienreichen und nährstoffarmen Lebensmittel führen zu einem unflexiblen Stoffwechsel, sie verstärken Entzündungen, lösen Heißhungerattacken aus, verändern unsere Darmbakterien negativ, erhöhen den Blutzuckerspiegel und verursachen weitere Probleme.

Die Qualität unserer Lebensmittel ist von entscheidender Bedeutung, insbesondere beim Intervallfasten. Sie sollten sicherstellen, dass Sie in Ihrem Essensfenster möglichst nährstoffreiche Lebensmittel zu sich nehmen, einschließlich Kohlenhydrate.

Wer sollte sich Low-Carb ernähren?

Es gibt wenige bis gar keine eindeutigen Definitionen, was „Low-Carb“ bedeutet. Wenn Sie sich zum Beispiel normalerweise nach der amerikanischen Standarddiät (SAD) ernähren, nehmen Sie vielleicht 300 Gramm Kohlenhydrate pro Tag zu sich. Wenn Ihre Kohlenhydratmenge also unter diesem Wert liegt, könnte Ihre persönliche Kohlenhydrataufnahme als Low-Carb gelten. „Low-Carb“ bedeutet für jeden etwas anderes, und aus diesem Grund meide ich generell strenge Definitionen von Low-Carb.

Hier gebe ich Ihnen jedoch drei Beispiele dafür, was oft unter die Kategorie Low-Carb fällt:

Ketogen – unter 30 Gramm pro Tag
Low-Carb – unter 50 Gramm pro Tag
Liberal – 150 Gramm pro Tag (wenn Sie sich auf dieser Stufe befinden, sollten Sie sich darauf konzentrieren, weniger Kohlenhydrate zu essen).

Unter bestimmten Bedingungen ergänzt ein Low-Carb-Ernährungsplan das Intervallfasten. Als Low-Carb-Diät bezeichne ich eine Diät, bei der Sie 50 Gramm Kohlenhydrate pro Tag oder weniger essen. Ziehen Sie eine kohlenhydratarme Ernährung in Betracht, wenn folgende Aspekte für Sie zutreffen:

SIE MÖCHTEN EINE ERHEBLICHE MENGE AN GEWICHT VERLIEREN. Ein Low-Carb-Programm hilft Ihrem Körper, seine Fettreserven zur Energiegewinnung zu verbrennen, anstatt gespeicherte Kohlenhydrate zu nutzen. Das Ergebnis ist eine Gewichtsabnahme. So wie das intermittierende Fasten Ihrem Körper hilft, in den Fettverbrennungsmodus überzugehen, fördert eine Low-Carb-Diät die metabolische Flexibilität und hilft Ihrem Körper, von der Verbrennung von Kohlenhydraten auf die Verbrennung von Fett umzuschalten.

SIE SIND INSULINRESISTENT. Eine kohlenhydratarme Ernährung in Kombination mit intermittierendem Fasten veranlasst Ihren Körper, den Insulinspiegel zu senken und so eine Insulinresistenz zu verhindern.

SIE SIND LEPTINRESISTENT. Wenn Sie zu viel essen, ist Ihr Leptinspiegel chronisch hoch, und Ihr Gehirn erkennt das Signal „Ich bin satt" nicht. Das ist die Leptinresistenz. Sie kann jedoch mit einer Low-Carb-Ernährung überwunden werden. Sie nehmen ab, Ihr Leptinspiegel sinkt, und Ihre Zellen sind nicht mehr resistent gegen Leptin.

SIE HABEN EINEN UNFLEXIBLEN STOFFWECHSEL. Eine kohlenhydratarme Ernährung regt den Körper an, Fett als Brennstoffquelle zu verbrennen, und kann helfen, diesen Zustand zu korrigieren.

Ein paar Vorsichtsmaßnahmen: Bei einigen Frauen beeinträchtigt eine kohlenhydratarme Ernährung über einen längeren Zeitraum hinweg möglicherweise die Schilddrüsenfunktion. Weibliche Hormone, insbesondere Östrogen und Progesteron, können entweder dazu beitragen, dass Kohlenhydrate effizient verarbeitet werden oder dass mehr Fett eingelagert wird. Weil wir alle unterschiedlich sind, ist es wichtig, ein wenig zu experimentieren, wie viele Kohlenhydrate man täglich essen kann.

Da eine kohlenhydratarme Diät extrem einschränkend sein kann, sollte sie am besten nur über einen kurzen Zeitraum (nicht länger als ein paar Wochen) oder periodisch (mit regelmäßigen Unterbrechungen) durchgeführt werden. Hier kommt Carb-Cycling ins Spiel.

Carb-Cycling

Das sogenannte Carb-Cycling ist ein fortschrittlicher Ernährungsansatz, den ich verwende. Dabei wechseln Sie täglich, wöchentlich oder monatlich eine höhere Kohlenhydratzufuhr mit einer niedrigeren Kohlenhydratzufuhr ab.

Carb-Cycling

- *reguliert Leptin und Ghrelin für eine bessere Appetitkontrolle,*
- *gleicht den Insulinspiegel besser aus und verbessert die Insulinsensitivität,*
- *fördert die metabolische Flexibilität,*
- *hilft bei der Umwandlung des inaktiven Schilddrüsenhormons T4 in die aktive Form T3 und unterstützt so Ihren Stoffwechsel,*
- *verbessert die Fettverbrennung,*
- *hilft Ihnen, Tiefs zu durchbrechen, in denen die Gewichtsabnahme ins Stocken geraten ist,*
- *füllt das Muskelglykogen wieder auf, das durch eine Low-Carb-Ernährung und Sport aufgebraucht werden kann,*

- *steigert Ihre körperliche und sportliche Leistungsfähigkeit,*
- *bietet Flexibilität bei der Lebensmittelauswahl und ermöglicht es Ihnen, Kohlenhydrate zu genießen und ihre Vorteile zu nutzen und*
- *schafft Abwechslung und erinnert den Körper daran, dass er nicht hungern muss (insbesondere an kohlenhydratreichen Tagen).*

An Tagen mit einem hohem Kohlenhydratanteil sollten bis zu 50 Prozent der Tagesration aus hochwertigen Kohlenhydraten bestehen, insbesondere an denjenigen Tagen, an denen Sie intensiv trainieren oder Gewichte heben. An meinen kohlenhydratreichen Tagen nehme ich mehr gesunde Kohlenhydrate und weniger Fette zu mir, aber meine Proteinzufuhr bleibt ungefähr gleich.

Ein Low-Carb-Tag wäre dagegen ein Tag, an dem Sie nicht so intensiv trainieren oder vielleicht Pilates oder Yoga machen. Ihre Kohlenhydratzufuhr würde dann etwa 25 Prozent Ihrer täglichen Kalorienzufuhr betragen. Der Zweck eines kohlenhydratarmen Zyklus besteht darin, den Fettabbau durch Senkung des Insulinspiegels zu fördern und dem Körper zu helfen, die Fettspeicher zur Energiegewinnung anzuzapfen. An meinen kohlenhydratarmen Tagen reduziere ich meine Kohlenhydrate und erhöhe meine gesunden Fette, behalte aber meinen Proteingehalt etwa gleich.

Carb-Cycling ist in der Optimierungsphase ein Teil des Ernährungsprogramms und ein Werkzeug, das langfristig zur Aufrechterhaltung des Erreichten eingesetzt werden kann.

Verwendung eines Glukometers

Ich halte nichts davon, eine Einheitsgröße für alle Kohlenhydrate als Maßstab zu wählen, wenn es um das Intervallfasten geht. Stattdessen empfehle ich die Verwendung eines Geräts zur kontinuierlichen Glukosemessung (CGM, engl. Continous Glucose Monitoring) oder ein Glukometer, um Ihre Glukosewerte und deren Reaktion auf das Fasten, Ihre Ernährung und Ihr Trainingsprogramm zu überprüfen. Ich verwende das CGM-Messgerät und die App von Nutrisense. Es ist einfach und schmerzfrei in der Anwendung. Sie können auch ein herkömmliches Messgerät verwenden, aber dazu müssen Sie sich normalerweise in den Finger stechen.

Unabhängig davon, welches System Sie verwenden, überprüfen Sie Ihren Nüchternwert am Morgen, der idealerweise 80 – 95 mg/dl oder weniger betragen sollte. Sie können auch vor dem Essen und dann dreißig und sechzig Minuten danach testen. Im Allgemeinen sollten Sie Ihren Blutzuckerspiegel in einem Bereich von 80 – 90 mg/dl halten. Wichtig: Wenn Ihr Blutzucker nach einer Mahlzeit um mehr als 30 Punkte ansteigt, kann dies bedeuten, dass diese Mahlzeit zu viele Kohlenhydrate enthielt. Reduzieren Sie dann beim nächsten Mal die Kohlenhydrate.

Ihr Ziel sollte eine allgemeine Stabilität des Blutzuckerspiegels sein. Wenn Ihr Blutzuckerspiegel, insbesondere nach einer Mahlzeit, ständig über 100 mg/dl ansteigt, kann das ein Zeichen dafür sein, dass Sie zu viele Kohlenhydrate zu sich genommen haben. Werte über 100 werden u. a. stark von Ihrer Ernährung, von Stress, Schlafmangel und Krankheiten beeinflusst. Wenn Ihr Wert nach einer Mahlzeit auf 140 ansteigt, kann dies auf Insulinresistenz, Nahrungsmittelunverträglichkeiten usw. hinweisen. Reduzieren Sie die Anzahl der Kohlenhydrate und fügen Sie mehr Fette hinzu, zum Beispiel eine zusätzliche Avocado oder Öl aus mittelkettigen Fettsäuren (Medium-Chain Triglycerides), auch MCT-Öl genannt.

CGM-Geräte überwachen nicht nur Ihren Blutzucker, sondern auch Ihr Hungergefühl. Hier sind einige Leitlinien, die Ihnen bei der Anwendung helfen:

Messen Sie Ihren Blutzucker, wenn Sie Hunger verspüren, und beobachten Sie dieses Gefühl drei Tage lang. Notieren Sie die Messwerte und errechnen Sie den Durchschnittswert, der als Ihr „Triggerpunkt" bezeichnet wird. Nach dem dreitägigen Monitoring überprüfen Sie Ihren Blutzucker, um festzustellen, ob Sie Ihren Triggerpunkt erreicht haben. Wenn Sie diesen Punkt erreicht haben, essen Sie, denn das bedeutet, dass Ihr Tank leer ist. Wenn nicht, haben Sie noch Energie zu verbrennen, und Ihr Tank ist noch voll. Verzichten Sie auf ein Fastenbrechen oder auf die nächste Mahlzeit.

Da Glukose ein so flüchtiger Brennstoff ist und praktisch auf allen Fetten in Ihrem Körper schwimmt, ist die Messung des Blutzuckerspiegels nach dem Aufwachen oder vor dem Essen eine ausgezeichnete Methode, um sicherzustellen, dass Sie sich nicht chronisch überversorgen (entweder mit Fetten oder mit Kohlenhydraten).

Ihr Blutzucker-Trigger vor dem Essen korreliert stark mit Ihrem Blutzucker nach dem Aufwachen. Anstatt sich um den Anstieg des Blutzuckers nach dem Essen zu sorgen, ist es viel sinnvoller, den Blutzucker vor dem Essen zu kontrollieren, wenn Sie Fett verlieren und gesund werden wollen!

Kontrollieren Sie außerdem Ihren Blutzucker nach dem Essen. Wenn er um weniger als 30 Punkte ansteigt, ist die Kombination aus Protein, Fett und Kohlenhydraten gut. Steigt er über 30 Punkte, hatten Sie zu viele Kohlenhydrate und müssen beim nächsten Mal die Menge anpassen. Oder Sie vermeiden diese Kohlenhydrate und ersetzen sie durch eine bessere Wahl wie Süßkartoffeln, Winterkürbis, Bohnen oder Hülsenfrüchte.

Wenn Ihr Blutzucker nach den Mahlzeiten regelmäßig um mehr als 1,6 mmol/l (oder 30 mg/dl) ansteigt, essen Sie wahrscheinlich zu viele raffinierte, verarbeitete Kohlenhydrate und müssen Ihre Kohlenhydratmenge anpassen.

Wenn Sie sich im Zyklus befinden, ist die ideale Zeit, mehr Kohlenhydrate zu sich zu nehmen, die Lutealphase, insbesondere die fünf bis sieben Tage vor Ihrer Menstruation. In dieser Zeit sind Sie insulinresistenter und Sie müssen die Art der Kohlenhydrate, die Sie zu sich nehmen, strategisch auswählen. Das bedeutet jedoch nicht, dass Sie übermäßig viele Kohlenhydrate essen sollen, sondern nur, dass Sie täglich ein oder zwei zusätzliche Portionen mit bis zu 30 Gramm hochwertigen Kohlenhydraten pro Portion integrieren. Beispiele, die ich oft verwende, sind etwa 60 g Süßkartoffeln oder anderes Wurzelgemüse, etwa 80 g Winterkürbis oder 60 g Bohnen oder Linsen.

Alles in allem sind Kohlenhydrate nicht die „Bösen" in der Ernährung, und sie können durchaus in den Speiseplan aufgenommen werden. Für viele Menschen ist es schwierig, eine kohlenhydratarme oder kohlenhydratfreie Ernährung langfristig durchzuhalten. Besser ist es zu lernen, wie man Kohlenhydrate in einem dauerhaften, nachhaltigen Lebensstil genießen kann, der auch den eigenen Zielen hinsichtlich Gewicht und Körpermasse entspricht. Bitte wählen Sie mit Bedacht und erforschen Sie genau, was für Ihren Körper am besten ist.

Fette

Fette werden nach ihrer „Sättigung" klassifiziert, einem Begriff, der sich auf die Anzahl der Wasserstoffatome in ihren Fettsäureketten bezieht. Wenn eine Fettsäure die maximale Anzahl von Wasserstoffatomen enthält, wird sie als „gesättigt" bezeichnet. Je stärker gesättigt ein Fett ist, desto fester ist es bei Zimmertemperatur. Beispiele für gesättigte Fette finden sich in Rindfleisch, Milchprodukten, Butter und einigen Gemüsesorten wie Kokosnüssen.

Fehlen an einer oder mehreren Stellen der Kette Wasserstoffatome, handelt es sich um eine ungesättigte Fettsäure. Eine Fettsäure mit einer einzigen ungesättigten Stelle wird als einfach ungesättigte Fettsäure bezeichnet. Beispiele sind Olivenöl, Oliven, Avocado, Nüsse und Samen. Eine „mehrfach ungesättigte Fettsäure" ist ein Fett mit zwei oder mehr ungesättigten Stellen und umfasst viele Pflanzenöle. Die Omega-3-Fettsäuren in Fisch sind mehrfach ungesättigte Fette.

Unser Körper braucht Fette als Brennstoff und für die Gesundheit unserer Organe, einschließlich des Gehirns und des Herzens.

Fette

- *liefern essenzielle Fettsäuren – vitaminähnliche Substanzen, die eine schützende Wirkung auf den Körper haben,*
- *helfen beim Transport und der Verteilung fettlöslicher Vitamine (A, D, E und K),*
- *bilden Zellmembranen,*
- *isolieren und schützen den Körper,*

- *unterstützen Wachstum und Entwicklung,*
- *liefern Energie,*
- *regulieren Leptin, damit es dem Gehirn signalisiert, dass man satt ist, und*
- *verbessern den Geschmack von Lebensmitteln.*

Fett und Hormonhaushalt

Fette werden für die Hormonproduktion und -regulierung benötigt. Zwar schütten Drüsen die meisten Hormone aus, doch einige werden auch im Fettgewebe produziert. Östrogen ist ein Beispiel dafür.

Cholesterin spielt auch für unsere Sexualhormone eine wichtige Rolle. Ohne Cholesterin kann der Körper kein Östrogen, Progesteron und Testosteron produzieren. Eine der Möglichkeiten, wie der Körper Cholesterin herstellt, ist aus Nahrungsfett. Ich weiß, dass sich viele Menschen vor einem hohen Cholesterinspiegel fürchten, aber ein niedriger Cholesterinspiegel kann viele Gesundheitsprobleme hervorrufen, einschließlich kognitiver Beeinträchtigungen und hormoneller Ungleichgewichte. Es kommt darauf an, die richtigen Fettarten zu essen, die ich als „gesundes Fett" bezeichne.

Die gesündesten Fettarten, die Sie für einen ausgewogenen Hormonhaushalt genießen können, sind Omega-3-Fettsäuren aus fettem Fisch, Leinsamen, Chiasamen, Avocado, Kokosöl, Olivenöl, Nüssen und Nussbutter. Bio-Eier aus Freilandhaltung sind ebenfalls eine hervorragende Quelle für gesunde Fette.

Ich zähle gesättigte Fette zu den gesunden Fetten – solche aus magerem Fleisch, das aus Weidetierhaltung stammt und nicht aus verarbeiteten Lebensmitteln besteht –, weil sie die Produktion von Sexualhormonen unterstützen. Es stimmt zwar, dass der Verzehr von gesättigten Fetten das ungesunde LDL-Cholesterin erhöhen kann, aber dieser Anstieg geht in der Regel mit einer Erhöhung des guten HDL-Cholesterins und einer Senkung der Triglyzeride einher. Sehr viel gefährlichere Übeltäter sind stark verarbeitete Lebensmittel wie Limonaden, weißer Reis, Weißmehlprodukte, zuckerhaltige Frühstücksflocken, Süßigkeiten und Snacks. Es hat sich gezeigt, dass sie das LDL-Cholesterin erhöhen.

Wie ich bereits erwähnt habe, ist Mäßigung der Schlüssel. Einige gesättigte Fette, wie zum Beispiel die in Kokosnussöl, helfen Ihrem Körper tatsächlich bei der Fettverbrennung.

Fixieren Sie sich nicht auf einzelne Makro- oder Mikronährstoffe als Lösung für ein Gesundheitsproblem oder eine Krankheit. Berücksichtigen Sie stattdessen die Qualität der Nährstoffe in Ihrer gesamten Ernährung. Mit anderen Worten: Betrachten Sie Ihre Ernährung ganzheitlich und befassen Sie sich vor allem mit der Zusammenstellung eines gesunden Ernährungsplans.

Dennoch möchte ich betonen, dass bestimmte Fette vermieden werden sollten, nämlich mehrfach ungesättigte Fette, die in einigen Pflanzenölen, auch Samenöle genannt, enthalten sind. Sie sind in vielen verarbeiteten Lebensmitteln enthalten und weisen einen hohen Anteil an Omega-6-Fettsäuren auf, die freie Radikale und Entzündungen im Körper fördern. Zu den schädlichen Fetten in dieser Kategorie gehören Samenöle wie Soja-, Erdnuss-, Mais-, Raps-, Baumwollsaat-, Sonnenblumen- und Distelöl. Ich habe herausgefunden, dass diese Öle die Gesundheit Ihrer Zellmembranen und Mitochondrien stören können und die dadurch bedingte Schädigung zwei Jahre lang andauern kann.

Das ideale Verhältnis an Makronährstoffen

Es kann einige Zeit dauern, das richtige Verhältnis an Makronährstoffen zu finden. Es ist bei jedem anders, vor allem wenn Sie noch Ihre Menstruation haben und Ihre Kohlenhydratzufuhr je nach Zyklusphase ändern oder wenn Sie sich fürs Carb-Cycling entscheiden, der sich an Ihrem Aktivitätslevel orientiert. Im Allgemeinen empfehle ich jedoch ein Verhältnis von 50/30/20 (Protein/Fett/Kohlenhydrate) für den Anfang und eine Anpassung nach Bedarf. Wie wissen Sie, ob Sie das richtige Verhältnis für sich gefunden haben? Stellen Sie sich folgende Fragen:

- *Wie ist Ihr Appetit? Sie sollten sich nach jeder Mahlzeit gesättigt fühlen, nicht das Gefühl haben, naschen zu müssen. Sie sollten auch keinen Heißhunger auf Süßes haben.*
- *Wie sieht es mit Ihrem Energielevel aus? Es sollte sich nach jeder Mahlzeit stabil und erneuert anfühlen, nicht erschöpft.*
- *Wie steht es um Ihr geistiges und emotionales Wohlbefinden? Sie sollten sich nach den Mahlzeiten wohler fühlen, guter Stimmung sein und geistige Energie verspüren. Ihre Gefühle sollten positiv sein, und Ihr Geist sollte konzentriert und klar sein.*

Denken Sie ernsthaft über diese Fragen nach und hören Sie auf Ihren Körper. Nehmen wir zum Beispiel meine Klientin Andrea. Sie war mit ihren Vierzigern recht gut zurechtgekommen, bis sie anfing, sich nach den Mahlzeiten schläfrig zu fühlen. Nicht lange danach wurde ihr nächtlicher Schlaf von Schweißausbrüchen unterbrochen. Außerdem nahm sie im Bereich des Bauchs an Gewicht zu.

Schwankende Hormone und Hormonschübe zu unpassenden Zeiten im Monat waren die Ursache für diese Veränderungen, aber auch das Verhältnis ihrer Makronährstoffe. Andreas Ernährung entsprach nicht dem richtigen Verhältnis, um diese hormonellen Veränderungen zu korrigieren oder zu unterstützen. Sie aß zu viele minderwertige Kohlenhydrate, zu wenig Eiweiß und zu wenig gesundes Fett. Ich optimierte ihre Ernährung, indem ich die einfachen Carbs reduzierte und gleichzeitig einige gesunde Kohlenhydrate hinzufügte und ihre Protein- und Fettzufuhr erhöhte, sodass ihr tägliches Verhältnis den Wert 50/30/20 erreichte.

Dann begann ich mit ihr das Intervallfasten – und voilà: Andrea gewann ihre körperliche und geistige Energie nach den Mahlzeiten zurück, verlor die lästigen Pfunde um die Taille und begann, sich wieder wie früher zu fühlen. Kleine Veränderungen in der Ernährung machten einen großen Unterschied.

Die Mahlzeitenpläne in Kapitel 13 helfen Ihnen bei der Umsetzung des richtigen Makronährstoffverhältnisses und zeigen Ihnen, wie Sie Carb-Cycling durchführen. Befolgen Sie diese Pläne, und schon bald wird die Planung Ihrer eigenen Mahlzeiten nach meinen Empfehlungen zur zweiten Natur werden.

Besteht bei Ihnen ein hormonelles Ungleichgewicht? Versuchen Sie *Seed Cycling*!

Ich habe in diesem Kapitel bereits über Samen gesprochen und möchte Ihnen nun eine faszinierende und einfache Ernährungstechnik vorstellen, die Wunder für den Hormonhaushalt bewirkt: das sogenannte Seed Cycling. Diese Methode können Sie anwenden, wo immer Sie sich auf Ihrer hormonellen Reise befinden. Dazu müssen Sie nur im Laufe des Monats verschiedene Samen essen, was einen großen Einfluss darauf hat, wie Sie sich fühlen, vor allem wenn Sie eine Östrogendominanz haben. Im Folgenden erfahren Sie, was Sie zu jedem Zeitpunkt Ihres Zyklus tun sollten:

Tage 1–14:
Essen Sie Leinsamen und Kürbiskerne in der ersten Hälfte Ihres Zyklus. Tag 1 ist der erste Tag Ihrer Periode. Ein Esslöffel (täglich) reicht aus, um die Wirkung zu erzielen. Diese speziellen Samen helfen, die Östrogenproduktion anzukurbeln. Leinsamen enthalten Phytoöstrogene, die dem Östrogen ähnlich sind, und Kürbiskerne enthalten viel Zink, das dafür bekannt ist, Menstruationskrämpfe zu lindern.

Tage 15–28:
Genießen Sie eine Kombination aus Sonnenblumenkernen und Sesamsamen. Auch hier reicht jeweils ein Esslöffel (täglich) aus. Diese Samen unterstützen die Bildung von Progesteron, das PMS-Symptome lindern kann. Fügen Sie diese einfach zu Smoothies oder Salaten hinzu, oder stellen Sie mit diesen Samen Ihre eigenen Energiebällchen und Frühstücksflocken her. (Probieren Sie mein Müslirezept auf Seite 348.) Beide Samen sind reich an Vitamin E, einem Nährstoff, der den Hormonhaushalt unterstützt. Rechnen Sie mit einer spürbaren Verbesserung innerhalb von zwei bis drei Monaten, nachdem Sie diese Strategie des „Seed Cyclings" angewendet haben. Dies ist eine spielerische Art und Weise, sich ohne Medikamente besser zu fühlen, und ein gutes Beispiel dafür, dass vollwertige Lebensmittel Medizin sein können. Wenn Sie keine Menstruation mehr haben, können Sie trotzdem von dieser Methode profitieren. Halten Sie sich einfach an den Mondzyklus. Am ersten Tag des Neumonds würden Sie mit Tag 1 des Seed Cyclings beginnen.

Entzündungshemmende Ernährung und Hormonbalance

Mit den Makros und Nahrungsmitteln, die ich in meinen Essensplänen empfehle, folgen Sie einem *entzündungshemmenden* Ernährungsplan. Das ist extrem wichtig für Ihre Gesundheit und Ihre Hormone.

Eine Entzündung an sich ist nichts Schlechtes. Sie ist sogar ein Schutzmechanismus – die Reaktion des Körpers auf Verletzungen oder Krankheiten. Manchmal treten Entzündungen jedoch chronisch auf und können Probleme wie Hormonstörungen und eine schlechte Hormonregulierung verursachen.

Entzündungen sind auch die Hauptursache für die meisten chronischen Erkrankungen, darunter Herz-Kreislauf-Erkrankungen, Krebs, Alzheimer, Schilddrüsenerkrankungen, Verdauungsstörungen wie Morbus Crohn und Reizdarmsyndrom. Ganz zu schweigen von Autoimmunkrankheiten wie Hashimoto-Thyreoiditis, rheumatoider Arthritis und Fibromyalgie!

Die Ernährung ist für den Großteil der Entzündungen in Ihrem Körper verantwortlich. Der erste Schritt, um gesund zu bleiben und Ihren Körper zu schützen, ist also eine entzündungshemmende Ernährung.

Bevor ich auf bestimmte Lebensmittel eingehe, die zur Verringerung von Entzündungen beitragen, hier eine Liste von Lebensmitteln, von denen wissenschaftlich erwiesen ist, dass sie Entzündungen hervorrufen und daher vermieden werden sollten:

GLUTEN. Das in Weizen, Gerste und Roggen vorkommende Protein Gluten kann einen Immunangriff gegen körpereigene Zellen auslösen, auch bekannt als Autoimmunität. Dies kann zu einer „Hyperpermeabilität des Dünndarms" führen, was auch als Leaky-Gut-Syndrom bezeichnet wird. Durch die Lücken in der Darmwand sind Bakterien und andere Giftstoffe in der Lage, in den Blutkreislauf zu gelangen, was eine weitere Autoimmunkaskade in anderen Bereichen des Körpers hervorruft.

Bei Schilddrüsenerkrankungen kann Gluten die Hashimoto-Erkrankung verschlimmern, indem es die Schilddrüse entzündet. Das Problem ist als „molekulare Mimikry“ bekannt. Das bedeutet, dass das körpereigene Immunsystem nicht nur das Gluten, sondern auch sein eigenes Gewebe angreift.

RAFFINIERTER ZUCKER. Dabei handelt es sich um Zucker, den man zwar aus pflanzlichen Rohstoffen gewinnt, der aber so verarbeitet wird, dass er keine pflanzlichen Nährstoffe mehr enthält. Haushaltszucker und Maissirup mit hohem Fruchtzuckergehalt (in Erfrischungsgetränken und anderen verarbeiteten Lebensmitteln) sind zwei nennenswerte Beispiele, aber es gibt noch weitere Zuckerarten, die Lebensmitteln zugesetzt werden (siehe unten).

Diese Zucker erhöhen den Blutzuckerspiegel, was wiederum eine Insulinreaktion auslöst, und können als Fett gespeichert werden, wenn der Körper die Speicherplätze für überschüssigen Zucker in der Leber und den Skelettmuskeln überschritten hat.

Ein zu hoher Zuckerkonsum birgt zahlreiche Gesundheitsrisiken: Herz- und Kreislauferkrankungen, Diabetes mellitus und Krebs, Depressionen, Zell- und Hautalterung, metabolische Inflexibilität und Gewichtszunahme.

Je mehr Zucker Sie zu sich nehmen, desto mehr davon müssen Sie verarbeiten, und das erfordert mehr Insulin, was mit einer Insulinresistenz einhergehen kann. Probleme mit der Insulinresistenz und der Blutzuckerregulierung können zu einem Ungleichgewicht der wichtigsten Fortpflanzungshormone einschließlich Östrogen, Testosteron, LH und FS führen.

Eine wesentliche Ursache für diese weit verbreiteten Gesundheitsschäden hat mit Entzündungen zu tun: Zucker ist hochgradig entzündungsfördernd. Ein 2018 in der Zeitschrift *Nutrients* veröffentlichter Bericht brachte den Konsum von mehr Zucker in der Nahrung – insbesondere durch zuckerhaltige Getränke – mit chronischen Entzündungen in Verbindung. Menschen mit einem höheren Zuckerkonsum hatten mehr Entzündungsmarker im Blut, darunter einen Marker namens C-reaktives Protein.

Raffinierte und trügerische Bezeichnungen für Zucker auf Lebensmitteletiketten

- Agavennektar
- Ahornsirup
- Barbados-Zucker (auch Muscovado-Zucker genannt)
- Brauner Zucker
- Dattelzucker
- Demerara-Zucker
- Dextrin
- D-Ribose
- Fruchtsaft und Fruchtsaftkonzentrat
- Fruktose & kristalline Fruktose
- Galaktose
- Gerstenmalz & Gerstenmalzsirup
- Glukose
- Glukose & Glukosefeststoffe
- Granulierter Zucker
- Honig
- Hydrolysierte Stärke
- Invertzucker (oder flüssiger Invertzucker)
- Johannisbrot-Sirup
- Karamell
- Kokoszucker (oder Kokos-Palmzucker)
- Konditorzucker (oder Puderzucker)
- Maissirup mit hohem Fruktosegehalt (high fructose corn syrup – HFCS)
- Mais-Süßstoff/Sirup & Maissirup-Feststoffe
- Maltodextrin
- Maltol
- Malzsirup
- Malzzucker
- Mannose
- Melasse
- Raffineriesirup
- Reissirup (oder brauner Reissirup)
- Rohrzucker
- Rohzucker

- Rübenzucker
- Saccharose
- Saccharose (Haushalts- oder Kristallzucker)
- Sirup
- Sorghum-Sirup
- Süßes Sorghum
- Süßkartoffelsirup
- Tapioka-Sirup
- Traubenzucker
- Turbinado-Zucker
- Zuckerrohrsaft & kristallisierter Zuckerrohrsaft (manchmal auch dehydrierter oder verdampfter Zuckerrohrsaft genannt)

MILCH- UND MOLKEREIPRODUKTE. Der Zweck von Kuhmilch besteht darin, dass Kälber schnell an Gewicht zunehmen. Und da wir keine Babykühe sind – und auch keine Säuglinge mehr –, braucht unser Körper keine Milch. Entgegen der landläufigen Meinung und der Werbung ist zur Stärkung der Knochen nicht unbedingt das Kalzium in Milch und anderen Milchprodukten erforderlich; man kann Kalzium auch aus vielen pflanzlichen Lebensmitteln aufnehmen. Tatsächlich ist Kuhmilch für die meisten Menschen ein stark entzündungsförderndes Lebensmittel. Durch die Verarbeitung, insbesondere zur Herstellung von Magermilch, wird sie nicht nahrhafter, sondern nur entzündungsfördernder. Außerdem enthalten viele Milchprodukte ein Protein namens A1-Casein, von dem heute angenommen wird, dass es eine Reihe von Verdauungs- und Gesundheitsproblemen verursacht.

SAATENÖLE. Im Durchschnitt beziehen die Amerikaner 80 Prozent ihrer Fettkalorien aus Saatenölen. Dazu gehören Raps-, Mais-, Baumwollsamen-, Traubenkern-, Reiskleie-, Färberdistel-, Soja- und Sonnenblumenöl. Dabei ist Sojaöl das in den Vereinigten Staaten am meisten konsumierte Öl. Alle diese Öle enthalten einen hohen Anteil an instabilen Omega-6-Fettsäuren, die beim Kochen giftige Substanzen bilden. (Zum Vergleich: In Deutschland gehören Rapsöl und Sonnenblumenöl zu den beliebtesten Saatenölen, Anm. d. Verlags.)

In früheren Zeiten nahmen die Menschen Omega-3- und Omega-6- in einem Verhältnis von schätzungsweise 1:1 zu sich. In den letzten hundert Jahren hat sich dieses Verhältnis jedoch aufgrund der westlichen Ernährung drastisch verschoben und kann bis zu 20:1 betragen (Omega-6-Fettsäuren zu Omega-3-Fettsäuren). Zu viele Omega-6-Fettsäuren im Verhältnis zu Omega-3-Fettsäuren tragen zu chronischen Entzündungen bei, welche die Innenwände der Gefäße schädigen, die Durchblutung insgesamt sowie die Durchblutung des Gehirns beeinträchtigen und das Risiko für Herz-Kreislauf-Erkrankungen und Diabetes mellitus erhöhen. Die Fettsäuren in Samenölen erzeugen auch eine große Menge an freien Radikalen – das sind instabile Moleküle, die Zellen schädigen.

Es gibt noch weitere Probleme mit Saatenölen. Sie bringen bei übermäßigem Verzehr den Stoffwechsel durcheinander und führen zu Stoffwechselstörungen wie Typ-2-Diabetes. Ab einer bestimmten Konzentration schalten diese Fettsäuren die Fähigkeit der Mitochondrien zur Energiegewinnung aus. Um zu überleben, sind sie gezwungen, dem Blutkreislauf mehr Zucker zu entziehen, wodurch wiederum der Blutzuckerspiegel stark absinkt. Dann kommt es zur Hypoglykämie (Unterzuckerung) und starkem Heißhunger auf Zucker. Daher kann Sie eine Ernährung mit einem hohen Anteil an Saatenölen tatsächlich süchtig nach Zucker und verarbeiteten Kohlenhydraten machen!

Der einfachste Weg, diese Probleme zu vermeiden, besteht darin, keine Saatenöle zu konsumieren. Lesen Sie auch die Etiketten, denn Saatenöle sind in vielen verarbeiteten Lebensmitteln enthalten. Wenn Sie sich an die gesunden Fette halten, über die ich in diesem Buch spreche, werden Sie die durch Saatenöle verursachten Gesundheitsprobleme weitestgehend vermeiden können.

LEBENSMITTELZUSATZSTOFFE. Die meisten verarbeiteten Lebensmittel sind mit (meist synthetisch hergestellten) sogenannten Zusatzstoffen versetzt, welche die Haltbarkeit verlängern, Farbe oder einen künstlichen Geschmack hinzufügen, das Lebensmittel verdicken, den Geschmack manipulieren oder das Lebensmittel auf andere Weise verändern sollen. Viele dieser Zusatzstoffe verändern aber die Mikroben im Darm und schaffen so ein günstiges Umfeld für schwere Erkrankungen. Unser Körper verfügt über eingebaute Abwehrmechanismen gegen schädliche Bakterien, doch diese Schutzmechanismen können chemisch hergestellte Lebensmittelzusatzstoffe umgehen. Normalerweise schützt die Darmschleimhaut den Darm vor einem Zustrom schlechter Bakterien, aber Zusatzstoffe transportieren heimlich schädliche Bakterien über die Darmschleimhaut und verändern das Darmmilieu negativ. Wenn diese Veränderungen gravierend sind, kann es zu Entzündungen kommen. Dies führt möglicherweise zu einem Leaky-Gut-Syndrom, einer Reizdarmerkrankung (IBD) und sogar zu Kolon- und Rektumkarzinomen.

Deshalb sollten Sie natürlich Lebensmittel meiden, die entzündungsfördernde Eigenschaften haben, da sie dem Körper weitreichenden Schaden zufügen können.

Entzündungshemmende Lebensmittel auswählen

Glücklicherweise gibt es mehr entzündungshemmende als entzündungsfördernde Lebensmittel, aus denen Sie wählen können.

Obst und Gemüse

Die entzündungshemmende Wirkung dieser großen Gruppe von Lebensmitteln kann gar nicht genug betont werden. Der Verzehr jedes dieser Lebensmittel beugt Entzündungen vor, wobei laut Forschungsergebnissen Lebensmittel in leuchtenden Farben zu bevorzugen sind. Zu den bekanntesten gehören dunkles Blattgemüse wie Spinat, Grünkohl und Kohlrabi: Allesamt sind sie kohlenhydratarm und enthalten eine Vielzahl von Vitaminen und Mineralstoffen, die vor Zellschäden schützen. Grünes Gemüse enthält auch sekundäre Pflanzenstoffe, sogenannte Isoflavonoide, die der Leber helfen, schädliches, überschüssiges Östrogen schnell auszuscheiden. Außerdem haben alle Gemüsesorten aus der Familie der Kreuzblütler eine starke antioxidative Wirkung, wodurch Entzündungen bekämpft werden. Beeren sind die Superstars unter den Früchten aufgrund ihres hohen Gehalts an Antioxidantien, insbesondere Vitamin C, das entzündungshemmend wirkt. Sie können auch dazu beitragen, dass Ihr Körper mehr Serotonin produziert.

Vollkorngetreide

Bestimmte Vollkornprodukte gelten als entzündungshemmend, weil sie den Gehalt an C-reaktivem Protein im Blut (ein Marker für Entzündungen) senken. Wählen Sie am besten glutenfreie Sorten wie braunen Reis, Quinoa, Amaranth, Buchweizen, Hirse, Teff, Sorghum und zertifizierten glutenfreien Hafer, aber essen Sie nur kleine Mengen, vor allem wenn Sie über vierzig Jahre alt sind. Denn mit zunehmendem Alter kann der Körper Getreide nicht mehr so gut verarbeiten.

Ich persönlich esse möglichst wenig Getreideprodukte: Getreide und mein Verdauungssystem vertragen sich nicht gut. Ich glaube, das hat viel mit den gentechnisch veränderten Getreidesorten zu tun, die auf dem US-Markt angeboten werden. Die meisten Kohlenhydrate nehme ich aus Gemüse und Obst zu mir.

Gesunde Fette

Bitte haben Sie keine Angst vor Fett. Dieser Vorbehalt ist ein altes Dogma, das ausgerottet werden muss. Gesunde Fette sind für die richtige Zellfunktion und Vitaminaufnahme unerlässlich. Sie sind in Nüssen und Samen enthalten, insbesondere in Walnüssen, die reich an Omega-3-Fettsäuren und Nährstoffen wie Mangan, Kupfer und Magnesium sind, die helfen, entzündungsbedingte Schäden zu reparieren.

Olivenöl ist ein fantastisches gesundes Fett, und viele Untersuchungen zeigen, dass Menschen, die regelmäßig Olivenöl zu sich nehmen, weniger Krebs und Herz- und Kreislauferkrankungen haben. Harvard-Wissenschaftler fanden heraus, dass Frauen in Griechenland, die mehr als einmal am Tag Olivenöl verzehrten, eine um 25 Prozent niedrigere Brustkrebsrate aufwiesen als Frauen, die das Öl weniger häufig zu sich nahmen. Man nimmt an, dass die Heilkraft des Olivenöls auf seinen Gehalt an einfach ungesättigten Fetten zurückzuführen ist. Es hilft, Entzündungen zu reduzieren. Die besten Ergebnisse erzielen Sie, wenn Sie Olivenöl extra vergine aus biologischem Anbau kaufen.

Auch Avocados beugen Entzündungen vor. Ein großer Teil des enthaltenen Fettes ist ebenfalls einfach ungesättigt und somit gesundheitsfördernd. Dieses Lebensmittel enthält einen hohen Anteil an Glutathion, dem „Meister-Antioxidans", das freie Radikale unschädlich machen kann. Es hält auch Giftstoffe davon ab, Schaden anzurichten.

Auch Kokosöl ist eine gute Wahl. Wenn Sie zwei Esslöffel dieses Öls anstelle von anderen Fetten verwenden, die Sie normalerweise zu sich nehmen, können Sie laut des *American Journal of Clinical Nutrition* jeden Monat 60 Prozent mehr Bauchfett abbauen.

Viele Kokosölsorten enthalten mittelkettige Triglyzeride (Medium-Chain Triglycerides, kurz: MCT), eine Fettsäureart, welche die Leber dazu anregt, gespeichertes Bauchfett zur Energiegewinnung zu verbrennen. Eines der besten MCT-Öle ist die Caprylsäure „C8". Diese Fettsäure verbrennt Fett, gibt Energie, steigert die Gehirnfunktion, unterstützt das Mikrobiom, reguliert den Appetit und stärkt den Stoffwechsel.

Eine weitere Fettsäure in Kokosöl, die Laurinsäure, hat entzündungshemmende Eigenschaften.

Fetter Fisch und Meeresfrüchte

Essen Sie mehrmals pro Woche Omega-3-reichen Wildlachs aus Alaska, Sardinen, Thunfisch und Makrele, da sie herzgesunde und entzündungshemmende Eigenschaften haben. Untersuchungen haben ergeben, dass die wöchentliche Aufnahme von etwa 350 Gramm Meeresfrüchten dazu beitragen kann, Steifheit und Schmerzen (die durch Entzündungen verursacht werden) in Ihren Gelenken und Sehnen um bis zu 55 Prozent zu reduzieren. Diese Fette sind nicht mit

Omega-6-Fettsäuren zu verwechseln, wie ich oben beschrieben habe. Das Verhältnis von Omega-6-Fettsäuren zu Omega-3-Fettsäuren in der Ernährung sollte 1:1 sein, wenn man sich an der traditionellen Ernährung von Jägern und Sammlern orientiert. Die meisten Menschen in Amerika (ebenso in Deutschland, Anm. d. Verlags) nehmen viel zu viele Omega-6-Fettsäuren und nicht genügend Omega-3-Fettsäuren zu sich. Das Standardverhältnis in der amerikanischen Ernährung beträgt 20:1 (Omega-6/Omega-3). Wenn Sie mehr Omega-3-Fettsäuren in Ihre Ernährung integrieren, können Sie die Omega-6-Fettsäuren in einem besseren Gleichgewicht halten.

Gebratene asiatische Pilze

Asiatische Pilze, insbesondere Shiitake-Pilze, enthalten Stoffe, die das Immunsystem stärken und Entzündungen hemmen. Eine 2018 veröffentlichte Studie über die entzündungshemmenden Eigenschaften von Speisepilzen kam zu folgendem Schluss: „Jüngste Berichte deuten darauf hin, dass Speisepilzextrakte günstige therapeutische und gesundheitsfördernde Eigenschaften aufweisen, insbesondere in Bezug auf Krankheiten, die mit Entzündungen einhergehen. Mit Sicherheit können Speisepilze als 'Superfood' bezeichnet werden und sind als wertvoller Bestandteil der täglichen Ernährung zu empfehlen."

Kräuter und Gewürze

Vor allem Kurkuma ist für seine entzündungshemmenden Eigenschaften bekannt. Dieses tief orangefarbene Gewürz ist in der indischen und südostasiatischen Küche sehr beliebt und enthält eine starke chemische Verbindung namens Curcumin, dessen entzündungshemmende Wirkung mit der von Ibuprofen und anderen entzündungshemmenden Medikamenten konkurrieren soll. Knoblauch, Ingwer und Zimt sind weitere Power Player in dieser Kategorie. Sie blockieren die Bildung von schädlichen Entzündungen in den Arterien.

Treffen Sie Ihre individuelle Auswahl

Bei jedem gesunden Ernährungsplan, auch bei einem zur Bekämpfung von Entzündungen, sollten Sie auf Abwechslung achten. Nehmen Sie so viel Vollwertkost wie möglich zu sich und essen Sie immer reichlich Obst und Gemüse.

Nicht alle diese Lebensmittel werden Ihnen schmecken. Ich bin ein gutes Beispiel dafür, denn ich habe diese Erfahrung selbst gemacht. Nach einer Reise nach Hawaii mit meinem Mann im Jahr 2019 kam ich mit den schlimmsten Unterleibsschmerzen meines Lebens nach Hause. Ich hatte einen Blinddarmdurchbruch, eine Entzündung im gesamten Dickdarm, einen Dünndarmverschluss, Abszesse in meinem Bauchfell und eine Fistel (ein abnormaler Tunnel zwischen Zökum und Appendix). Ich war ein Wrack. Ich musste sechs Wochen auf eine Operation zur Entfernung meines Blinddarms warten, weil ich so lebensbedrohlich krank war.

Nachdem ich aus dem Krankenhaus entlassen wurde, empfahl mir der Arzt eine Art Schonkost. Normalerweise bedeutet diese Diät den Verzehr von stark verarbeiteten Lebensmitteln, also der Art von Lebensmitteln, die ich grundsätzlich nicht esse und auch meinen Klientinnen nicht empfehle. Die einzigen gesunden Lebensmittel, die in dieser vorgeschlagenen Ernährungsweise enthalten waren, waren lecker zubereitetes Fleisch (zum Beispiel geschmortes und gebratenes Fleisch) und gekochtes Gemüse. Darauf habe ich mich also konzentriert. Diese Ernährungsweise gab meinem Verdauungssystem Zeit, sich zu erholen, und ermöglichte es mir, nährstoffreiche Lebensmittel ohne große Schwierigkeiten zu verzehren. Ich vermisste zwar andere Lebensmittel, aber ich gewöhnte mich langsam daran. In den ersten neun Monaten nach meiner Entlassung aus dem Krankenhaus verfolgte ich eine karnivore Ernährungsweise (hauptsächlich Fleisch), konnte aber glücklicherweise im Laufe des nächsten Jahres langsam andere Lebensmittel zu mir nehmen.

Ich musste feststellen, dass mein Darm sehr sensibel auf Lebensmittel reagierte, die ich zuvor gerne gegessen hatte – Nüsse, Samen und Früchte.

Außerdem erkannte ich, dass ich sehr empfindlich war gegen grünes Blattgemüse, sodass ich dieses weglassen musste. Diese Lebensmittel enthalten ebenso wie Nüsse Oxalate, die sich im Darm an Mineralien binden können und deren Aufnahme durch den Körper verhindern. Lebensmittel mit hohem Oxalatgehalt können bei anfälligen Menschen auch das Risiko von Nierensteinen erhöhen. Aber nicht jeder hat ein Problem mit Oxalaten.

Mit der Zeit konnte ich meine Essgewohnheiten, die ich vor der Operation praktizierte, wieder aufnehmen und Gluten, Getreide und Milchprodukte meiden. Und ich konnte weiterhin Eier, Rind- und Schweinefleisch, Bison, Fisch und Geflügel essen. All diese Strategien haben sich für mich bewährt, und so ernähre ich mich auch heute noch. Nach einem Jahr habe ich den größten Teil des Gewichts, das ich während meines dreizehntägigen Krankenhausaufenthalts verloren hatte, wieder erreicht. Ich schlafe auch gut und habe viel Energie. Ich will damit sagen, dass Sie einige dieser Empfehlungen möglicherweise an Ihre eigene biologische Individualität anpassen müssen.

Obwohl alle oben aufgeführten Lebensmittel eigentlich entzündungshemmend sind, kann es sein, dass bei Ihnen, wenn Sie einen undichten Darm oder andere Probleme haben und nicht auf Nahrungsmittelunverträglichkeiten getestet wurden, eine Entzündung auftritt, selbst bei etwas so Grandiosem wie einer Avocado. Ich empfehle Ihnen dringend, Ihre eigenen Nachforschungen anzustellen, ein Nahrungsmitteltagebuch zu führen und eine Ausschlussdiät zu versuchen, wenn Sie Symptome einer chronischen Entzündung haben, die nicht zu verschwinden scheinen.

Ich verlasse mich auf aussagekräftige Tests und verwende bei meinen Klientinnen den Mediator-Release-Test (MRT), einen Bluttest zur Feststellung von Nahrungsmittelunverträglichkeiten. Er prüft die Reaktion (oder Nichtreaktion) des Immunsystems auf 150 Lebensmittel und Chemikalien. Ich verwende auch den GI-MAP-Test (DNA-basierter Stuhltest) und den DUTCH-Test (Hormontest mittels Untersuchung von getrocknetem Urin und Speichel).

Bei der Ernährung kommt es auch darauf an, die richtigen Makros – Proteine, Fette und Kohlenhydrate – zu erhalten, und zwar zeitlich abgestimmt auf Ihr Fasten- und Essensfenster. Wie das geht, erfahren Sie, wenn wir in Teil 3 zu meinem IF:45-Programm kommen.

Kapitel 7

NAHRUNGSERGÄNZUNG WÄHREND DES FASTENS

Beim Intervallfasten gönnen Sie Ihrem Körper eine Pause vom Essen – mit allen Vorteilen, die damit einhergehen: Fettverbrennung, Ausgleich des Hormonhaushalts, Anti-Aging und vielen anderen.

Aber was ist mit Nahrungsergänzungsmitteln? Können Sie diese während des Fastens und der Durchführung des IF:45-Programms einnehmen? Die Antwort lautet: Ja, aber Sie müssen wissen,

- *welche Nahrungsergänzungsmittel auf nüchternen Magen eingenommen werden können,*
- *welche Nahrungsergänzungsmittel mit dem Essen eingenommen werden sollten,*
- *welche Nahrungsergänzungsmittel einen Insulinschub auslösen können,*
- *welche Substanzen das Fasten brechen können und*
- *wie die Flüssigkeitszufuhr zum Intervallfasten passt.*

Das Verständnis jedes einzelnen dieser Punkte ist von entscheidender Bedeutung, um optimale Ergebnisse zu erzielen und die spezifischen Vorteile des Intervallfastens zu nutzen.

Nehmen Sie zum Beispiel meine Patientin Sally. Sie hatte das Intervallfasten etwa sechs Monate lang angewandt, konnte aber keine Ergebnisse erzielen. Erst als wir ihre Fastengewohnheiten unter die Lupe nahmen, fanden wir den Grund dafür heraus.Zum einen trank Sally während ihres Fastenfensters täglich fett- und zuckerhaltigen Kaffee.

Sie „schmuggelte" Kaugummi, Süßigkeiten und sogar bestimmte Nahrungsergänzungsmittel in ihre Fastenphasen – all das gaukelte ihrem Körper vor, dass Nahrung zu erwarten sei. Folglich hat ihr Körper kein Fett verbrannt. Und sie gab zu, innerhalb ihres Essensfensters zwischen den Mahlzeiten zu naschen. Nachdem sie verstanden hatte, wie sehr diese Dinge ihre Ergebnisse beeinträchtigten, änderte sie ihre Gewohnheiten, und ihr Erfolg beim Intervallfasten stieg sprunghaft an! Ihr Hirnnebel verschwand, sie hatte mehr Energie, und sie passte wieder in ihre Skinny Jeans. Kleine, subtile Veränderungen machen einen großen Unterschied.

Die richtige Einnahme von Nahrungsergänzungsmitteln im Rahmen des IF:45-Programms kann Ihre Ergebnisse tatsächlich verbessern. Lassen Sie uns also darüber sprechen, welche Nahrungsergänzungsmittel Sie wann zu sich nehmen sollten, ebenso über die Flüssigkeitszufuhr und ein wenig über die Wissenschaft hinter dem Fasten und der Nahrungsergänzung.

Trinken Sie viel Wasser!

Eine ausreichende Flüssigkeitszufuhr während des Fastens (und während der Nahrungsaufnahme) ist absolut entscheidend. Jede Zelle in Ihrem Körper braucht Wasser, und jeder Stoffwechselprozess verbraucht Wasser. Sie müssen ständig Flüssigkeit zu sich nehmen, denn der Körper hat keine Reservespeicher für Wasser, wie es bei Nahrung der Fall ist.

Während der Induktionsphase meines IF:45-Programms werden Sie außerdem Ihre Kohlenhydratzufuhr reduzieren. Durch die Diurese wird viel Wasser aus den Zellen freigesetzt – Wasser, das ersetzt werden muss. Eine ausreichende Flüssigkeitszufuhr hilft auch, ein mögliches Hungergefühl zu unterdrücken, sie verbessert die geistige Klarheit und fördert die Darmgesundheit.

Außerdem nimmt unser Durstempfinden mit zunehmendem Alter ab, wodurch das Risiko einer Dehydrierung steigt. Mit der Dehydrierung geht ein Elastizitätsverlust der Haut einher (der zu Falten und Erschlaffung beiträgt) – also trinken Sie, ob Sie Durst haben oder nicht.

Trinken Sie täglich 1,5 Liter Wasser, ergänzt durch Elektrolyte (siehe Seite 157), die unter anderem dazu beitragen, dass Sie mit Feuchtigkeit versorgt bleiben.

Also – trinken Sie immer wieder etwas, ob Sie fasten oder nicht!

Genießen Sie andere wohltuende Flüssigkeiten

Sie können auch Kaffee und Kräutertees trinken. Wenn Sie Kaffee mögen, ist er ein sehr nützliches Getränk während des Fastens, besonders am Morgen. Er regt die Autophagie an und fördert den Zellstoffwechsel. Er kann außerdem Ihren Stoffwechsel ankurbeln, die Fettverbrennung fördern und Ihre Gehirnzellen schützen.

Darüber hinaus ist Kaffee ein Appetitzügler. Er enthält pflanzliche Antioxidantien, sogenannte Chlorogensäuren, die das Hungergefühl reduzieren können. Das im Kaffee enthaltene Koffein kurbelt ebenfalls den Stoffwechsel an. Kaffee enthält außerdem PYY (Peptid-Tyrosin-Tyrosin), ein Hormon, das das Hungergefühl unterdrücken kann. Es wird von endokrinen L-Zellen im distalen Dünndarm und im Dickdarm 15 Minuten nach dem Essen freigesetzt und trägt im Wesentlichen dazu bei, dass Sie sich satt und gesättigt fühlen.

Was aber, wenn Sie empfindlich auf Koffein reagieren? Sie können Ihr Hungergefühl auch mit koffeinfreiem Kaffee zügeln und Ihren Appetit unterdrücken. In einer Studie wurde sogar festgestellt, dass koffeinfreier Kaffee den Appetit besser zügelt als koffeinhaltiger Kaffee, weil er einen stärkeren Anstieg des PYY verursacht.

Seien Sie jedoch vorsichtig, dass Sie nicht zu viel Kaffee trinken. Manche Menschen reagieren empfindlich auf Kaffee. Ein Übermaß an Kaffee kann beispielsweise sowohl den Cortisol- als auch den Blutzuckerspiegel erhöhen. Außerdem nehmen Sie möglicherweise Mykotoxine auf – Gifte, die von Pilzen produziert werden und in den meisten handelsüblichen

Kaffees und anderen Lebensmitteln, insbesondere Getreide, enthalten sind. Glücklicherweise werden Mykotoxine von der Leber neutralisiert, solange die Belastung gering bleibt. Und obwohl die Mykotoxinwerte weit unter den Grenzwerten liegen und zu gering sind, um von Bedeutung für die Praxis zu sein, könnte eine Überdosierung von Kaffee ein Problem darstellen. Eine übermäßige Belastung mit Mykotoxinen kann für das Gehirn und die Nieren schädlich sein, da sie Entzündungen hervorrufen und das Immunsystem unterdrücken.

Grüner und schwarzer Tee stimuliert aufgrund seines EGCG-Gehalts (Epigallocatechin-3-gallat) ebenfalls die Autophagie, insbesondere in der Leber. EGCG ist ein starkes Polyphenol, das vermutlich Entzündungen hemmt, bei der Gewichtsabnahme hilft und eine Rolle bei der Vorbeugung von Herz- und Gehirnerkrankungen spielt.

Tee ist auch ein wirkungsvolles Mittel zur Förderung der Langlebigkeit, vor allem weil er einen hohen Anteil an Antioxidantien enthält, die Angriffe freier Radikale abwehren und so dem Alterungsprozess entgegenwirken. In einer vom National Institute for Nutrition in Rom durchgeführten Studie tranken die Teilnehmer etwas mehr als eine Tasse starken Tee, für den drei Teelöffel schwarzer oder grüner Teeblätter zwei Minuten aufgebrüht wurden. Die Tests ergaben, dass die antioxidative Aktivität im Blut der Teetrinker innerhalb von nur dreißig Minuten nach dem Genuss des grünen Tees und fünfzig Minuten nach dem Genuss des schwarzen Tees um 41 bis 48 Prozent anstieg.

Die antioxidative Kraft von Tee wurde in vielen anderen Forschungsstudien hinreichend dokumentiert, insbesondere im Hinblick auf Herz-Kreislauf-Erkrankungen. Experimente zeigen, dass Tee die Ablagerung von Plaques verhindert, das Schlaganfallrisiko senkt und der Bildung von Blutgerinnseln vorbeugt.

Der Genuss von grünem oder schwarzem Tee kann sogar die Ausbreitung von Krebs verhindern. Forscher der Rutgers University entdeckten, dass natürliche Substanzen im Tee die Fähigkeit von Leukämie- und Lebertumorzellen blockieren, DNA zu bilden, die für ihre Reproduktion notwendig ist. So konnten sich die Krebszellen nicht vermehren und die Tumoren sich nicht weiter ausbreiten.

Insbesondere grüner Tee hat einen guten Ruf als Fettverbrenner und dies aus gutem Grund. Zum einen kann das EGCG im Tee den Stoffwechsel anregen. Außerdem deuten Tierstudien darauf hin, dass EGCG die Wirkung einiger Fettverbrennungshormone wie Noradrenalin verstärken kann. EGCG blockiert ein Enzym, das Noradrenalin abbaut. Wenn dieses Enzym gehemmt wird, wird mehr Noradrenalin ausgeschüttet und damit der Fettabbau gefördert. Tatsächlich können Koffein und EGCG, die beide in grünem Tee vorkommen, sogar eine synergistische fettverbrennende Wirkung haben. Ihre Fettzellen sind in der Lage, mehr Fett abzubauen, das in den Blutkreislauf freigesetzt wird, um als Energie verbrannt zu werden.

Genießen Sie also im Rahmen des IF:45-Plans so viel Tee, wie Sie wollen!

Andere gute Teesorten sind Bergamotte-Tee, ungesüßte Kräutertees und Ingwertee. Auch sie enthalten Polyphenole und andere Verbindungen, welche die Autophagie stimulieren. Wie Kaffee können auch diese Tees den Stoffwechsel anregen und zur Gewichtsabnahme beitragen. Genießen Sie diese Tees als Teil Ihres Intervallfastens und achten Sie darauf, dass Sie Bio-Sorten kaufen, um die Belastung mit Giftstoffen zu vermeiden. Genießen Sie die Tees jedoch während des Fastens pur, ohne Milch, Sahne, Kaffeeweißer, Zucker oder künstliche Süßstoffe. Während des Essensfensters ist es in Ordnung, ein wenig Milch, Sahne oder Zucker dazu zu nehmen, wenn Sie dies mögen und Milchprodukte vertragen. Im Allgemeinen sollten Sie jedoch auf diese Lebensmittel verzichten, insbesondere auf Zucker und künstliche Süßstoffe.

Sauberes Fasten versus schmutziges Fasten

„Sauberes Fasten" und „schmutziges Fasten" sind Begriffe, welche die Art des Fastenbrechens beschreiben. Beim sauberen Fasten nehmen Sie während der Fastenphasen nur Wasser, Wasser mit Elektrolyten, schwarzen Kaffee oder Tee zu sich – ohne Milch, Sahne, Kaffeeweißer, Zucker oder künstliche Süßstoffe. Sie können ebenso pulverisierte Pilze zu sich nehmen. Denn diese brechen Ihr Fasten nicht, sondern helfen sogar, die Autophagie zu stimulieren.

Im Allgemeinen spricht man von schmutzigem Fasten, wenn Sie während Ihres Fastenfensters Lebensmittel oder Getränke wie Sahne, Butter, nährstofffreie Süßstoffe oder kalorienarme Lebensmittel konsumieren und der Meinung sind, dass diese unschädlich sind. Es ist allgemein anerkannt, dass der Verzehr von Nahrungsmitteln während des Fastenfensters ein sauberes Fasten unterbricht und möglicherweise eine Insulinreaktion auslöst und die Autophagie stört.

Erinnern Sie sich an Sally weiter oben? Sie hat schmutzig gefastet, und das hat ihren Fortschritt völlig zum Stillstand gebracht.

Das Problem mit künstlichen Süßungsmitteln

Man könnte meinen, dass künstliche Süßstoffe wie Stevia, Sucralose, Aspartam und andere während einer Fastenkur in Ordnung sind, weil sie keine Kalorien enthalten. Aber nein – sie sind nicht in Ordnung, vor allem nicht während des Fastens.

Künstliche Süßstoffe sind mit Ausnahme von Stevia, das aus der Stevia-Pflanze gewonnen wird, synthetisch hergestellte Ersatzstoffe für Zucker, die auf der Zunge die Rezeptoren für Süßes stimulieren. Dennoch sollten Sie auch bei Stevia vorsichtig sein. Viele Unternehmen fügen ihren Steviaprodukten andere Süßungsmittel wie Saccharose und Zuckeralkohole hinzu.

Künstliche Süßstoffe sind überall zu finden, von Light-Getränken und diätetischen Desserts bis hin zu abgepackten Mahlzeiten und kalorienarmen Desserts. Sogar in Non-Food-Produkten wie Kaugummi und Zahnpasta kommen sie vor.

Die große Frage bei künstlichen Süßungsmitteln ist: Lösen sie eine Insulinreaktion aus und führen damit zum Fastenbrechen?

Manchmal wird Insulin ausgeschüttet, noch bevor Zucker oder Kohlenhydrate in den Blutkreislauf gelangen. Diese Reaktion bezeichnet man als „Insulinausschüttung in der kephalen Phase“. Sie wird durch den Anblick, den Geruch und den Geschmack von Lebensmitteln sowie durch das Kauen und Schlucken ausgelöst. Wenn Sie also jemanden sagen hören: „Ich nehme schon zu, wenn ich das Essen nur ansehe“, dann ist an dieser Aussage etwas Wahres dran!

Denken Sie daran, dass unsere Leber bei einem zu niedrigen Blutzuckerspiegel gespeicherte Glykogenmengen freisetzt, um ihn zu stabilisieren. Dies geschieht, wenn wir fasten, sogar über Nacht. Es gibt einige Theorien darüber, wie künstliche Süßstoffe diesen Prozess stören können:

1. Der süße Geschmack von künstlichen Süßstoffen löst die Insulinausschüttung in der kephalen Phase aus, was einen leichten Anstieg des Insulinspiegels verursacht.
2. Die regelmäßige Verwendung von künstlichen Süßstoffen verändert das Gleichgewicht zwischen guten und schlechten Darmbakterien negativ. Dies kann zu einer Insulinresistenz führen, die sowohl einen erhöhten Blutzucker als auch einen höheren Insulinspiegel zur Folge hat.

Es wurden nur wenige Studien über künstliche Süßstoffe und die Insulinreaktion durchgeführt. Nach bisherigem Kenntnisstand ist Sucralose wahrscheinlich der größte Übeltäter. In einer Studie wurde 17 Personen entweder Sucralose oder Wasser verabreicht. Anschließend unterzogen sie sich einem Glukosetoleranztest. Diejenigen, die Sucralose erhielten, hatten einen 20 Prozent höheren Insulinspiegel im Blut. Zudem wurde bei ihnen das Insulin vom Körper langsamer abgebaut. Es wird vermutet, dass Sucralose den Insulinspiegel erhöht, indem es Rezeptoren im Mund stimuliert, die Insulin in der kephalen Phase freisetzen.
Saccharin könnte das Gleiche bewirken, obwohl es nur wenige hochwertige Humanstudien zu diesem Süßstoff gibt. Acesulfam-K, ein synthetischer, hitzebeständiger Süßstoff, erhöht den Insulinspiegel bei Ratten, allerdings wurden bislang keine Studien am Menschen durchgeführt. Aspartam hat zwar keinen Einfluss auf das Insulin, aber viele andere negative Auswirkungen auf den Körper, wie Kopfschmerzen, Schwindel, unerklärliche Stimmungsschwankungen, Erbrechen und Übelkeit sowie Bauchkrämpfe.
Stevia enthält keine Substanz, die eine Insulinreaktion auslösen könnte, und bricht streng genommen auch nicht das Fasten. Das bedeutet jedoch nicht, dass Sie es verwenden sollten. Alle Süßstoffe, auch Stevia, sind dafür bekannt, dass sie Hunger auslösen und das Verlangen nach Zucker wecken – zwei Faktoren, die wir beim Intervallfasten ausschalten wollen. Der süße Geschmack der Süßstoffe gaukelt dem Körper vor, er bekäme zuckerhaltige, kalorienreiche Lebensmittel, aber das ist nicht der Fall. Das

regt den Appetit an, weckt Heißhunger und macht es schwieriger, den Hunger zu stillen.
Wenn Sie also Ihren Hunger kontrollieren, sich von Ihrer Sucht nach Süßem befreien und abnehmen wollen, besteht eine der wirksamsten Strategien darin, auf künstliche Süßstoffe ganz zu verzichten.

Wer sollte nicht Intervallfasten?

Viele Menschen versuchen das Intervallfasten, um Gewicht zu verlieren, andere nutzen die Methode, um chronische Krankheiten wie Hormonprobleme, Darmprobleme, geistige Klarheit oder Gelenkprobleme zu behandeln. Intervallfasten ist allerdings nicht für jeden geeignet.
Folgende Personengruppen sollten die Finger davon lassen:

- Kinder und Jugendliche unter 18 Jahren
- Ältere Menschen
- Frauen, die schwanger sind oder stillen oder versuchen, schwanger zu werden
- Personen mit einer schweren Form von Diabetes mellitus, der als instabiler Typ-1-Diabetes bezeichnet wird, ODER jeder Diabetiker, der nicht merkt, wenn sein Blutzucker zu niedrig ist (Hypoglykämie)
- Personen, die wegen schwerer Leber-, Nieren-, Herz-Kreislauf- oder Lungenprobleme behandelt werden
- Personen mit einer Vorgeschichte von Essstörungen (Anorexie, Bulimie, Binge-Eating oder eine Kombination davon)
- Menschen mit niedrigem Körpergewicht, das allgemein mit einem Body-Mass-Index von unter 18,5 diagnostiziert wird. Der BMI wird aus unserer Größe und unserem Gewicht berechnet, um ein allgemeines Maß für unser Körperfett zu erhalten. Die Centers for Disease Control and Prevention (CDC) betrachten einen Wert unter 18,5 als Untergewicht.
- Athletinnen, die für einen Wettkampf trainieren
- Personen, die kürzlich in einem Krankenhaus waren
- Jeder, der mit Alkoholismus zu kämpfen hat
- Personen, die unter erheblichem oder lang anhaltendem Stress stehen, der vor dem Fasten abgebaut werden sollte

Elektrolyte

Elektrolyte bezeichnen eine Gruppe von Stoffen, die beim Fasten zusammen mit Wasser aus dem Körper ausgeschieden werden. Dabei handelt es sich um Mineralien wie Natrium, Kalium, Magnesium und Chlorid. Sie wirken sich auf jede Zelle Ihres Körpers aus und übertragen elektrische Impulse, die es Ihren Zellen ermöglichen, zu kommunizieren und grundlegende Funktionen auszuführen. Sie arbeiten auch alle zusammen. Wenn Sie zum Beispiel nicht genug Natrium bekommen, können Sie kein Magnesium aufnehmen. Ein ausgeglichener Elektrolythaushalt ist also unerlässlich!

Wenn Sie mit dem Fasten beginnen, kann es zu Nebenwirkungen wie Kopfschmerzen, Übelkeit, Körperschmerzen, Schlaflosigkeit und einer Reihe von Symptomen kommen, die gemeinhin als „Keto-Grippe" bezeichnet werden. Sie sind in der Regel auf ein leichtes Ungleichgewicht an Elektrolyten zurückzuführen und können durch die Zufuhr von Elektrolyten korrigiert werden.

Natrium und Kalium

Eines der wichtigsten Elektrolyte ist Natrium. In nüchternem Zustand oder während einer kohlenhydratarmen Diät können Sie Natrium über den Urin verlieren. Dies wird durch das Renin-Angiotensin-Aldosteron-System (RAAS) ausgelöst, ein Hormonsystem, das den Blutdruck und den Flüssigkeitshaushalt reguliert.

Das RAAS setzt sich hauptsächlich aus den drei Hormonen Renin, Angiotensin II und Aldosteron zusammen. Renin ist ein Hormon, das in den Nieren produziert wird. Es erhöht den Blutdruck und hält Natrium zurück. Angiotensin II ist ein Protein, das die Werte des Blutdrucks, des Wasserhaushalts und des Natriumgehalts erhöht. Aldosteron ist für die Aufrechterhaltung eines ausgewogenen Natrium-Kalium-Wasser-Haushalts im Blut verantwortlich. Ziel dieses Hormons ist es, vor allem den Natriumgehalt aufrechtzuerhalten. Wenn der Körper glaubt, dass er mehr Natrium benötigt, schüttet er Aldosteron aus und versetzt den Körper in den Modus der „Natriumkonservierung“. Dadurch wird der Körper gezwungen, mehr Natrium zu speichern, und die Menge an Natrium, die er über den Schweiß verliert, wird reduziert.

Wenn Sie zu viel Aldosteron haben, kann es zu einem Natriumüberschuss und einem niedrigeren Kaliumspiegel kommen. Der Überschuss gelangt in den Blutkreislauf und zwingt das Herz, stärker zu pumpen, was wiederum zu Bluthochdruck führen kann. Jüngste Studien haben gezeigt, dass Menschen, die zu viel Aldosteron produzieren, auch eine Insulinresistenz haben.

Ein niedriger Aldosteronspiegel kann mit einem niedrigen Natriumspiegel in Verbindung gebracht werden, und das Verlangen nach Salz ist ein Zeichen dafür, dass unser Körper Natrium benötigt. Aldosteron fungiert also gewissermaßen als Botenstoff, der den Nieren mitteilt, dass sie genügend Salz für die inneren Prozesse des Körpers bereithalten sollen.

Beim Fasten verlieren Sie nicht nur Wasser, sondern auch Natrium. Wenn Sie zu viel Natrium verlieren, kann dies verschiedene Reaktionen auslösen. Ein Natriummangel kann zu einem Anstieg von Cortisol und Adrenalin führen, was Schlaflosigkeit und andere Stressreaktionen hervorruft. Weitere Symptome von Natriummangel sind:

- *Schwäche*
- *Kopfschmerzen*
- *Übelkeit*
- *Unruhe*
- *Insulinresistenz*

Magnesium

Magnesium ist an mehr als 300 Reaktionen im Körper beteiligt. Es ist jedoch wahrscheinlich, dass Sie mit Ihrer Ernährung nicht genug davon zu sich nehmen, obwohl dieser Mineralstoff in Nüssen, Samen, Hülsenfrüchten und anderen Lebensmitteln weit verbreitet ist. In einer Studie wurde festgestellt, dass zehn von elf scheinbar gesunden Frauen aufgrund eines speziellen oralen Magnesiumtests einen Magnesiummangel aufwiesen. Die Autoren kamen zu dem Schluss: „Die Ergebnisse zeigen, dass ein Magnesiummangel im Organismus häufiger vorkommt, als allgemein angenommen wird."

Ein Magnesiummangel wird im Allgemeinen durch chronische Krankheiten, Medikamente gegen Diabetes mellitus sowie Antibiotika, verarbeitete Lebensmittel, übermäßigen Alkoholkonsum, Stress und magnesiumarme Böden (selbst wenn sie biologisch bewirtschaftet werden) verursacht. Ein weiterer Grund für die unzureichende Versorgung mit Magnesium liegt in unserer Trinkwasserversorgung. Unsere Vorfahren nahmen Magnesium über das Wasser zu sich, aber unser Wasser enthält heutzutage bis auf wenige Ausnahmen sehr wenig Magnesium. Außerdem trinken viele Menschen heute Tafelwasser, das wenig bis kein Magnesium enthält.

Ein ständiger Mangel kann zu Muskelkrämpfen und -schmerzen, Schlaflosigkeit und Müdigkeit führen. Schwerwiegendere Folgen sind Bluthochdruck, Verkalkungen in Herz, Leber und Skelettmuskulatur sowie Nieren- und Herzerkrankungen.

Warum ist Magnesium für das Intervallfasten so wichtig? Zum einen können die Mitochondrien geschädigt werden, wenn sie nicht ausreichend mit Magnesium versorgt werden. Wir wollen diese zellulären Fabriken nicht stören, sonst beeinträchtigen wir ihre Fähigkeit, Energie zu erzeugen, und wir öffnen die Tür für mitochondriale Erkrankungen.

Zum anderen kann ein Magnesiummangel die Anfälligkeit für eine Insulinresistenz erhöhen – ein Zustand, den wir mit dem Fasten zu verhindern und zu korrigieren versuchen. In einer statistischen Untersuchung von 13 klinischen Studien, die 2017 in der Zeitschrift *Nutrients* veröffentlicht wurde, verringerte die Supplementierung mit Magnesium die Insulinresistenz bei insulinresistenten Patientinnen, die einen Mangel an diesem wichtigen Mineralstoff aufwiesen. Viele Mediziner glauben, dass Magnesium helfen kann, in den Verlauf von Diabetes mellitus einzugreifen, dem eine unbehandelte Insulinresistenz vorausging.

Magnesium wird auch als natürliches Mittel gegen Heißhungerattacken betrachtet. Untersuchungen haben ergeben, dass bei Magnesiummangel das Verlangen nach Nahrungsmitteln zunehmen kann. Es hat sich gezeigt, dass eine empfohlene Dosis von 600 Milligramm Magnesium pro Tag das Verlangen nach Essen deutlich verringert.

Magnesium ist auch wichtig für stabile Knochen – ein Problem für Frauen in der Perimenopause und Menopause. Frauen, die zu Osteoporose neigen, haben oft nicht genügend Magnesium. Zusammen mit Kalzium und Vitamin D sorgt es dafür, dass sich die Knochenstärke nicht verschlechtert.

Magnesium hat generell auch einen großen Einfluss auf andere Bereiche der Gesundheit. In einer 2015 in der Zeitschrift *Nutrients* veröffentlichten systematischen Übersichtsarbeit wurde festgestellt, dass ein niedriger Magnesiumspiegel mit einer Reihe von chronischen Krankheiten wie Alzheimer, Typ-2-Diabetes, Bluthochdruck, Herz-Kreislauf-Erkrankungen, Migräne sowie mit der Aufmerksamkeitsdefizit-Hyperaktivitätsstörung (ADHS) in Verbindung gebracht wird.

Es gibt zehn Arten von Magnesiumverbindungen, die auf unterschiedliche Gewebe einwirken. Diejenigen Verbindungen, die am besten absorbiert und deshalb vom Körper am besten verwert- und verdaubar sind, werden in der nachstehenden Tabelle aufgeführt. Für eine optimale Aufnahme empfehle ich sowohl orale als auch transdermale (durch die Haut) Magnesiumprodukte. Ich schlage vor, transdermales Magnesium zwei- oder dreimal pro Woche aufzutragen; orale Präparate können täglich eingenommen werden, wobei sich die Dosierung sich weitgehend an den individuellen Bedürfnissen orientiert. Vertragen Sie zum Beispiel die vom Hersteller empfohlene Dosierung? Oder leiden Sie unter Verstopfung und benötigen eine höhere Dosis? Dies sind Fragen, die Sie mit Ihrem Arzt oder Ihrer Ärztin besprechen sollten.

Die am besten bioverfügbaren Formen von Magnesium und ihre Verwendung

Magnesiumformen	**Anwendungsgebiete und Wirkungen**
Magnesiumchlorid	• Verstopfung • Sodbrennen

Magnesiumformen	Anwendungsgebiete und Wirkungen
Magnesiumcitrat	• Verstopfung • Unterstützt Energieproduktion im Körper
Magnesiumglycinat	• Wirkt entzündungshemmend • Verstopfung • Kann bei Angstzuständen, Depressionen, Stress und Schlaflosigkeit helfen
Magnesiumlactat	• Wirkt sanfter auf das Verdauungssystem als andere Magnesiumformen
Magnesiummalat	• Wirkt sanfter auf das Verdauungssystem als andere Magnesiumformen • Kann bei chronischer Müdigkeit helfen
Magnesiumorotat	• Kann Herzgesundheit fördern
Magnesium L-threonate	• Kann bei bestimmten Gehirnstörungen wie Depressionen und altersbedingtem Gedächtnisverlust helfen

Chlorid

Dieses Mitglied der Elektrolytfamilie ist kein Mineral, über das man normalerweise viel erfährt, aber es ist dennoch wichtig für Ihre Gesundheit. Es arbeitet eng mit Natrium und Kalium zusammen, um den Flüssigkeitshaushalt im Körper zu kontrollieren und das Elektrolytgleichgewicht zu erhalten. Wie Natrium beeinflusst auch Chlorid die Muskelfunktion und hilft, den Blutdruck aufrechtzuerhalten.

Chlorid ist in der Regel zusammen mit Natrium in gewöhnlichem Kochsalz, auch bekannt als Natriumchlorid, enthalten. Da es in den meisten Lebensmitteln vorhanden ist, kommt es selten zu einem Chloridmangel. In Form von Salzsäure bildet Chlorid einen Teil des Magensaftes und hilft dem Körper, wichtige Nährstoffe aus der Nahrung zu verdauen und aufzunehmen.

Nahrungsergänzung mit Elektrolyten

Aufgrund dieses komplizierten Zusammenspiels von RAAS und Elektrolyten ist es wichtig, diese Mineralien zu ergänzen. Ein ausgewogener

Elektrolythaushalt hilft Ihnen, einen besseren Fastenzustand zu erreichen und das Fasten erfolgreich beizubehalten.

Ich empfehle Elektrolytprodukte, die sich in Wasser auflösen, und trinke meine morgens als Erstes. Achten Sie darauf, dass Sie geschmacksneutrale Elektrolyte verwenden, die Sie während der Fastenphase in Wasser auflösen können. Ein aromatisiertes Produkt bricht Ihr Fasten. Und salzen Sie während des Fastenfensters Ihre Lebensmittel. Ja, Sie haben richtig gelesen! Auch Salz ist in unserer Ernährung wichtig, um unser Elektrolytgleichgewicht zu erhalten.

Andere Nahrungsergänzungsmittel für erfolgreiches Fasten

Nach den neuesten wissenschaftlichen Erkenntnissen gibt es einige spezielle Nahrungsergänzungsmittel, die Sie während des Fastens einnehmen können und die Ihr Fastenerlebnis verbessern werden. Bei manchen handelt es sich sogar um Lebensmittel, die das Fasten eher unterstützen, als es zu brechen. Obwohl ich Nahrungsergänzungsmittel empfehle und sie ein erfolgreiches Fasten fördern, ist deren Einnahme freigestellt.

Spermidin

Spermidin ist ein Nahrungsergänzungsmittel, das Ihr Gehirn und Ihr Herz schützt und die gleichen Auswirkungen auf die menschlichen Zellen hat wie das Fasten. Spermidin wurde ursprünglich im Sperma entdeckt, daher der Name dieses Nahrungsergänzungsmittels. Es handelt sich um ein Polyamin, eine chemische Verbindung, deren Moleküle aus mindestens zwei Aminogruppen bestehen. In der National Library of Medicine (PubMed) finden sich mehr als 200 Artikel, die über die Vorteile von Spermidin für Gesundheit und Langlebigkeit berichten.

Spermidin

- *verbessert den oxidativen Weg der Energiegewinnung,*
- *unterstützt die Autophagie,*
- *reduziert Methionin, das hochkonzentriert die DNA verändern kann,*
- *bekämpft freie Radikale, die Zellen schädigen und oxidativen Stress verursachen können,*
- *vergrößert die Mitochondrien im Herzen,*
- *erhöht die Anzahl der Makrophagen, einer Art weißer Blutkörperchen des Immunsystems, die Zelltrümmer, Krankheitserreger, Krebszellen und andere schädliche Fremdstoffe aufnehmen und verdauen,*
- *reduziert entzündungsfördernde Zytokine,*
- *erhöht die Aktivität der Stammzellen, um die Regenerationsprozesse des Körpers zu unterstützen,*
- *gewährt mehr zellulären Schutz,*
- *reduziert das weiße Fettgewebe,*
- *verringert Sarkopenie und*
- *schützt vor Herz-Kreislauf-Erkrankungen und Krebs, wenn der Spiegel erhöht ist.*

Damit all diese wunderbaren Vorteile zum Tragen kommen, muss Ihr Mikrobiom gesund sein und eine gute Population freundlicher Darmbakterien aufweisen. Zudem sollte Ihre Verdauung gut funktionieren. Die Spermidinwerte im Körper nehmen mit zunehmendem Alter ab.

Spermidin kommt natürlich in verschiedenen Lebensmitteln vor: Natto, Miso, Rindfleisch, Pilzen, Lachs, Fischrogen und Hähnchen.

Ich empfehle und verwende ein Produkt namens Spermidine Life von Longevity Labs. Die Dosierung beträgt zwei Kapseln täglich.

Berberin

Berberin wurde in Hunderten von Studien getestet und hilft, den Blutzucker zu senken, die Gewichtsabnahme zu fördern und die Herzgesundheit zu verbessern, um nur einige Vorteile zu nennen. Es ist eines der wenigen

Nahrungsergänzungsmittel, die nachweislich genauso wirksam sind wie ein Arzneistoff, nämlich Metformin (Glucophage), das zur Senkung des Blutzuckerspiegels bei Menschen mit Typ-2-Diabetes verschrieben wird.

Berberin ist eine Verbindung, die hauptsächlich in der Berberitzenpflanze vorkommt und viele medizinische Vorteile bietet. Es

- *verringert die Insulinresistenz und macht Insulin wirksamer,*
- *hilft dem Körper, Zucker in den Zellen abzubauen,*
- *verringert die Zuckerproduktion in der Leber,*
- *verlangsamt den Abbau von Kohlenhydraten im Darm,*
- *erhöht die Anzahl der nützlichen Bakterien im Darm,*
- *hilft dem Körper, schneller in die Autophagie zu kommen, und*
- *kann als Nahrungsergänzungsmittel zur Gewichtsabnahme wirksam sein.*

Normalerweise nimmt man von diesem Nahrungsergänzungsmittel dreimal täglich 500 Milligramm ein (insgesamt 1.500 Milligramm pro Tag). Obwohl es viele Vorteile bietet, sollten Sie sich vor der Einnahme mit Ihrem Arzt oder Ihrer Ärztin beraten, insbesondere wenn Sie täglich verschreibungspflichtige Medikamente zu sich nehmen oder in der Vergangenheit an Diabetes mellitus oder Hypoglykämie litten.

GTF-Chrom

Chrom GTF (GTF steht für Glukose-Toleranz-Faktor) wird technisch als Chrompolynicotinat bezeichnet. Es handelt sich um Chrom, das chemisch an das natürliche Vitamin B3 (Niacin) gebunden ist. Das einfache, preiswerte Mineralstoffpräparat kann zur Gewichtsabnahme beitragen, den Appetit zügeln, das Körperfett reduzieren, die fettfreie Körpermasse erhöhen, das Immunsystem stärken und den Blutzucker unter Kontrolle bringen.

Ich empfehle gelegentlich GTF-Chrom, weil es viele wünschenswerte körperliche Veränderungen hervorruft, die mit dem intermittierenden Fasten übereinstimmen, wie zum Beispiel die Senkung des Insulin- und des Blutzuckerspiegels, was auch bei der Kalorienrestriktion (Fasten) geschieht. Dieses Nahrungsergänzungsmittel ist eine weitere Möglichkeit, die metabolische Flexibilität zu unterstützen.

Wenn Sie sich dazu entschließen, eines dieser Präparate auszuprobieren, empfehle ich Ihnen, sich mit Ihrem Arzt oder Ihrer Ärztin zu beraten. Denn auch Nahrungsergänzungsmittel haben eine starke Auswirkung zum Beispiel auf den Blutzucker und auf die Autophagie.

Medizinische Pilze

Heilpilze werden seit mehr als tausend Jahren zu Heil- und Nahrungszwecken eingesetzt und haben nachweislich eine Wirkung gegen verschiedene Krankheiten, einschließlich Infektionen und entzündliche Erkrankungen. In einer 2017 im *International Journal of Molecular Sciences* veröffentlichten systematischen Übersichtsarbeit heißt es: „Es ist erwiesen, dass Pilze antiallergische, cholesterin-, tumor- und krebshemmende Eigenschaften besitzen."

Aufgrund meiner Studien über Heilpilze glaube ich, dass ihre gesundheitlichen Vorteile außerordentlich sind, weshalb ich sie als Ergänzung zum intermittierenden Fasten empfehle. Heilpilze sind reich an Antioxidantien. Sie stärken das Immunsystem und stimulieren die Autophagie. Zu den wirksamsten Heilpilzen gehören: Chaga-Pilze, Cordyceps-Sorten, Reishi, Schmetterlings-Tramete, „Löwenmähnen"-Pilz und Shiitake.

Eine der effektivsten Arten, Pilze während einer Fastenkur zu verwenden, besteht darin, sie in Pulverform in den Kaffee oder grünen Tee zu geben. Wie ich bereits erwähnt habe, brechen sie dadurch nicht das Fasten. Stattdessen machen Sie sich deren Gesundheitskräfte zunutze und unterstützen die Heilung, die durch das Intervallfasten hervorgerufen wird. Gleichzeitig helfen sie, die übermäßig stimulierende Wirkung von Koffein zu verhindern.

Adaptogene Heilpflanzen

Adaptogene sind Heilpflanzen, die helfen, die Anpassungsfähigkeit des Körpers gegenüber Stress zu steigern und dadurch seine negativen gesundheitlichen Auswirkungen zu mildern. Sie unterstützen das Gehirn, bauen Stress ab, fördern die Entspannung und können den Cortisolspiegel ausgleichen. Diese Funktionen sind während des Fastens sehr wichtig, da Fasten ein Stressfaktor ist.

Es gibt viele pflanzliche Adaptogene, aber meine Favoriten für die Verwendung während des Fastens – und die am besten untersuchten – sind die Rosenwurz (Rhodiola rosea) und die Schlafbeere (Ashwagandha).

Rhodiola wird in Russland, Skandinavien und anderen Teilen Europas bereits seit Jahrhunderten für medizinische Zwecke verwendet. Man nimmt das Pflanzen-Extrakt ein, um Energie, Ausdauer, Kraft und geistige Leistungsfähigkeit zu steigern, die sportliche Leistung zu verbessern, den Auswirkungen von Stress entgegenzuwirken und bei Depressionen und Angstzuständen zu helfen.

Die klinische Dosis beträgt in der Regel 200 bis 600 Milligramm täglich.

Ashwagandha wird aus der Wurzel und den Beeren eines kleinen, immergrünen Strauches gewonnen, der in Indien, im Nahen Osten und in Teilen Afrikas angebaut wird und Inhaltsstoffe enthält, die das Gehirn beruhigen, Entzündungen reduzieren, den Blutdruck senken und das Immunsystem stärken können.

Bei Stress beträgt die empfohlene Dosierung des Wurzelextrakts 300 Milligramm zweimal täglich.

Apfelessig

Apfelessig wird aus fermentiertem Apfelwein hergestellt und bietet eine Reihe von gesundheitlichen Vorteilen. Er kann zum Beispiel den Blutzucker senken und die Insulinsensitivität erhöhen, was beides indirekt die Fettverbrennung fördert und das Fasten unterstützt. Apfelessig kann auch das Sättigungsgefühl steigern.

Während des Fastens sollten Sie gefilterten Apfelessig verwenden. Ansonsten können Sie ihn ungefiltert bzw. naturtrüb zu sich nehmen. Apfelessig enthält Proteine und Bakterien, die genau genommen die Autophagie während des Fastens hemmen können.

Manche Menschen verdünnen Apfelessig gerne mit Wasser und trinken es dann. Die üblichen Dosierungen reichen von 1 bis 2 Teelöffeln bis zu 1 bis 2 Esslöffeln täglich, die in ein großes Glas gefiltertes Wasser gemischt werden.

Entgiftungspräparate

Diese ergänzenden Produkte unterstützen Ihren Körper bei der Verringerung des Giftstoffgehalts, indem sie verschiedene Giftstoffe binden und aus dem Körper ausscheiden. Ihr Körper kann dies zwar selbst tun, aber manchmal wird die Toxinbelastung zu hoch und eine Unterstützung bei der Entgiftung ist erforderlich. An dieser Stelle kommen Detox- bzw. Entgiftungspräparate ins Spiel, die Toxine binden und der Ausscheidung zuführen. Sie haben folgende Wirkungen:

- *Beseitigung von toxischen Ablagerungen*
- *Verbesserung der Darmschleimhaut*
- *Linderung von Blähgefühl und Völlegefühl*
- *Absorption von Giften und Verhinderung von Vergiftungen*

Wenn man eine Überbelastung mit Giftstoffen nicht behebt, werden die Giftstoffe in die Organe, insbesondere die Leber, zurückgeführt. Dieser Prozess belastet den Körper übermäßig, da er versucht, sich selbst zu entgiften.

Um die Entgiftungswege Ihres Körpers zu unterstützen, empfehle ich ein Produkt namens G. I. Detox. Es enthält mehrere Wirkstoffe:

- *Zeolith-Ton: Diese aus Lava gewonnene Tonerde bindet und neutralisiert Giftstoffe und hilft bei der Wiederherstellung des mikrobiellen Gleichgewichts im Darm.*
- *Monomethylsilanetriol-Kieselsäure: Dieser Wirkstoff wird aus Kieselsäure hergestellt, einer natürlich vorkommenden Substanz, die in der Erdkruste, in Pflanzen und einigen Gemüsesorten enthalten ist. Sie entgiftet Aluminium aus dem Körper und heilt die Darmschleimhaut.*

- *Huminsäure und Fulvosäure: Beides sind organische Verbindungen aus der Erde, die den Körper von Herbiziden und Pestiziden entgiften.*
- *Apfelpektin: Dies ist eine Art Ballaststoff, der natürlich in Äpfeln vorkommt und die Darmgesundheit verbessert sowie Magen-Darm- und Stoffwechselstörungen vorbeugt oder bestehende bessert.*
- *Aktivierte Bambuskohle: Dieses feine schwarze Pulver aus Bambus absorbiert Gifte aus dem Körper, einschließlich Schwermetalle. Es reduziert auch Blähungen und Völlegefühl.*

Nehmen Sie ein bis zwei Kapseln mehrmals pro Woche auf nüchternen Magen ein. Alle Detox- bzw. Entgiftungspräparate sollten entweder eine Stunde vor oder zwei Stunden nach Medikamenten und Nahrungsergänzungsmitteln eingenommen werden. Dieses Timing verhindert eine Bindung mit den Medikamenten und Nahrungsergänzungsmitteln.

Nahrungsergänzungsmittel, die Ihr Fasten brechen

Einige Nahrungsergänzungsmittel schaden Ihrem Fasten, insbesondere solche, die Glukose oder Zucker enthalten, oder diejenigen, die mehr als 20 Kalorien haben oder zu den Mahlzeiten eingenommen werden sollten. Einige dieser Präparate können einen Anstieg des Insulinspiegels bewirken, wodurch das Fasten gebrochen wird.

Im Folgenden finden Sie eine Liste von Nahrungsergänzungsmitteln, die Sie während des Fastenfensters nicht einnehmen sollten:

- Alle Nahrungsergänzungsmittel, die Sie normalerweise zu den Mahlzeiten einnehmen würden, wie Verdauungsenzyme, Produkte zur Unterstützung der Magensäure und Galle, Fischöle, Zink, Eisen sowie Multivitamine/Mineralien (außer Elektrolyte).
- Verzweigtkettige Aminosäuren (BCAA, engl. Branched-Chain Amino Acid)
- Proteinpulver
- Kreatin
- Fettlösliche Vitamine (A, D, E und K)
- Alle Kräuter, die zusammen mit der Nahrung eingenommen werden müssen.

Die richtige Nahrungsergänzung im Zusammenhang mit einem konsequenten Fasten ist sehr hilfreich, um alle Vorteile des Fastens zu nutzen. Ich möchte Sie ermutigen, Ihre Fastenphasen so rein wie möglich zu halten. Machen Sie Ihren Kopf frei, meditieren Sie, machen Sie Yoga, trinken Sie viel und freuen Sie sich über all die positiven Wirkungen, die Ihr Körper und Ihr Geist in den nächsten 45 Tagen erfahren werden.

Kapitel 8

DIE VORBEREITUNGEN FÜR ERFOLGREICHES FASTEN

Jetzt, da Sie wissen, was Sie essen sollten, welche Nahrungsergänzungsmittel Sie einsetzen können und wie ein Fastenfenster aussieht, können Sie einen neuen Lebensstil mittels Intervallfasten beginnen. Mit meinem IF:45-Plan können Sie es sich leicht machen. Sein schrittweises Tempo, das auf Ihre Lebensphase abgestimmt ist, hilft Ihrem Körper, sich sanfter anzupassen, und führt Sie zu einem Lebensstil des Intervallfastens, der Ihre Gesundheit auf lange Sicht verbessert.

Es gibt verschiedene Formen des Intervallfastens, aber ich konzentriere mich vorrangig auf das 16:8-Modell (sechzehn Stunden fasten, acht Stunden essen), auch bekannt als zeitlich begrenzte Nahrungsaufnahme (TRF, engl. Time-Restricted Feeding). Wenn Sie neu im Intervallfasten sind, empfehle ich Ihnen dieses Modell. Es ist ein einfacher Einstieg in den Fasten-Lebensstil und lässt sich leicht an Ihren Zeitplan und Ihre täglichen Gewohnheiten anpassen. Bei meiner Arbeit mit vielen Klientinnen habe ich festgestellt, dass das 16:8-Modell die Gewichtsabnahme am besten unterstützt und den Blutzucker, den Hormonhaushalt, die Gehirnfunktion und die Langlebigkeit verbessert.

Intervallfasten wird weiterhin gut erforscht. Eine Studie aus dem Jahr 2020, die in der Zeitschrift *Cell Metabolism* veröffentlicht wurde, ergab, dass diese Fastenmethode zu einer Gewichtsabnahme, einer Verringerung des Bauchfetts sowie zu einer Senkung des Blutdrucks und des Cholesterinspiegels führt. Interessanterweise wurde in der Studie ein Fastenfenster von 14:10 (vierzehn Stunden Fasten und zehn Stunden Nahrungsaufnahme) verwendet, was darauf hindeutet, dass auch ein kürzeres Fastenfenster wirkungsvoll ist.

Natürlich möchten Sie die bestmögliche Fastenerfahrung machen, und ich hoffe, dass Sie, nachdem Sie gelesen haben, wie wohltuend es für Ihren Körper sein kann, es unbedingt ausprobieren möchten! Ja, intermittierendes Fasten ist einfacher, als viele Menschen zunächst denken, aber es ist immer noch eine große Umstellung, und ein paar Dinge müssen in Ordnung sein, bevor Sie damit beginnen. Ein zu schneller Einstieg kann die ganze Erfahrung sabotieren und zu einer negativen Einstellung zum Fasten führen.

Damit das nicht passiert, müssen zunächst wichtige Faktoren geklärt werden. Es gibt sechs Kriterien, die ich für die Vorbereitung eines erfolgreichen Fastens für notwendig halte.

1. Planen Sie Ihr Fastenvorhaben

Ein Grund, warum das 16:8-Modell so ansprechend und effektiv ist, liegt in seiner Flexibilität. Jeder, ob beschäftigt oder nicht, kann dieses Modell in seinen Tagesablauf einbauen. Es passt zu praktisch allen Lebensstilen und führt zu konkreten Ergebnissen, selbst bei minimalem Aufwand. Der Schlüssel liegt darin, den Fastenplan so zu gestalten, dass er optimal für Sie funktioniert.

Legen Sie zunächst fest, in welchem Zeitraum Ihr achtstündiges Essensfenster liegen soll. Außerhalb dieses Zeitfensters nehmen Sie in den übrigen 16 Stunden eines jeden Tages keine Nahrung zu sich. In der Praxis ist dies recht einfach, da Sie sieben bis acht dieser Stunden in der Nacht schlafen werden. Wenn Sie schlafen, fasten Sie! Es gibt nur wenige Stunden am Tag, in denen Sie nichts essen und vielleicht ein wenig Hunger verspüren (allerdings wird der Hunger geringer, je mehr Erfahrung Sie mit intermittierendem Fasten haben).

Hier ist ein typisches Beispiel für den Tagesablauf eines 16:8-Modells. Nehmen wir an, Sie legen Ihr Essensfenster zwischen Mittag und 20 Uhr fest. Sie stehen morgens auf, trinken gefiltertes Wasser und Tee (grünen oder Kräutertee) oder Kaffee (aber ohne Milch oder Zucker), um wach zu werden und etwas in den Magen zu bekommen.

Nach dem Aufwachen sollten Sie eigentlich keinen Hunger haben. Unser zirkadianer Rhythmus bestimmt, dass Ghrelin, das Hunger stimulierende Hormon, morgens am niedrigsten ist, sodass Sie wahrscheinlich zumindest in den ersten Stunden nach dem Aufwachen keinen Hunger verspüren werden.

Gegen Mittag gibt es dann eine Mahlzeit. Gegen 19:30 Uhr ist es Zeit für das Abendessen, und dann ist die Nahrungsaufnahme beendet, bis Sie am nächsten Tag den Zyklus wieder von vorne beginnen.

Ich halte mich beim Intervallfasten an einen ähnlichen Zeitplan, wie oben beschrieben, und habe dadurch ein achtstündiges Essensfenster. Sie sollten tun, was für Sie gut ist. Manche Menschen bevorzugen eine große Mahlzeit und einen Snack, andere entscheiden sich für zwei Mahlzeiten. Ich schlage vor, dass Sie auf der Grundlage Ihres eigenen Arbeits- und Zeitplans ein wenig experimentieren. Es ist schwierig, genau vorzuschreiben, wann und welche Art von Mahlzeit man zu sich nehmen sollte, da wir alle biologisch individuell sind.

Ich breche mein Fasten normalerweise um die Mittagszeit, aber das variiert je nach Tagesform. Manchmal ist es früher, manchmal ist es später. Zu Mittag esse ich am liebsten Speck und Eier mit Gemüse oder Rucola mit Oliven, Olivenöl extra vergine oder Avocadoöl. Das Abendessen besteht meist aus proteinhaltigem, nicht-stärkehaltigem Gemüse. Meine Mahlzeiten sind vielleicht nicht besonders spektakulär, aber sie entsprechen meinen Ernährungszielen!

Sie können sich auch langsam an das 16:8-Modell gewöhnen, indem Sie mit einem größeren Essensfenster beginnen und es dann im Laufe der Zeit reduzieren. Sie könnten am Anfang zum Beispiel Ihre erste Mahlzeit des Tages um 9 Uhr zu sich nehmen und Ihr Abendessen um 21 Uhr beenden – somit haben Sie ein zwölfstündiges Essens- und ein zwölfstündiges Fastenfenster. Oder: Essen Sie Ihre erste Mahlzeit um 10 Uhr morgens und beenden Sie Ihr Abendessen um 20 Uhr mit einem vierzehnstündigen Fastenfenster. Dann gehen Sie allmählich zum 16:8-Modell über.

Wenn Sie zum Beispiel ein Morgenmensch sind und das 16:8-Modell anwenden, könnten Sie einen früheren Zeitplan bevorzugen, indem Sie Ihr Fasten mit der ersten Mahlzeit um 10 Uhr brechen und das Fenster um 18 Uhr schließen. Nachteulen, die länger ausschlafen, können es mit einem Zeitfenster von 13 bis 21 Uhr versuchen.

Manche Frauen bevorzugen ein Essensfenster von 9 bis 17 Uhr. Das ist ideal, wenn Sie gerne frühstücken. So haben Sie Zeit für ein ausgiebiges Frühstück am Morgen, Ihr normales Mittagessen am Mittag und ein frühes Abendessen vor 17 Uhr, wenn Ihr Fasten beginnt.

Vielleicht arbeiten Sie im Schichtdienst und sind über Nacht im Einsatz. Das ist kein Problem. Sie können auch dann fasten, wenn Sie tagsüber schlafen und in den Stunden danach. Versorgen Sie Ihren Körper so, wie es für Sie am besten ist. Sie können Ihre Essens- und Fastenfenster durchaus an lange Schichten anpassen.

Ich werde Ihnen zeigen, wie Sie mit zunehmender Erfahrung Ihr Essensfenster noch weiter verkürzen und Ihre Fastenzeiten verlängern können.

Es gibt keinen festen Zeitplan, der für jeden geeignet ist, also können Sie ausprobieren, welcher Zeitrahmen am besten zu Ihnen und Ihrem Alltag passt. Intervallfasten funktioniert, egal wie Sie Ihren Zeitplan wählen und unabhängig davon, wann Sie Ihr Essensfenster öffnen. Denken Sie daran, dass ein wichtiger Aspekt des Intervallfastens seine *Flexibilität* ist.

2. Setzen Sie sich motivierende Ziele

Sobald Sie sich für Ihren Fastenplan entschieden haben, sollten Sie sich über Ihre Fastenziele im Klaren sein und darüber, was Sie erreichen möchten: Verbesserte Körperzusammensetzung? Gewichtsabnahme? Gewichtserhaltung? Verbesserte Stoffwechselflexibilität?

Geringere Insulin- oder Leptinresistenz? Größere geistige Klarheit? Eine körperliche und emotionale Entgiftung? Eine Umstellung von schlechten Ess- und Lebensgewohnheiten? Anti-Aging? Oder einfach gefragt: Warum wollen Sie mit dem Intervallfasten beginnen? Wenn Sie sich über Ihre Ziele im Klaren sind, haben Sie einen festen Halt, wenn Sie diesen Lebensstil einführen. Ziele geben uns Sinn und Richtung und halten uns wie ein Kompass auf dem richtigen Weg. Je klarer Sie sich über Ihre Beweggründe sind, desto einfacher wird es sein. Dieser Grundsatz gilt nicht nur für das Fasten, sondern auch für alles andere in Ihrem Leben.

Ich schlage vor, dass Sie Ihre Ziele in einem Tagebuch, in Ihrem Handy oder auf Ihrem Computer notieren – irgendwo, wo Sie sie täglich sehen oder abrufen können. Wenn Sie Ihre Ziele aufschreiben, steigern Sie Ihre Motivation, sie zu erreichen; die Ziele sind konkreter und definieren klar, was das Erreichen dieser Ziele für Sie bedeutet. Studien haben nachgewiesen, dass Menschen, die ihre Ziele aufschreiben, diese mit 42 Prozent höherer Wahrscheinlichkeit auch erreichen.

Ich bin auch ein großer Anhänger der Manifestation, einer Strategie, bei der Sie sich vorstellen, dass alles, was Sie sich wünschen, wahr wird, indem Sie diese Erfahrung in Ihrem Kopf simulieren. Sie visualisieren, was Sie erreichen wollen (Ihr Ziel) und fühlen, wie es ist, es bereits erreicht zu haben.

Wenn Sie Ihre ideale Realität aktiv visualisieren, geschieht noch etwas Erstaunliches. Sie erhöhen die Neuroplastizität Ihres Gehirns: Neuroplastizität ist die Fähigkeit des Gehirns, als Reaktion auf reale und imaginäre Lebenserfahrungen zu wachsen und sich weiterzuentwickeln. Visualisierung und Manifestation haben also eine verjüngende Wirkung auf Ihr Gehirn.

Wenn wir unser gewünschtes Ergebnis visualisieren, beginnen wir zu „sehen“, dass es möglich ist, es zu erreichen. Stellen Sie sich also vor, Sie hätten Ihr Ziel bereits erreicht. Erstellen Sie dazu ein detailliertes geistiges Bild des gewünschten Ergebnisses und nutzen Sie dafür alle Ihre Sinne. Stellen Sie sich vor, wie es sich körperlich, emotional, kognitiv, energetisch und spirituell anfühlt.

Wenn Sie beispielsweise durch das Intervallfasten 8 Kilogramm abnehmen möchten, stellen Sie sich vor, dass Sie dieses Gewicht erreicht haben, dass Sie ein hübsches Kleid in einer kleineren Größe oder einen Bikini tragen, dass Sie sich selbstbewusster bewegen, dass Sie viel Energie haben und so weiter. Stellen Sie sich die Freude, die Zufriedenheit und den Rausch vor, den Sie erleben werden, wenn Sie mit einem neuen, viel gesünderen Gewicht durchs Leben gehen.

Führen Sie das Visualisieren und Manifestieren fort, bis Sie Ihre Ziele erreicht haben.

3. Ändern Sie Glaubenssätze, die Sie einschränken

Glaubenssätze bzw. Überzeugungen, die Sie einschränken, sind langlebige Gedanken, die uns bremsen und uns am Erfolg hindern. Manchmal stammen sie von uns selbst, in anderen Fällen übernehmen wir sie von anderen. Ein gutes Beispiel ist, dass mir gesagt wurde: „Akzeptiere einfach deine Gewichtszunahme, du wirst älter, und das gehört jetzt zu deinem Leben." Aufgrund solcher Überzeugungen vermeiden wir es, bestimmte Dinge zu tun, die uns sonst helfen könnten, und lassen uns in unserem Leben einschränken.

Hier sind einige Beispiele für häufig geäußerte einschränkende Überzeugungen im Zusammenhang mit dem Intervallfasten und den damit einhergehenden Problemen:

Fasten ist nichts für mich – ich kann nicht einmal einen halben Tag ohne Essen auskommen!
Ich kann unmöglich 16 Stunden ohne Essen auskommen.
Mir fehlt die Disziplin fürs Intervallfasten.
Ich fühle mich schwach, wenn ich nichts esse.
Wow, das könnte ich nie tun.
Das Leben endet nach der Menopause.
Ich kann nichts gegen meine Hormone tun. Ich muss einfach akzeptieren, dass ich älter werde.

Obwohl diese Ansichten in unseren grauen Zellen festzustecken scheinen, ist es ziemlich einfach, sie loszuwerden. Der erste Schritt besteht darin, Ihre eigenen einschränkenden Überzeugungen zu erkennen, insbesondere in Bezug auf das Fasten und das Erreichen Ihrer diesbezüglichen Ziele. Schauen Sie sich die obige Liste an. Können Sie sich mit einer der Aussagen in Verbindung bringen? Welche? Gibt es noch andere Gründe? Schreiben Sie diese auf und seien Sie ehrlich, wenn Sie Ihre Überzeugungen auflisten.

Wenn Sie damit fertig sind, ordnen Sie Ihre Glaubenssätze, beginnend mit der Einstellung, die Sie am meisten zurückhält. Welcher Ihrer Glaubenssätze würde Ihnen am meisten nützen, wenn Sie ihn abschaffen würden? Und auf welche Weise? Seien Sie bei der Beantwortung dieser Fragen genau.

Arbeiten Sie als Nächstes daran, Ihre einschränkenden Überzeugungen durch ermutigende Überzeugungen zu ersetzen. Dieses „Reframing" erfordert, dass Sie sich selbst ein paar Fragen stellen. Sehen Sie sich jede Überzeugung einzeln an und fragen Sie sich: Ist das wirklich wahr? Welche Beweise habe ich, um diese Überzeugung zu untermauern?

Nehmen wir zum Beispiel an, Sie glauben den ersten Satz auf der Liste: *Ich kann unmöglich 16 Stunden ohne Essen auskommen.* Wenn Sie sich informieren und ein wenig recherchieren, werden Sie erfahren, dass ein normalgewichtiger Mensch vierzig Tage lang ohne Nahrung auskommen kann (wenn Sie schwerer sind, auch länger) und dabei alle zum Überleben notwendigen Nährstoffe und genügend Energie hat. Fasten sollte also im Allgemeinen unbedenklich sein, es sei denn, Sie gehören zu den Menschen, die nicht fasten sollten.

Ich spreche auch nicht von vierzig Tagen, sondern nur von zwölf bis sechzehn Stunden, von denen die meisten in der Nacht liegen. Sobald Sie den Irrtum erkennen, der Ihrem einschränkenden Glaubenssatz zugrunde liegt, haben Sie ihn widerlegt und brauchen nicht mehr daran festzuhalten. Puff, weg ist er.

Fragen Sie sich als nächstes: Was ergibt sich aus dieser Überzeugung? Nehmen wir das Beispiel von: *Das Leben endet nach der Menopause.* Überlegen Sie, welche Auswirkungen es auf Ihr Leben hat, wenn Sie an dieser Überzeugung festhalten. Zum Beispiel würden Sie wahrscheinlich keine positiven Lebensziele verfolgen wie Reisen, ein neues Unternehmen gründen, für ein Amt kandidieren oder einen Roman schreiben. Sie würden auch nicht Ihre Gesundheit für Ihre späteren Jahre verbessern.

Statistisch gesehen verbringen Frauen 40 Prozent ihres Lebens in der Menopause, so die Daten von Simply Insurance. Lassen Sie das auf sich wirken – das ist fast die Hälfte Ihres Lebens! Die Wahrheit ist, dass Sie nach der Menopause noch Jahrzehnte eines großartigen Lebens vor sich haben! Beginnen Sie, mental zu manifestieren und zu visualisieren, wie Sie diese nutzen werden, damit diese Überzeugung nicht zu einer sich selbst erfüllenden Prophezeiung wird.

Ersetzen Sie schließlich Ihre einschränkenden Überzeugungen über das Intervallfasten durch solche, die Ihr Streben nach einer Verbesserung Ihrer Gesundheit und Ihres Lebens unterstützen.

Denken Sie zum Beispiel an sich selbst:

Es fällt mir leicht, 16 Stunden ohne Essen auszukommen, weil der größte Teil in der Nacht liegt, während ich schlafe, und ich fühle mich während des Fastens so fantastisch, dass es die gesundheitlichen Vorteile dieser Lebensweise verstärkt.
Intervallfasten wird für mich funktionieren, weil es so vielen anderen gelungen ist und die Forschung seine Vorteile bekräftigt.
Ich habe die Disziplin, intermittierendes Fasten durchzuführen. Ich werde mich langsam herantasten – einen Schritt nach dem anderen.
Ich werde mich nicht schwach fühlen, wenn ich auf Essen verzichte, weil ich die Strategien in diesem Buch anwenden werde.
Wow, ich schaffe das.
Das Leben beginnt nach der Perimenopause und nach der Menopause. Ich habe die Freiheit und die Zeit, alles zu erreichen, was ich will.
Ich kann meine Hormone mit natürlichen Methoden ins Gleichgewicht bringen und meinen Körper die Umkehrung des Alterungsprozesse (Reverse-Aging-Modus) in Gang setzen.

Arbeiten Sie weiter an Ihrer Liste der einschränkenden Glaubenssätze, indem Sie jeden einzelnen durch eine positive Aussage (Affirmation) ersetzen. Finden Sie alle Glaubenssätze, die Ihnen nicht guttun, und arbeiten Sie daran, sie mithilfe der hier beschriebenen Schritte zu beseitigen. Tun Sie dies regelmäßig, insbesondere wenn Sie sich in irgendeinem Bereich des Intervallfastens frustriert fühlen.

Aufklärung der fünf größten Mythen über das Intervallfasten

Es sind viele Mythen über das Intervallfasten im Umlauf – und ehrlich gesagt, sie nähren viele unserer uns selbst einschränkenden Überzeugungen über das Fasten. Solche Mythen sind irreführend und stiften Verwirrung über diese wichtige, lebensverändernde Strategie. Deshalb möchte ich die größten Mythen aus dem Weg räumen. Mit der Wahrheit an Ihrer Seite ist es wahrscheinlicher, dass Sie richtig fasten. Und wenn Sie richtig fasten, ist es wahrscheinlicher, dass Sie alle Vorteile, die das intermittierende Fasten bietet, nutzen können.

Mythos Nr. 1: Intervallfasten versetzt Ihren Körper in einen Hungermodus.

Fakt ist: Dieser Mythos ist wahrscheinlich eines der häufigsten Argumente gegen das Intervallfasten. Er ist falsch. Durch das Fasten werden Hormone verändert, die es dem Körper ermöglichen, Nahrungs- und Nährstoffspeicher zu erschließen, nämlich Körperfett und Glykogen in Leber und Muskeln. Nachdem Sie gegessen haben, speichert Ihr Körper Energie. Wenn Sie nichts essen (wie beim Fasten), greift Ihr Körper auf diese Energiequellen zurück. Intervallfasten kann auf keinen Fall zum Verhungern führen, da Energie auf natürliche Weise tagein, tagaus zur Verfügung steht. Ein anderer Aspekt dieses Mythos hat mit der Vorstellung zu tun, dass Hungern möglicherweise einen langsameren Stoffwechsel verursacht. Dieser Teil des Mythos verleitet die Menschen zu der Annahme, dass intermittierendes Fasten den Stoffwechsel herunterfährt und die Fettverbrennung verhindert. Das ist völlig falsch. Tatsächlich kann intermittierendes Fasten die Stoffwechselrate erhöhen, indem es die Blutwerte von gegenregulierenden, stoffwechselanregenden Hormonen wie Noradrenalin drastisch erhöht. Untersuchungen haben ergeben, dass Fasten von bis zu 48 Stunden den Stoffwechsel um 3,6 bis 14 Prozent steigern kann. Der Stoffwechsel ist im Grunde der Prozess der Umwandlung von Nahrung in Brennstoff. Fasten führt also tatsächlich zu mehr Energie, was mich zum nächsten Mythos führt.

Mythos Nr. 2: Intervallfasten raubt Ihnen Energie.
Fakt ist: Sie werden beim intermittierenden Fasten keinen Energieverlust spüren, und zwar aus folgendem Grund: Wenn Sie intermittierend fasten, sinken Ihre Insulin- und Glukosewerte, was Ihren Körper dazu veranlasst, eine alternative Energiequelle anzuzapfen – das Körperfett. Viele Frauen berichten sogar, dass sie im Fastenzustand *mehr* Energie haben. Auch geistig werden Sie sich energiegeladener fühlen. Das hängt damit zusammen, dass beim Intervallfasten Ketonkörper gebildet werden, die Nebenprodukte der Fettverbrennung sind. Und wir wissen, dass bestimmte Arten von Ketonen, wie zum Beispiel Beta-Hydroxybutyrat (BHB), die Blut-Hirn-Schranke überwinden, um als Energie genutzt zu werden. Bedenken Sie: Ihr Gehirn liebt Ketone und zieht sie sogar der Glukose vor. Rechnen Sie also damit, dass Ihre Konzentration durch intermittierendes Fasten zunimmt und Ihr Gehirnnebel verschwindet. Wenn Sie während des Fastens weniger Energie haben, kann das ein Zeichen dafür sein, dass Sie nicht richtig fasten oder dass es nicht die richtige Methode für Sie ist.

Mythos Nr. 3: Intervallfasten führt zu Muskelabbau.
Fakt ist: Muskelgewebe ist wichtig für die Gewichtsregulierung und die Gesundheit, da es den Stoffwechsel anregt. Manche Menschen glauben jedoch, dass ihr Körper beim Fasten anfängt, Muskeln als Brennstoff zu verbrennen. Das Gegenteil ist der Fall: Studien deuten darauf hin, dass Intervallfasten besser für den Erhalt schlanker Muskeln ist. In einer Untersuchung führte intermittierendes Fasten zu einem ähnlich starken Gewichtsverlust wie eine kalorienreduzierte Diät, jedoch mit einem wesentlich geringeren Abbau von Muskelmasse.

Denken Sie auch daran, dass Intervallfasten einen Anstieg des Wachstumshormons auslöst, das wiederum die Muskelmasse unterstützt. Machen Sie sich also keine allzu großen Sorgen, dass Sie beim Fasten Muskelmasse verlieren. Diejenigen unter uns, die über 40 Jahre alt sind, müssen sich vielleicht etwas mehr anstrengen, um Muskeln aufzubauen, aber es ist nicht unmöglich.

Mythos Nr. 4: Intervallfasten führt zu Heißhungerattacken.
Fakt ist: Je länger Sie intermittierend fasten, desto weniger Hunger werden Sie verspüren.

Als ich noch drei Mahlzeiten plus Zwischenmahlzeiten zu mir nahm, war ich immer hungrig und dachte an meine nächste Mahlzeit. Das Verlangen, ständig zu essen, und die permanente Beschäftigung mit dem Essen verschwanden, nachdem Intervallfasten Teil meines Lebensstils geworden war. Im Gegensatz zu diesem Mythos befreit das Intervallfasten also von Heißhungerattacken, solange Sie während Ihres Essensfensters eine ausreichende Menge an Makronährstoffen zu sich nehmen.
Studien belegen durchweg den Verlust von Heißhungerattacken bei Fastenprogrammen. Eine dieser Studien wurde 2010 an der University of Illinois durchgeführt und umfasste Personen, die einen „Alternate-Day"-Fastenplan verfolgten, demzufolge sie im Wechsel einen „Fastentag", an dem die Energieaufnahme stark reduziert (oder keine Nahrung gegessen) wird, gefolgt von einem „Festtag", an dem Nahrung ohne Kalorienbeschränkung konsumiert wird, erlebten. Es stellte sich heraus, dass durch das Fasten der Appetit nicht gesteigert wurde. Vielmehr aßen sie an den Essenstagen 5 bis 10 Prozent weniger als ihr „erforderliches" Energieniveau. Außerdem kamen die Forscher zu dem Schluss, dass sich die Menschen schnell an das Fasten gewöhnen und dass es den Hunger dämpft, die Zufriedenheit steigert und die Gewichtsabnahme unterstützt. Wenn Sie richtig fasten, müssen Sie sich keine Sorgen über Heißhungerattacken oder einen unkontrollierten Appetit machen. Tipp: Wenn Sie das Gefühl haben, dass Ihr Appetit unkontrollierbar ist oder Sie Heißhunger verspüren, sollten Sie das Fasten früher brechen, auch wenn ein kürzeres Essensfenster weniger effektiv ist.

Mythos Nr. 5: Intervallfasten ist für Frauen gesundheitsschädigend.
Fakt ist: Ich schüttle wirklich immer wieder den Kopf, wenn ich das höre! Im Jahr 2016 veröffentlichte ein Forscherteam eine Übersichtsarbeit im *Journal of Mid-Life Health* und zählte eine sehr lange Liste an Vorteilen des Intervallfastens für Frauen auf. Diese Liste hat mich umgehauen: Intervall-

fasten reduziert bei Frauen das Körpergewicht, kontrolliert den Blutzucker, verlangsamt das Tumorwachstum und verringert das Krebsrisiko, verbessert die Knochen- und Gelenkgesundheit, schützt das Herz, verbessert die psychische Verfassung und lindert Wechseljahrsbeschwerden. All diese erstaunlichen Vorteile sind direkt auf die oben erläuterten physiologischen, metabolischen und hormonellen Prozesse zurückzuführen. Intermittierendes Fasten ist ein sehr wirkungsvolles Mittel für Frauen.

4. Holen Sie sich Unterstützung aus Ihrem sozialen Umfeld

Soziale Unterstützung bedeutet, Freunde und Familie zu haben, an die man sich in Zeiten der Not oder zur Ermutigung wenden kann. Grundsätzlich steigert die soziale Unterstützung Ihre Lebensqualität und erleichtert es Ihnen, Ihre Ziele zu erreichen. Die Inanspruchnahme von sozialer Unterstützung trägt auch zur Verbesserung der Gesundheit bei. Forscher kamen in der Fachzeitschrift *European Journal of Clinical Nutrition* nach Auswertung der Daten zu diesem Thema zu dem Schluss: „Soziale Unterstützung ist wichtig, um positive Veränderungen bei Risikofaktoren für Krankheiten wie Übergewicht und Fettleibigkeit zu erreichen".

Daher ist es von großer Bedeutung, die richtige Unterstützung zu haben, wenn man eine neue Diät oder einen neuen Lebensstil beginnt. Sie brauchen Menschen, die Ihnen helfen, Sie ermutigen und Ihren neuen Weg unterstützen, um Ihren Erfolg zu fördern.

Am besten ist es, wenn Sie Ihre Lieben informieren und sie in die Tatsache einweihen, dass Sie mit dem Intervallfasten beginnen. Manche Leute verstehen das vielleicht nicht, bis Sie ihnen erklären, dass das meiste über Nacht geschieht. Es ist auch wichtig zu erklären, warum Sie das tun – Ihre Ziele – und wie wichtig es für Sie ist, diese Ziele zu erreichen. Heutzutage kennen sich glücklicherweise viele Familienmitglieder und Freunde mit Heilmethoden wie Entgiftung und Fasten gut aus, sodass ich bezweifle, dass Sie auf Widerstand stoßen werden. Außerdem essen Sie in der Regel zu Abend, und diese Mahlzeit wird normalerweise zusammen mit der Familie eingenommen. Ihr neues Ernährungsprogramm sollte also keine großen Auswirkungen auf Ihre Familie haben.

Es kann vorkommen, dass die eine oder andere Person Ihrem neuen Weg negativ gegenübersteht. Wenn dies der Fall ist, sollten Sie sie nicht in Ihren Unterstützerkreis aufnehmen.

Wenn Sie alleinstehend sind, suchen Sie sich „informationelle" soziale Unterstützung. Dazu gehört, dass Sie so viele positive Informationen wie möglich über intermittierendes Fasten sammeln – in Büchern, Artikeln, Online-Quellen und Studien – und dass Sie mit anderen Menschen sprechen, die erfolgreich Intervallfasten praktizieren.

Meine Familie hat sich an meinen intermittierenden Fastenstil gewöhnt, und auch Ihre Freunde und Bekannten werden dies tun. Ich habe sogar das Glück, einen Ehemann zu haben, der mir hilft, eine große Menge an Proteinen und Gemüse für die Woche vorzubereiten; das spart so viel Zeit. Mit unseren zwei heranwachsenden Jungs sind die Lebensmittel schnell verbraucht! Wenn Sie können, sollten Sie also Familienmitglieder dazu bringen, Sie zu unterstützen. Es ist hilfreich, wenn Sie einen Angehörigen haben, der nach Ihnen schaut und sich um Sie kümmert, während Sie fasten – und es vielleicht sogar mit Ihnen zusammen tut.

5. Sorgen Sie für einen gesunden Schlaf

Je älter wir werden, desto wichtiger wird unser tägliches Bedürfnis nach gutem Schlaf. Genauso wie die Nahrung ist auch der Schlaf der Treibstoff für Ihren Körper. Er unterstützt die Gehirngesundheit und das Hormonsystem, indem er für den Ausgleich aller wichtigen Hormone sorgt. Sie brauchen mehr Tiefschlaf – vor allem, wenn Sie beim Intervallfasten erfolgreich sein wollen. Eines meiner Standard-Mantras lautet: Wenn Sie nachts nicht durchschlafen können, sollten Sie Intervallfasten nicht als tägliches Programm einsetzen.

Daher müssen Sie zunächst an Ihrer Schlafqualität arbeiten, bevor Sie mit meinem IF:45-Programm beginnen. Fasten kann eine Belastung für den Körper sein, und falls Sie nicht gut schlafen, werden Sie alle Vorteile zunichtemachen.

Wenn Sie weniger als sechs Stunden pro Nacht schlafen, steigt die Wahrscheinlichkeit, dass Sie metabolisch unflexibel und insulinresistent werden, beträchtlich, und es wird fast unmöglich, ohne ausreichenden Schlaf abzunehmen. Sie werden auch mit Heißhunger und Übersättigung zu kämpfen haben. Beides in den Griff zu bekommen, ist entscheidend für den Erfolg des Intervallfastens

Denken Sie auch daran, dass nachts, während Sie schlafen, Wachstumshormone ausgeschüttet werden, die Ihren Körper bei der Heilung unterstützen und für den Aufbau schlanker Muskelmasse entscheidend sind. Diese Sekretion findet nur statt, wenn Sie im Tiefschlaf sind. Wenn Sie zwischen 2:00 und 4:00 Uhr morgens aufwachen, kommen Sie nicht in den Tiefschlaf, den Sie brauchen, um Gewicht zu verlieren, Ihre Hormone auszugleichen und das Beste aus dem Intervallfasten herauszuholen. Ein Erwachen in diesem Zeitraum kann ein Hinweis auf einen schlechten Blutzuckerspiegel und eine Fehlsteuerung des Hormonhaushalts sein.

Hier sind meine Leitlinien zur Verbesserung Ihres Schlafs:

Schlafen Sie in einem kühlen, dunklen Raum (18 bis 19 °C). Diese leicht gesenkte Temperatur fördert den Schlaf und wirkt sich auf die Qualität des REM-Schlafs (Rapid Eye Movement) aus, die Phase, in der Sie träumen. Außerdem begünstigen niedrigere Temperaturen die hormonelle Regeneration in der Nacht. Auch sollte Ihr Schlafzimmer so dunkel wie möglich sein, um die Melatonin-Ausschüttung zu fördern. Kaufen Sie bei Bedarf Verdunkelungsvorhänge. Ich schlafe auch sehr gerne mit einer Schlafmaske aus Seide.

Schalten Sie elektronische Geräte mindestens sechzig bis neunzig Minuten vor dem Schlafengehen aus. Computer, Tablets, Handys – all diese Geräte strahlen blaues Licht aus, das die Melatoninproduktion beeinträchtigt. Wenn Sie dies nicht vermeiden können, tragen Sie eine

Brille, die blaues Licht blockiert. Das ist vielleicht nicht die attraktivste Brille auf dem Markt, aber sie hilft Ihnen definitiv, besser zu schlafen.

Schlafen Sie nicht bei laufendem Fernseher ein. Auch Fernsehgeräte strahlen blaues Licht aus. Außerdem bringt der Fernseher Ihren Geist nicht zur Ruhe, sondern stimuliert ihn nur. Versuchen Sie, zum Einschlafen ein Buch zu lesen, ganz traditionell mit Papierseiten. Das funktioniert bei mir immer. Noch besser ist es, keinen Fernseher in Ihrem Schlafzimmer zu haben. Ihr Schlafzimmer sollte nur zum Schlafen und zum Sex da sein – mehr nicht.

Nehmen Sie vor dem Schlafengehen Magnesium zu sich. Unser Körper verbraucht diesen Nährstoff schnell, um Stress abzubauen. Ein ausreichender Magnesiumspiegel hilft Ihrem Körper, sanft in einen erholsamen Zustand zu gleiten. Um Ihr Fasten nicht zu brechen, verwenden Sie reines Magnesiumölspray, das über die Haut wirkt. Eine weitere Möglichkeit besteht darin, die Magnesiumspeicher durch ein Fußbad oder ein Bad mit Epsom-Salz vor dem Schlafengehen aufzufüllen. Fügen Sie etwas ätherisches Lavendelöl hinzu, um sich vor dem Schlafengehen noch mehr zu entspannen und zu beruhigen.

Meditieren Sie. Meditation beruhigt Ihr Gehirn, damit Sie besser schlafen können. Laut Definition ist es eine geistige Übung, bei der Sie Ihren Geist leeren und sich auf Ihren Atem fokussieren. Als einfache abendliche Meditation versuchen Sie, einfach nur tief einzuatmen und sich auf Ihren Atem zu konzentrieren. Sie werden überrascht sein, wie schnell Sie mit dieser Technik einschlafen können. Wenn Sie zum ersten Mal meditieren, probieren Sie es mit einer angeleiteten Meditation, die Sie durch die Meditation führt. Headspace bietet eine Reihe von Meditationsanleitungen an, die Sie über eine App abrufen können. Eine weitere achtsame Aktivität ist das Führen eines Dankbarkeitstagebuchs, in dem Sie Ereignisse und Menschen in Ihrem Leben festhalten, für die Sie dankbar sind. Lesen Sie jeden Eintrag noch einmal durch und meditieren Sie über das, was Sie geschrieben haben.

Essen Sie genug. Wenn Sie mit dem Intervallfasten beginnen, sollten Sie die Kalorienzufuhr während des Essensfensters nicht drastisch reduzieren. Die Gefahr ist, dass Sie wirklich hungrig werden, und Hunger stört den Schlaf. Bei der Auswahl der Lebensmittel während des Essensfensters sollten Sie sich auf Proteine und gesunde Fette konzentrieren. Wenn Sie während des Carb-Cyclings an den kohlenhydratreichen Tagen Kohlenhydrate aus stärkehaltigem Gemüse und niedrig-glykämischem Obst zu sich nehmen, fördert dies ebenfalls einen erholsamen Schlaf. Achten Sie außerdem darauf, dass Ihr Essensfenster drei bis vier Stunden vor dem Schlafengehen geschlossen wird, um Ihren zirkadianen Rhythmus zu unterstützen.

Schaffen Sie sich ein abendliches Ritual. Dies ist eine meiner Lieblingsmethoden, um mein Gehirn auf den Schlaf vorzubereiten, weil es einen gesunden zirkadianen Rhythmus unterstützt. Finden Sie heraus, welche Rituale für Sie und Ihren Lebensstil am besten geeignet sind. Sie können zum Beispiel vor dem Schlafengehen ein heißes Bad nehmen, jeden Tag zur gleichen Zeit ins Bett gehen, die elektronischen Geräte ausschalten, ein Buch lesen und so weiter. Machen Sie das jeden Abend, damit sich Ihr Körper an diese Routine gewöhnt und automatisch beginnt, sich auf den Schlaf vorzubereiten.

Machen Sie ein Brain Dump. Haben Sie Probleme mit dem Schlaf, weil Ihnen so viele Gedanken im Kopf herumschwirren? Buddhisten bezeichnen dies als unseren „Monkey Mind“ bzw. „Affengeist“ und meinen damit unseren Geisteszustand, wenn unsere Gedanken von einem zum nächsten springen, wie ein Affe, der sich von Ast zu Ast oder von Baum zu Baum schwingt. Wenn Sie mit diesem Problem zu kämpfen haben, versuchen Sie es mit einem „Brain Dump“. Nehmen Sie ein paar leere Blätter Papier und notieren Sie alles, was Ihnen durch den Kopf geht. Dann falten Sie die Papiere zusammen und legen sie beiseite. Damit sind Sie Ihre Sorgen los, zumindest für den Moment.

Trinken Sie keinen Alkohol vor dem Schlafengehen. Ein Glas Wein oder ein anderes alkoholisches Getränk als eine Art „Einschlafmittel“ einzusetzen, ist nicht optimal. Alkohol stört den Schlaf, insbesondere den REM-Schlaf, mehr als fast alles andere. Er greift in den Cortisolhaushalt ein, indem er ihn in der Nacht erhöht, wenn er eigentlich sinken sollte, und er unterdrückt die Melatoninproduktion. Wenn Sie abends Alkohol trinken, trinken Sie anschließend die gleiche Menge Wasser und halten Sie sich an Ihr abendliches Ritual.

6. Plan zur Stressbewältigung erstellen

Niemand lebt ein stressfreies Leben. Ich bin Realistin und weiß, dass wir alle Wege finden müssen, um proaktiv damit umzugehen, vor allem wir Frauen.

Laut der Seattle Midlife Women's Health Study, einer Studie, die über einen Zeitraum von 23 Jahren durchgeführt wurde, haben wir es mit einer Vielzahl von Stressfaktoren zu tun. Im Rahmen der Studie beantworteten 81 Frauen die Frage: „Was war für Sie die größte Herausforderung Ihres Lebens, seit Sie an unserer Studie teilnehmen (seit 1990 oder 1991)?"

Die folgenden Aspekte wurden als Stressoren in der Lebensmitte genannt:

- *Veränderung der familiären Beziehungen*
- *Wiederherstellung der Work-Life-Balance*
- *Wiederentdeckung des eigenen Selbst*
- *Sicherstellung ausreichender finanzieller Mittel*
- *Bewältigung mehrerer gleichzeitig auftretender Stressfaktoren*
- *Scheidung oder Trennung von einem Partner*
- *Gesundheitsprobleme*
- *Tod der Eltern*

Die enorme Menge an Stressfaktoren, mit denen wir konfrontiert sind, kann zur Folge haben, dass wir uns in einem ständigen Kampf-oder-Flucht-Modus befinden und unser sympathisches Nervensystem konstant aktiviert ist. Mit der Zeit zermürbt dies unseren Körper, erhöht den Cortisolspiegel und wirkt sich negativ auf unsere Gesundheit aus. Wie ich bereits erwähnt habe, kann Cortisol zu einer Gewichtszunahme führen, die Insulinproduktion (ein weiteres Fettspeicherhormon) stören, unsere Immunfunktion beeinträchtigen und viele andere Probleme in Gang setzen.

Denken Sie daran, dass Intervallfasten ein Stressfaktor ist. Wenn Sie also ständig unter Stress stehen, ist dies nicht der ideale Zeitpunkt zum Fasten. Arbeiten Sie daran, Stress abzubauen, bevor Sie mit dem IF:45-Programm beginnen. Die Art und Weise, wie Sie mit Stress umgehen, mag sich von meiner Art der Stressbewältigung unterscheiden, aber hier sind einige nachhaltige Strategien, die erwiesenermaßen helfen.

Finden Sie eine Sportart, die Ihnen Spaß macht

Bewegung ist ein wunderbares Mittel zum Stressabbau, da der Körper beim Sport Wohlfühl-Substanzen, sogenannte Endorphine, freisetzt, die auch als „Runner's High" bekannt sind.

Wählen Sie eine Sportart, die Ihnen Spaß macht. Wenn Sie sich um des Sports willen anstrengen, erzeugt das nur noch mehr Stress. Versuchen Sie es mit Walken, Wandern, Yoga, Pilates, Tanzen, Schwimmen, Paddelboarding, Krafttraining und so weiter – was immer Ihnen am meisten Spaß macht und Sie das Gefühl haben, es ein Leben lang tun zu können. (Mehr zum Thema Sport während des Fastens finden Sie in Kapitel 9.)

Mir ist es wichtig, meinen Körper jeden Tag zu bewegen. Ich versuche, Abwechslung in mein Programm zu bringen, denn es ist wichtig, sowohl Übungen mit hoher Intensität als auch Übungen zur aktiven Erholung einzubauen. Ich wechsle zwischen hochintensivem Intervalltraining (HIIT) und Bodyweight-Übungen ab, wenn ich zu Hause trainiere, oder hebe Gewichte im Fitnessstudio. Die Abwechslung verhindert auch, dass ich mich beim Training langweile.

Üben Sie die Box-Atmung

Dies ist eine Form der Meditation, die sehr viel Stress abbaut. Wie das geht? Atmen Sie bis vier aus und halten Sie Ihre Lungen leer, während Sie bis vier zählen. Atmen Sie im gleichen Rhythmus ein und halten Sie die Luft für vier Sekunden in Ihren Lungen, bevor Sie langsam ausatmen und das Muster von Neuem beginnen.

Erden Sie sich

Wann haben Sie das letzte Mal Ihre Zehen in den Sand gesteckt oder sind barfuß im Gras gegangen? Ich vermute, es ist schon eine Weile her.

Wenn ja, empfehle ich Ihnen, Ihre Schuhe auszuziehen und einfach mit den Zehen im Gras zu gehen. Dadurch kommen Sie mit der natürlichen Energie der Erde in Kontakt, was sich sofort erholsam auf Ihr Körpersystem auswirkt. Sie können Ihren Cortisolspiegel senken und Ihre Glückshormone wie Serotonin und Dopamin erhöhen, wenn Sie Ihre Haut nur ein paar Minuten die Erde berühren lassen.

Laut einer Übersichtsarbeit aus dem Jahr 2020, die in der Zeitschrift *Explore* veröffentlicht wurde, ergaben zwanzig bisher durchgeführte Studien, dass der Körperkontakt mit der natürlichen elektrischen Ladung der Erde unsere Physiologie auf tiefster Ebene stabilisiert, Entzündungen, Schmerzen und Stress reduziert, die Durchblutung, die Energie und den Schlaf verbessert und zu größerem Wohlbefinden führt.

Machen Sie eine digitale Pause

Technologie ist ein zweischneidiges Schwert. Auf der einen Seite verbessert sie unser Leben auf so vielfältige Weise. Wenn Sie schon mal Ihr Handy verlegt haben oder Ihr Internet für ein paar Stunden ausgefallen ist, wissen Sie, wovon ich rede. Andererseits kann es uns in einen Zustand permanenter Ablenkung versetzen, in dem wir ständig unsere E-Mails, SMS und Social-Media-Konten überprüfen.

Vor allem die sozialen Medien sind so konzipiert, dass sie süchtig machen. Forschungsergebnisse machen deutlich, dass das Gehirn von Nutzern sozialer Medien bei einem positiven Feedback (Likes) Dopaminrezeptoren auslöst – dieselben Rezeptoren, die auch bei der Abhängigkeit von Essen, Drogen und Alkohol eine Rolle spielen. Dopamin ist ein Belohnungsstoff, der freigesetzt wird, wenn wir das essen, worauf wir Lust haben, ebenso wenn wir Sex haben oder wenn wir unsere sozialen Medien checken. Dieser Teil des Belohnungssystems trägt zu Gefühlen der Freude und Zufriedenheit bei. Wenn der Dopaminschub durch die sozialen Medien ausbleibt, kann das zu persönlichem Stress führen.

Ich schlage vor, dass Sie beginnen, digitale Pausen in Ihren Alltag einzubauen. Nutzen Sie kein Telefon, keine Apple Watch, kein Fernsehen, kein Tablet. Nichts von alledem! Nehmen Sie dann die vielen unabhängigen, kreativen Gedanken wahr, die Sie haben, wenn Sie nicht ständig von der Technik abgelenkt werden. Das ist befreiend, und Sie werden spüren, wie Ihr Stresspegel sinkt.

Bleiben Sie im Jetzt

Das Leben entfaltet sich in der Gegenwart. Doch so oft lassen wir uns die Gegenwart entgleiten, indem wir uns Gedanken darüber machen, was in der Zukunft passieren könnte oder nicht, und bedauern, was vergangen ist.

Eine der größten Fähigkeiten im Leben ist die Kunst, der Gegenwart Aufmerksamkeit zu schenken – im Jetzt zu verweilen. Dabei geht es um Achtsamkeit, die Dinge so zu sehen, wie sie in dieser Sekunde, Minute oder Stunde sind. Es geht darum zu lernen, zu genießen, sich zu entspannen und die Wahrheit über die Realität Ihres Lebens zu erkennen. Anstatt durch den Tag zu hetzen, nehmen Sie die kleinen Dinge wahr: blühende Blumen, Tiere auf dem Bauernhof mit ihren Jungen, Musik, die in der Luft liegt, und so weiter. Werden Sie sich Ihrer Handlungen und Ihrer Umgebung bewusst. Das führt zu einem größeren Gefühl des Staunens und der Freude. Achtsamkeit baut auch Stress ab, stärkt das Immunsystem, lindert chronische Schmerzen, senkt den Blutdruck und hilft uns ganz allgemein, schwierige Lebenssituationen zu meistern.

Gehen Sie in die Sonne

Gönnen Sie sich täglich fünfzehn bis zwanzig Minuten Sonnenschein (am besten morgens), damit Ihre Haut genug Vitamin D produzieren kann. Tragen Sie für diese kurze Zeit auch keine Sonnencreme auf. Denn sie verhindert die Vitamin D bildende Reaktion zwischen Ihrer Haut und dem Sonnenlicht. Auch der Verzicht auf eine Sonnenbrille ist wichtig. So sind unsere Netzhaut und unsere innere Uhr dem Sonnenlicht ausgesetzt, um einen gesunden zirkadianen Rhythmus zu unterstützen, und unser Körper wird aufgefordert, aufzustehen und sich zu bewegen!

Ausreichend Vitamin D aus der Sonne ist ein Stresslöser, denn es hilft dem Körper, Serotonin zu bilden. Serotonin wirkt stimmungsaufhellend und trägt dazu bei, dass Sie sich ruhig und konzentriert fühlen. Vitamin D hält Sie auch im Gleichgewicht, indem es andere Arten von Hormonmangel, einschließlich Östrogenmangel, verhindert. Vitamin D unterstützt ebenfalls die Insulinsensitivität und stärkt das Immunsystem.

Während Sie sich draußen aufhalten, damit Vitamin D Ihren Hormonspiegel aufrechterhalten kann, können Sie anderen stressabbauenden Aktivitäten nachgehen, zum Beispiel mit Ihren Haustieren spielen, Unkraut zupfen, Gartenarbeit betreiben oder einen Spaziergang um den Block machen.

Lernen Sie Nein zu sagen!

Ein sofortiger Stressabbau: Sagen Sie „Nein" zu Anfragen, wenn Sie zu viel zu tun haben oder wenn Sie Ihre Verpflichtungen einschränken wollen. Sich selbst zu überfordern, ist ein großer Stressfaktor. Ein „Nein" ist ein vollständiger Satz, und Sie müssen niemandem Ihre Gründe erklären. Befreien Sie sich, indem Sie öfter „Nein" sagen, und beobachten Sie, wie sich Ihr Stresslevel verbessert.

Intermittierendes Fasten kann eine schwierige Anpassungsphase für Ihren Körper bedeuten, besonders in den ersten Tagen. Wenn Sie sich jedoch angemessen vorbereiten, ist die Wahrscheinlichkeit geringer, dass Sie aufgeben, und es ist wahrscheinlicher, dass Sie eine solide, dauerhafte Basis für diesen großartigen Lebensstil schaffen.

Teil 3

45 Tage bis zur Transformation

Kapitel 9

PHASE 1: INDUKTION – TAGE 1 BIS 7

Willkommen in der Induktionsphase!
Richtig durchgeführt ist diese Phase der Startschuss für das IF:45-Programm. In den ersten sieben Tagen wird Ihr Körper in einen Zustand der Ketose versetzt, in dem er zur Energiegewinnung Fett statt Glukose verbrennt. Ihr Körper wird die Umstellung mit einer ersten Gewichtsabnahme, weniger Heißhungerattacken und größerer geistiger Klarheit spüren, während Sie sich an das Intervallfasten gewöhnen. Diese ersten positiven Ergebnisse werden Sie motivieren und anspornen, den Plan während der gesamten Dauer und darüber hinaus durchzuhalten.

In nur sieben Tagen kann eine Menge passieren. Catherine ist ein großartiges Beispiel für das, was ich anfangs von Frauen höre, die sich für meinen IF:45-Kurs anmelden: „Die größte Veränderung, die mir in der ersten Woche auffiel, war, dass ich mehr Energie und größere geistige Klarheit verspürte. Außerdem hatte ich kein Hungergefühl – was eine angenehme Überraschung war – und ich hatte nicht mehr so viel Heißhunger auf zuckerhaltige Lebensmittel wie früher. Ich habe in der ersten Woche sogar 2,5 Kilogramm abgenommen! All diese Vorteile machten mir klar, dass ich Intervallfasten zu einem nachhaltigen Teil meines Lebensstils machen kann."

Diese Phase enthält alles, was Sie brauchen, um sofort erfolgreich zu sein, und ist voller praktischer Tipps, wie Sie das intermittierende Fasten in Ihren Lebensstil integrieren können, sowie Ratschlägen, wie es reibungslos funktioniert.

Denken Sie daran: Das IF:45-Programm ist nicht restriktiv. Aber es gibt zwei sehr wichtige Maßnahmen in dieser Phase, die Sie in die richtige Richtung bringen werden: Hören Sie auf zu naschen und reduzieren Sie Ihre Kohlenhydratzufuhr.

Naschen ist vor allem kontraproduktiv und hat negative Effekte auf Ihre Gesundheit und Ihren Fortschritt.

Naschen hat folgende Auswirkungen:

- *Der Blutzuckerspiegel steigt im Laufe des Tages an, was zu einem höheren Insulinspiegel und letztlich zur Fetteinlagerung führt. Wenn Sie immer wieder naschen, können Sie keine metabolische Flexibilität erreichen. Außerdem laufen Sie Gefahr, eine Insulinresistenz zu entwickeln.*
- *Naschen hindert Ihren Körper daran, Fett als Brennstoff zu verbrennen. Im Gegensatz dazu trainieren Sie beim Intervallfasten Ihren Körper, Fett statt Kohlenhydrate zu verwerten. Naschen stört diesen Prozess.*
- *Es führt zu Entzündungen. Essen veranlasst Ihr Immunsystem, eine vorübergehende Entzündungsreaktion auszulösen. Wenn Sie also rund um die Uhr essen, können Sie oft in einen nahezu konstanten Entzündungszustand geraten. Naschen führt auch dazu, dass Darmmikroben in den Blutkreislauf gelangen, wodurch das Immunsystem unbemerkt Entzündungen provoziert.*
- *Naschen beeinträchtigt die Funktion des Migrierenden Motorischen Komplexes (MMC). Dieser wichtige Mechanismus des Verdauungssystems ist der Hausmeister Ihres Dünndarms und hat eine schützende Wirkung auf Ihren Darm.*
- *Es erhöht den Hormonspiegel, insbesondere von Cortisol und Insulin. Ein hoher Spiegel dieser beiden Hormone kann ein starkes Verlangen nach Zucker verursachen.*

Außerdem kann das Bedürfnis nach Snacks darauf hindeuten, dass Ihre Mahlzeiten nicht richtig zusammengesetzt sind. Wenn Sie jedoch anfangen, Ihre Mahlzeiten aus Proteinen, Fetten und Ballaststoffen zusammenzustellen, fühlen Sie sich gesättigt, sind voller Energie und naschen seltener. Diese Nährstoffmischung trägt dazu bei, dass Ihr Geist und Ihr Körper keine Lust mehr auf Snacks haben.

Denken Sie auch daran, dass eines der wichtigsten Prinzipien des Intervallfastens darin besteht, dass Sie weniger oft essen. Der Blutzuckerspiegel bleibt besser im Gleichgewicht, was den Insulinspiegel senkt, und Sie verbrennen Fett, regen die Autophagie an und profitieren von anderen Vorteilen. Daraus folgt, dass man während des Fastens nicht naschen sollte. Häufiges Naschen unterbricht diese Vorteile.

Das zweite Grundprinzip der Induktionsphase besteht darin, einen kohlenhydratarmen Ernährungsplan zu befolgen, kombiniert mit Intervallfasten. Beides zusammen trägt dazu bei, den Körper etwas schneller in die Ketose zu bringen. Diesen Stoffwechselzustand erreichen Sie, wenn Ihr Körper Fett als primäre Brennstoffquelle abbaut und Ketone zur Energiegewinnung nutzt. Ketone sind die bevorzugte Brennstoffquelle für den Körper.

Im Rahmen des IF:45-Programms ernähren Sie sich nährstoffreich und vollwertig, mit dem Schwerpunkt auf Proteinen, gesunden Fetten und weniger Kohlenhydraten. Während der Induktionsphase sorgt der Ernährungsplan für eine tägliche Menge von etwa 50 Gramm Kohlenhydraten oder weniger. Für viele Menschen ist dies zunächst eine Herausforderung, vor allem wenn sie zuvor täglich 200 bis 300 Gramm Kohlenhydrate zu sich genommen haben. Reduziert man diese Menge um zwei Drittel, fühlt man sich zunächst überfordert. Deshalb lasse ich ein wenig Spielraum: Streben Sie einen Bereich von 50 bis 100 Gramm Kohlenhydrate pro Tag an. Wenn Sie sich an die Reduzierung der Kohlenhydrate gewöhnt haben, können Sie sie auf 50 Gramm oder weniger reduzieren. Ganz wichtig: Achten Sie auf Ihren Blutzuckerspiegel und Ihr Hungergefühl. Jeder Mensch ist anders, was die Kohlenhydratzufuhr angeht, deshalb möchte ich keine pauschalen Empfehlungen geben.

Eine kohlenhydratarme Ernährung und Intervallfasten bringen nicht nur die Ketose in Schwung, sondern reduzieren auch Entzündungen, verbessern viele Gesundheitsmarker und regen die Autophagie an – jenen wunderbaren Prozess, bei dem nicht-funktionierende und absterbende Zellen durch neue, gesunde Zellen ersetzt werden. Außerdem profitieren Sie von weiteren Vorteilen: niedrigerer Insulinspiegel, weniger Glykogen, bessere Sättigung, mehr Energie, Fettabbau und verbesserte Gesundheit der Mitochondrien.

Die Reduzierung der Kohlenhydratzufuhr macht es außerdem leichter, das Fastenfenster zu überstehen. Wenn Sie sich protein- und ballaststoffreich mit gesunden Fetten und weniger Kohlenhydraten ernähren, können Sie leichter fasten, ohne sich hungrig zu fühlen. Ihr Körper holt sich die Energie aus seinem eigenen gespeicherten Fett und aus Ketonen. All dies trägt zur Sättigung bei.

Eine in *PLOS ONE* veröffentlichte Studie nennt einen weiteren Grund, warum man bei weniger Kohlenhydratzufuhr weniger hungrig ist: Hormone. Die Forscher verglichen Bluttests von Menschen, die eine kohlenhydratreiche Mahlzeit gegessen hatten, mit denen, die eine fett- oder eiweißreiche Mahlzeit zu sich genommen hatten. Sie stellten fest, dass die Kohlenhydratesser niedrigere Werte der Sättigungshormone PYY und GLP-1 aufwiesen als die Fett- und Eiweißesser. Im Gegensatz dazu wiesen die Fett- und Eiweißesser niedrigere Werte des appetitanregenden Hormons Ghrelin auf. Indem Sie also Ihre Kohlenhydratzufuhr senken, tragen Ihre Hungerhormone aktiv dazu bei, dass Sie sich länger satt fühlen.

Andere Untersuchungen zeigen, dass eine kohlenhydratarme Ernährung wahrscheinlich der effektivste Weg ist, um Gewicht zu verlieren oder zu halten, wenn Sie eine Insulinresistenz oder Diabetes mellitus haben.

Fettanpassung

Die Reduzierung von Kohlenhydraten in Verbindung mit Intervallfasten versetzt Ihren Körper auch in eine „Fettanpassung", bei der Sie anfangen, Fett als Brennstoff zu verwenden und nicht Kohlenhydrate. Lassen Sie mich noch einmal etwas über den Stoffwechsel nachdenken. Sie können sich Ihren Stoffwechsel wie ein Lagerfeuer vorstellen. Während Kohlenhydrate heiß und schmutzig wie Anfeuerholz brennen, brennen Fette langsam und gleichmäßig wie Holzscheite. Kohlenhydrate sind großartig für die schnelle Energiezufuhr, doch Sie wollen nicht ständig in einem Modus der

Kohlenhydratverbrennung stecken bleiben: Denn dann müssten Sie den ganzen Tag lang essen (und wären ein Sklave Ihres Snackvorrats), um Ihr Energieniveau aufrechtzuerhalten (so wie Sie das Feuer immer wieder mit Zweigen füttern müssten). Idealerweise sollte Ihr Körper in der Lage sein, bei Bedarf in einen Fettverbrennungsmodus zu wechseln – das ist die Fettanpassung. Dann können Sie problemlos über längere Zeiträume hinweg ohne Nahrung auskommen (weil Sie auf Ihre gespeicherte Energie, d. h. Ihr Körperfett, zurückgreifen können). Genauso wie das intermittierende Fasten Ihrem Körper hilft, in den Fettverbrennungsmodus zu wechseln, geschieht dies auch bei einer kohlenhydratarmen Ernährung.

Diese Umstellung auf die Fettanpassung beginnt in der Regel nach zwei bis vier Tagen, in denen Sie 50 Gramm oder weniger Kohlenhydrate pro Tag zu sich nehmen. Bei einer langsamen Umstellung von einer amerikanischen Standarddiät mit vielen Kohlenhydraten kann dieser Prozess jedoch viel länger dauern, vor allem wenn Sie in einem Modus der Kohlenhydratverbrennung feststecken. Ihr Körper braucht unter Umständen etwas Zeit, um alle Kohlenhydrate, die in der Leber gespeichert sind, zu „verbrennen". Stellen Sie sich das vor wie das Training für einen Marathon. Sie müssen langsam beginnen und sich bis zur Verbrennung größerer Fettmengen vorarbeiten. Wir sind alle unterschiedlich und haben individuelle körperliche Voraussetzungen.

Wenn Sie besser fettangepasst sind, werden Sie vielleicht einen spannenden Vorteil bemerken: Sie verlieren an Körperumfang. Alison teilte mit den Teilnehmern unserer letzten Kurse ein Foto von sich, auf dem sie in einem taillierten Sommerkleid zu sehen war, das sie seit zwei Jahren nicht mehr getragen hatte. Sogar damals musste sie Shapewear anziehen, um es schließen zu können! Nachdem sie das IF:45-Programm durchgeführt hatte, berichtete Alison, dass sie zwar nicht so viele Kilogramm abgenommen hatte, aber den Reißverschluss des Kleides problemlos hochziehen konnte, ohne dass es zu eng wurde. Wie bei Alison ist es durchaus möglich, hauptsächlich Körperfett zu verlieren – was sich in Zentimetern ausdrückt und auf der Waage keinen großen Unterschied macht. Der Verlust von Zentimetern kann ein Zeichen dafür sein, dass Ihr Körper Fett verbrennt und dass Sie besser an Fett angepasst sind.

Qualität der Ernährung

Die Ernährungspläne in IF:45 einschließlich der Induktionsphase sind zwar kohlenhydratarm, legen aber den Schwerpunkt auf die Qualität der Ernährung: Sie ersetzen raffinierte Kohlenhydrate durch nicht stärkehaltiges Gemüse, gesunde Fette und hochwertige Proteine. Ein Leitartikel in *Science* vom November 2018 legt nahe, dass die Konzentration auf die Qualität der Ernährung für die meisten Menschen eine effektive Gewichtsregulierung und andere Vorteile ermöglicht.

Ein wichtiger Schlüssel zur Qualität der Ernährung ist die Konzentration auf das sogenannte „Clean Eating", eine „saubere" Ernährung. Das bedeutet, dass Sie den größten Teil Ihrer Energie aus Proteinen und gesunden Vollwertfetten wie Nüssen und Samen, Kokosnuss, Fischölen und tierischen Fetten, Avocados und Oliven und deren Öl beziehen.

Auch wenn die meisten Kalorien aus Fett und Protein stammen, sollte ein Großteil Ihrer Gerichte aus nicht stärkehaltigem Gemüse wie Blattgemüse, Brokkoli, Blumenkohl, Spargel, Zucchini und Gurken bestehen.

Von verarbeiteten, toxischen Samenölen halten Sie sich dagegen am besten fern. Konzentrieren Sie sich stattdessen darauf, nährstoffreiches Gemüse und hochwertige Fette und Öle zu sich zu nehmen.

Wenn Sie Ihren Körper dabei unterstützen, sich weniger von Kohlenhydraten und mehr von Fetten und Proteinen zu ernähren, werden Sie beim Fasten besser zurechtkommen.

Was Sie während der Induktionsphase erwartet

Während der Induktionsphase wird sich Ihr Stoffwechsel durch das Fasten, die Verringerung der Kohlenhydratzufuhr und die Erhöhung der Fettzufuhr verändern. Anstatt in erster Linie auf Kohlenhydrate zur Energiegewinnung zuzugreifen, beginnt Ihr Körper, gespeicherte Fette als Brennstoff zu nutzen und sie in Ketone umzuwandeln.

Während dieses Prozesses stellen viele Menschen einen anfänglichen Gewichtsverlust fest, der jedoch in erster Linie auf den Verlust von Wasser zurückzuführen ist, das in den Glykogenmolekülen in der Leber gespeichert ist. Für jedes Gramm Kohlenhydrate, das im Körper als Glykogen gespeichert wird, sind etwa 2 bis 3 Gramm Wasser gespeichert. Wenn Sie also mit einer kohlenhydratarmen Diät beginnen, wird das gespeicherte Glykogen mit dem dazugehörigen Wasser freigesetzt.

Sie können zudem die folgenden weiteren Ergebnisse in der Induktionsphase erwarten:

- *Gewichtsabnahme von einem halben bis einem Kilogramm oder mehr in dieser Woche*
- *Weniger Heißhungerattacken am Ende der Woche*
- *Verbesserte Verdauung mit weniger Blähungen und regelmäßigem Stuhlgang*
- *Mehr Energie*
- *Weniger Hirnnebel*

Halten Sie sich während der Induktionsphase jeden Tag an die entsprechenden Ernährungspläne. Siehe Seiten 264 – 273.

Tag 1: Legen Sie Essens- und Fastenzeiten fest und hören Sie auf zu naschen!

Zu Beginn sollten Sie sich auf Ihren Essens-/Fastenplan festlegen und damit auch auf Ihre Morgenroutine. Vieles davon habe ich bereits in Kapitel 7 behandelt, aber jetzt wird es ernst. Für die meisten Menschen ist das 16:8-Modell am besten geeignet. Sie können aber auch mit einem zwölfstündigen Fastenfenster beginnen und es später auf 16 Stunden ausdehnen.

Halten Sie es einfach und stellen Sie es sich folgendermaßen vor: Ihr Tag besteht aus zwei Teilen – dem Fasten und dem Essen. Entscheiden

Sie also heute, wann Sie mit dem Essen aufhören werden. Dann gehen Sie zu Bett, wachen am Morgen auf und essen zwölf bis sechzehn Stunden nach dem Essensstopp. Ein Teil des Reizes des IF:45-Programms besteht darin, dass er so einfach ist und dass Sie ihn an Ihren Lebensstil anpassen können.

Legen Sie auch Ihre Morgenroutine fest. Diese kann aus einer Tasse Kaffee oder Tee bestehen, zusammen mit einem Glas Wasser, das mit geschmacksneutralen Elektrolyten verdünnt ist. Bei mir sieht es so aus, dass ich, nachdem ich mich angezogen habe, in die Küche gehe und eine Tasse grünen Tee für mich und meinen Mann aufbrühe. Ich lege unsere Nahrungsergänzungsmittel für den Tag bereit und trinke dann mein erstes Glas Wasser mit Elektrolyten (was ich auch während des Tages wiederholt trinke).

Am 1. Tag sollten Sie auch mit dem Naschen aufhören. Werden Sie ohne Zwischenmahlzeiten hungrig sein? Das hängt von unseren individuellen körperlichen Voraussetzungen ab – manche Menschen fühlen sich anfangs hungriger als andere – und von unseren Gewohnheiten. Hunger kann eine psychologische Gewohnheit sein. Wenn Ihr Körper daran gewöhnt ist, zu bestimmten Zeiten Snacks zu bekommen, schaltet er zu diesem Zeitpunkt das Hungersignal ein. Er versucht, seinen normalen Tagesrhythmus aufrechtzuerhalten. Das kann ein Anzeichen dafür sein, dass Sie Ihre Makros anpassen müssen, hauptsächlich Protein oder Fett oder eine Kombination aus beidem, um den Punkt zu erreichen, an dem Sie zwischen den Mahlzeiten nicht mehr hungrig werden.

Die gute Nachricht ist jedoch, dass sich Ihr Körper schnell an den neuen Tageszyklus anpasst, wenn Sie diesen Rhythmus ändern und Ihre Naschgewohnheiten aufgeben. Bei den meisten Frauen dauert es nur zwei oder drei Tage, bis sich der Körper an die neue Routine gewöhnt hat. Dann beginnt Ihr Körper, die Naschsignale abzuschalten.

Was können Sie also in der Zwischenzeit tun? Hier ein paar Vorschläge:

BLEIBEN SIE HYDRIERT. Trinken Sie Wasser mit Elektrolyten in den Zeiten, in denen Sie nichts essen, während Sie sich an die neue Routine gewöhnen. Das kann Ihnen helfen, sich satt zu fühlen. Die meisten von uns trinken ohnehin nicht genug Wasser. Hungersignale können in Wahrheit ein Zeichen dafür sein, dass Sie durstig sind. Für die täglich zu trinkende reine Wassermenge beachten Sie folgende Formel: die Hälfte Ihres Körpergewichts multipliziert mit 30 (ml)., angereichert mit Elektrolyten.

NEHMEN SIE AUCH ANDERE FLÜSSIGKEITEN ZU SICH. Das sind Kaffee und Kräutertees ohne Süßstoffe, Milch, Sahne oder Kaffeeweißer. Deren Geschmack würde den Körper nämlich signalisieren, dass Nahrung zugeführt wird, sodass er sich dann hormonell auf den Verdauungsprozess vorbereitet. Das macht das Fasten nur noch schwieriger.

ERHÖHEN SIE DIE MENGE AN GESUNDEN FETTEN, DIE SIE ZU DEN MAHLZEITEN ZU SICH NEHMEN. Sie spielen eine große Rolle bei der Erzeugung eines Sättigungsgefühls, das bis zur nächsten Mahlzeit anhält. Auf Seite 139 finden Sie meine Erläuterungen zu gesunden Fetten.

SALZEN SIE IHR ESSEN. Hierfür nehme ich gerne die Produkte von Redmond. Ein anderes gutes Salz ist rotes Salz. Es ist weniger stark verarbeitet als die meisten anderen Salze, enthält reine Spurenmineralien und wird aus natürlichen Quellen gewonnen. Eine weitere gute Wahl sind keltisches Meersalz und rosa Himalaya-Salz, die beide Mineralien und Spurenelemente enthalten. Es ist erstaunlich, wie sättigend die Zugabe des richtigen Salzes zu Ihren Mahlzeiten sein kann, und es ist auch wichtig für den Elektrolythaushalt!

Im Gegensatz dazu enthält verarbeitetes Salz synthetisches Jod, Trennmittel, Bleichmittel, Rückstände und andere künstliche Zusatzstoffe. Genauso wie Sie raffiniertes Mehl oder raffinierten Zucker meiden sollten, sollten Sie auch kein verarbeitetes Salz verwenden.

Tag 2: Die Küche ausmisten

Die heutige Aufgabe besteht darin, die Speisekammer zu durchforsten. Erfolgreiches Fasten geht Hand in Hand mit einer guten Ernährung. Schauen Sie also in Ihre Speisekammer, Ihren Kühlschrank und Ihr Gefrierfach und sortieren Sie alle kohlenhydratreichen und zuckerhaltigen

Produkte aus, die Sie in einem Moment der Schwäche konsumieren könnten. Entfernen Sie jede Versuchung. Geben Sie diese Lebensmittel weiter, werfen Sie sie weg oder spenden Sie sie.

Hier ist eine Beispielliste der zu eliminierenden Produkte:

Vorratskammer

Süßigkeiten
Backmischungen, einschließlich Pfannkuchenmischungen
Kekse
Cracker
Brote
Bagels
Zucker in jeglicher Form, einschließlich Sirup und Honig
Weißmehl und Weizenvollkornmehl
Glutenhaltige Kohlenhydrate, einschließlich Körner
Muffins
Frühstücksflocken
Nudeln
Reis
Kartoffelchips und andere verarbeitete Snacks
Popcorn
Trockenfrüchte
Dosensuppen
Obstkonserven
Samenöle

Kühlschrank

Erfrischungsgetränke und Fruchtsäfte
Apfelmus
Früchte, außer Beeren
Konfitüren
Margarine

Alles, auf dem „fettarm" oder „ohne Fett" steht
Würzmischungen, bei denen „Zucker" unter den ersten vier Zutaten aufgeführt ist
Milchprodukte (Käse, Milch usw.)
Kartoffeln und anderes stärkehaltiges Gemüse

Gefrierschrank

Eiscreme
TK-Desserts
TK-Brotprodukte
Kuchen
Fertige oder im Toaster zuzubereitende Waffeln oder Pfannkuchen
TK-Früchte, außer ungesüßte Beeren
Pizza

Nachdem Sie Ihre Küche ausgemistet haben, schauen wir uns nun an, wie Sie sie für das IF:45-Programm wieder auffüllen können. Die folgenden Lebensmittel optimieren Ihre Ergebnisse, indem sie den Blutzucker- und Insulinspiegel konstant halten und Sie in die Ketose bringen. Machen Sie sich mit den Lebensmitteln auf der Liste vertraut und bauen Sie diese in Ihren Lebensstil ein:

EIER – achten Sie auf Bio-Eier aus Freilandhaltung oder Eier aus Weidehaltung.

FLEISCH und Geflügel – wählen Sie Bio-Fleisch aus Weidetierhaltung und in Maßen verarbeitete Fleischsorten wie Speck und Salami.

FISCH und Meeresfrüchte – kaufen Sie Fisch aus Wildfang wie Lachs, Thunfisch, Sardinen, Garnelen, Jakobsmuscheln, Gemeine Goldmakrele (Mahi Mahi) und Kabeljau (vermeiden Sie Raubfische wie Hai, Schwertfisch, Königsmakrele oder Torpedobarsche, da sie hohe Quecksilberwerte enthalten).

KOHLENHYDRATARMES Gemüse – essen Sie viel Spargel, Artischocken, Blattgemüse, Zucchini, grüne Bohnen, Paprika, Zwiebeln, Knoblauch, Pilze, Sommerkürbisse und vor allem die entgiftend wirkenden Gemüse aus der

Familie der Kreuzblütler wie Brokkoli, Blumenkohl, Rosenkohl, Pak Choy und so weiter. Achten Sie grundsätzlich auf Gemüse mit kräftigen Farben.

FRISCHE Kräuter – verwenden Sie Petersilie, Koriander, Rosmarin, Thymian, Dill, Schnittlauch und Frühlingszwiebeln.

ZUCKERARMES Obst – kaufen Sie Beeren in kleinen Mengen (Erdbeeren, Blaubeeren, Himbeeren, Maulbeeren, Brombeeren und Cranberries), Zitronen und Limetten, Aprikosen, Kirschen, Nektarinen, Pfirsiche und Pflaumen sowie säuerliche Äpfel.

WÜRZMITTEL – besorgen Sie sich die Würzsoße Coco Aminos (ein sojafreier Ersatz für Sojasoße), Fischsoße, Cholula Hot Soße, Bio-Tahin sowie Würzmittel, bei denen Zucker nicht zu den vier wichtigsten Zutaten gehört.

GESUNDE Fette – verwenden Sie Olivenöl extra vergine, Oliven, Kokosöl, Kokoscreme, MCT-C8-Öl, Avocadoöl, Avocados, Nüsse, Samen, Weidebutter, Ghee, Schmalz, Entenfett, Talg sowie Nussmilch ohne Zusatzstoffe. Nüsse und Samen haben eine hohe Kaloriendichte und man kann sich leicht daran überessen, kaufen Sie also nur kleine Mengen.

ANDERE Lebensmittel – besorgen Sie Mandelmehl, Kokosmilch in Dosen, Knochenbrühe, Kaffee und Tees (entscheiden Sie sich für Bio).

NAHRUNGSERGÄNZUNGSMITTEL – entscheiden Sie anhand der Informationen in Kapitel 7, welche Nahrungsergänzungsmittel Sie einnehmen möchten.

Lebensmittel, Kräuter und Würzmittel, die die Autophagie anregen

Die Autophagie wird beim Fasten angeregt. Sie setzt schneller ein, wenn Sie sich bereits in einem Zustand der Ketose befinden. Manchmal beginnt sie schon nach zwölf Stunden zu wirken, insbesondere wenn Sie eine fettreiche, kohlenhydratarme Ernährung mit Intervallfasten kombinieren.
Zu den Autophagie-Boostern gehören:

- Kakao
- Zimt
- Kaffee
- Curcumin (in dem Gewürz Kurkuma enthalten)

- Ingwer
- Grüner Tee
- MCT-Öl, möglichst mit Caprylsäure C8
- Pilze
- Bio-Olivenöl
- Resveratrol – ein starker sekundärer Pflanzenstoff, der in Rotwein, Trauben, Beeren und Erdnüssen enthalten ist

Tag 3: Entwickeln Sie eine Ablaufroutine zur Vorbereitung der Mahlzeiten

Die Vorbereitung der Mahlzeiten ist eine wichtige Routine, die man sich im Rahmen des IF:45-Programms aneignen sollte. Es spart Zeit, wenn man einiges im Voraus erledigt. Eine Studie, die im *American Journal of Preventive Medicine* veröffentlicht wurde, legt nahe, dass die Zeit, die man mit der Vorbereitung und Zubereitung von Mahlzeiten zu Hause verbringt, mit besseren Ernährungsgewohnheiten einhergeht.

Ich habe immer gerne zubereitetes Rinderhack, Pulled Chicken und hart gekochte Eier im Kühlschrank, falls ich eine schnelle Mahlzeit brauche. Außerdem habe ich gerne klein geschnittenes und gebratenes Gemüse im Kühlschrank. Ich bereite meine Mahlzeiten am Sonntag und Mittwoch vor. Dann stelle ich eine Reihe von Gerichten zusammen, die meine Familie und ich die ganze Woche über zur Verfügung haben und nur noch aufwärmen müssen. Und ich bereite eine Menge Essen vor, denn ich habe Jungs im Teenageralter, und die essen Unmengen.

Es gibt viele Möglichkeiten, Mahlzeiten vorzubereiten, aber hier sind für den Anfang einige Ideen:

LEGEN SIE EINEN ODER ZWEI TAGE PRO WOCHE FÜR DIE VORBEREITUNG ALLER MAHLZEITEN FEST. Wählen Sie einen Tag oder Tage, an denen Sie sich ganz der Vorbereitung der Mahlzeiten widmen können. Danach haben Sie die meiste Arbeit für die ganze Woche erledigt!

VERDOPPELN SIE DIE MENGE. Bereiten Sie einige Ihrer Lieblingsrezepte jedes Mal in doppelter Menge zu. Frieren Sie die Reste für eine andere Mahlzeit zu einem späteren Zeitpunkt ein.

KOCHEN SIE EIER AB UND BEWAHREN SIE SIE IM KÜHLSCHRANK AUF. Eier sind eine exzellente Quelle für Eiweiß, die Vitamine A und B und gesundes Fett – sie sind perfekt für eine kohlenhydratarme Diät.

SCHNEIDEN ODER SPIRALISIEREN SIE ROHES GEMÜSE IM VORAUS und bewahren Sie es in Beuteln oder Behältern im Kühlschrank auf. Das Schneiden von Gemüse in großen Mengen spart viel wertvolle Zeit.

BRATEN SIE VERSCHIEDENE GEMÜSESORTEN MIT DER GLEICHEN KOCHZEIT. Ich liebe gebratenes Gemüse, denn durch das Anbraten kommt dessen natürliche Süße zur Geltung. Aber das Warten, bis das Gemüse gar ist, kann beim Abendessen viel Zeit kosten. Wenn Sie eine große Menge Gemüse vorbereiten möchten, rösten Sie die verschiedenen Sorten je nach Garzeit zusammen. So können Sie Gemüse wie Spargel, Champignons und Cherrytomaten in derselben Pfanne braten, langsam garendes Gemüse wie Karotten, Blumenkohl und Zwiebeln separat in einer anderen Pfanne.

SMOOTHIE-ZUTATEN PORTIONIERT EINFRIEREN. Wenn Sie Smoothies mögen, sparen Sie Zeit, indem Sie die Zutaten vorbereiten und einfrieren. Messen Sie die Beeren und das Grünzeug ab, verpacken Sie alles in einem Beutel und legen Sie ihn in den Gefrierschrank.

BEREITEN SIE FÜR DAS MITTAGESSEN SALATE IM GLAS VOR. Geben Sie Ihr Dressing in ein hohes Schraub- oder Einmachglas, schichten Sie darauf festere Gemüse wie Gurken und Paprika, gefolgt von Blattgemüse. Legen Sie ein Stück Haushaltsrolle darauf (so bleibt das Blattgemüse frisch und knackig) und schrauben Sie den Deckel auf. So haben Sie keine matschigen Salate mehr zum Mittagessen!

KOCHEN SIE PROTEINE VOR. Geflügel, Fisch und Fleisch – praktisch alle Proteine – können im Voraus gekocht oder gebraten und dann aufgewärmt werden, wenn Sie diese genießen möchten.

Tag 4: Bewegen Sie sich jeden Tag

Falls Sie es nicht ohnehin schon tun, sollten Sie täglich etwas Sport treiben. Ja, Sie können während des Fastens durchaus Sport treiben und sollten dies auch tun, denn es kann Ihre Transformation beschleunigen.

Viele Fastende, mich eingeschlossen, treiben morgens Sport. Wenn Sie sich an das 16:8-Modell halten, liegt Ihr Training im Fastenfenster, was sehr effektiv ist. Denn wenn Sie während des Fastenfensters Sport treiben, verbrauchen Sie mehr von Ihrem gespeicherten Fett als Energie. Außerdem werden Ihre Muskeln durch das Training vorbereitet, sodass sie Proteine und Nährstoffe nach dem Fastenbrechen mit der ersten Mahlzeit des Tages besser aufnehmen können. Es gibt noch andere Vorteile. Es ist bekannt, dass jede Art von Sport die Insulinsensitivität erhöht, was bedeutet, dass Ihr Körper Insulin effizienter nutzt. Forscher haben auch herausgefunden, dass Sport während des Fastens das Wachstumshormon anregen kann, diesen Anti-Aging-Wirkstoff, der für den Erhalt und den Aufbau von Muskeln so wichtig ist.

Um das Fasten erfolgreich durchzuhalten, während Sie gleichzeitig trainieren, sollten Sie einige wichtige Regeln beachten:

BLEIBEN SIE HYDRIERT. Das Trinken von gereinigtem Wasser und Kräutertees über den ganzen Vortag und am frühen Morgen sind für ein erfolgreiches Fasten und ein produktives Training unerlässlich. Wenn Sie Ihre Muskeln richtig vorbereiten wollen, trinken Sie 45 bis 60 Minuten vor dem Training Wasser. Vergessen Sie die Elektrolyte nicht!

LASSEN SIE DAS ABENDESSEN NICHT AUS. Wenn Sie Ihren morgendlichen Trainingsplan erstellen, stellen Sie sicher, dass Sie am Vorabend zu Abend gegessen haben. Wenn Sie dazu neigen, das Abendessen auszulassen, haben Sie nicht genügend der benötigten Energie. Achten Sie beim Essen auf eine ausgewogene Mahlzeit mit Proteinen, gesunden Fetten und Gemüse.

HÖREN SIE AUF IHREN KÖRPER. Auch wenn Sie sich an die Kombination von intermittierendem Fasten und Sport gewöhnt haben, sollten Sie darauf achten, wie Ihr Körper jeweils reagiert. Wenn Sie das Gefühl haben, dass es zu viel ist oder Ihnen die Puste ausgeht, ist es am besten, das Tempo zu drosseln. Machen Sie ein paar sanftere Übungseinheiten wie Yoga oder Walken.

LEGEN SIE DIE ZEITEN FÜR IHRE MAHLZEITEN UND ÜBUNGEN FEST. Wenn Ihr Körper fettangepasst ist, müssen Sie sich keine Gedanken mehr über das Essen vor dem Training machen. Sie können ins Fitnessstudio gehen, Gewichte heben und Ihr Fasten dann zur gewohnten Zeit brechen. Die meisten Frauen geben sogar an, dass sie sich beim Training während des Fastenfensters hundertprozentig besser fühlen, wenn keine Nahrung in ihrem Verdauungstrakt herumschwappt.

MACHEN SIE SICH KEINE GEDANKEN ÜBER NAHRUNGSERGÄNZUNGSMITTEL ODER ESSEN NACH DEM TRAINING. Es kursieren viele Fehlinformationen zu diesem Thema. Die Wahrheit ist, dass Sie nach dem Training keine Nahrungsergänzungsmittel – insbesondere keine BCAAs oder Proteinshakes – benötigen, es sei denn, Sie sind vielleicht Bodybuilderin und bereiten sich auf einen Wettkampf vor. Wenn Sie um 6:00 Uhr morgens trainieren, sind Ihre Blutzuckerwerte und die Regeneration des Muskelgewebes bis 10:00 Uhr in Ordnung, wenn Sie Ihr Fasten brechen. Beim Muskelaufbau, beim Abbau von Körperfett und bei der Aufrechterhaltung eines ausgeglichenen Blutzuckerspiegels geht es vielmehr um eine konstante, qualitativ hochwertige Zufuhr von Makronährstoffen über einen längeren Zeitraum. Wenn Sie meine Ratschläge zum Intervallfasten befolgen und sich bereits vollwertig ernähren, wird Ihr Körper von einer guten Schwitzeinheit profitieren. Das beste Getränk vor dem Training kann Kaffee oder Kräutertee sein.

KAUEN SIE IHR ESSEN GUT. Wenn Sie Ihre Nahrung gründlich kauen, kann Ihr Körper so viele Nährstoffe wie möglich aufnehmen. Kaubare Nahrungsmittel sind dem Trinken eines Proteinshakes immer überlegen. Ganz gleich, wie sauber Ihr Proteinpulver ist, es ist immer noch verarbeitet. Außerdem registriert das Gehirn das Sättigungsgefühl, wenn Sie kauen. Denken Sie daran, dass der Verdauungsprozess in Ihrem Gehirn beginnt. Sie können nicht gleichzeitig gestresst sein und Ihre Nahrung richtig verdauen. Ein entspannter Gemütszustand hilft der Verdauung!

ACHTEN SIE DARAUF, IN WELCHEM ZEITFENSTER SIE SICH IN IHREM MENSTRUATIONSZYKLUS BEFINDEN. Wenn Sie sich noch im Zyklus befinden, sollten Sie in den fünf bis sieben Tagen vor Ihrer Menstruation anstrengende sportliche Aktivitäten und Fasten vermeiden.

Unter Berücksichtigung der obigen Hinweise gibt es bestimmte Situationen, in denen man nicht im nüchternen Zustand trainieren sollte. Wenn Sie ein Zuckerverbrenner sind (d. h. Sie verbrennen hauptsächlich Kohlenhydrate – Zucker – als Energie) und unter Hypoglykämie leiden, werden Sie sich wahrscheinlich nicht wohl fühlen, wenn Sie in der Fastenphase trainieren. Zuckerverbrenner haben das Gefühl, rund um die Uhr etwas essen zu müssen, und haben Schwierigkeiten, sich nach den Mahlzeiten gesättigt zu fühlen; sie sehnen sich nach Süßigkeiten und kohlenhydratreichen Lebensmitteln. (Weitere Informationen über Zuckerverbrenner finden Sie weiter unten.)

Ansonsten können die meisten Menschen während des Fastens trainieren, weil sich ihr Körper an die Fettverbrennung angepasst hat – ihr Körper verbrennt Fett und nicht Zucker. Wenn Sie fastend trainieren, sollten Sie sich wie folgt fühlen: Ihre Energie ist stabil, Ihr Geist ist klar, Sie fühlen sich gut, Sie haben keinen Hunger, Ihnen ist nicht mulmig und Sie fühlen sich nicht zittrig.

Tag 5: Schnellere Fettanpassung

Wenn Sie in der Vergangenheit gewohnheitsmäßig viele verarbeitete Kohlenhydrate gegessen haben, sind Sie wahrscheinlich ein Zuckerverbrenner. Ihr Stoffwechsel, Ihr Glukose- und Insulinspiegel sind dysreguliert. Wenn Sie mit dem Intervallfasten beginnen, kommt es zu einer zeitlichen Verzögerung, da Ihr Körper nur ungern von der Verbrennung der schnellen Energie der Glukose auf die Gewinnung von Brennstoff aus Ihren Fettspeichern umstellt. Daher möchten Sie natürlich alles unternehmen, um sich besser an die Fettverbrennung anzupassen. Auf diese Weise sind Sie besser in der Lage, Ihr gespeichertes Körperfett als Energie zu verbrennen. Außerdem verringert sich dadurch das Verlangen Ihres Körpers nach Kohlenhydraten und Sie fühlen sich nach den Mahlzeiten vielleicht satter, was dazu führt, dass Sie im Laufe des Tages weniger Kalorien zu sich nehmen und dadurch Gewicht verlieren.

Hier sind meine Strategien, die Ihnen helfen, sich leichter an die Fettverbrennung anzupassen, bei gleichzeitigem Fasten und einer Reduzierung der täglichen Kohlenhydratzufuhr:

ESSEN SIE MEHR FETT. Wenn Sie Ihre Kohlenhydratzufuhr reduzieren, sollten Sie auch mehr Fett zu sich nehmen. Durch den Verzehr von Fett können Ihre Zellen trainieren, mit Fett zu arbeiten. Allerdings hat Fett eine höhere Kaloriendichte (9 Kalorien pro Gramm) als Proteine oder Kohlenhydrate (beide 4 Kalorien pro Gramm), sodass Sie bei einer fettreichen Ernährung möglicherweise kleinere Portionen essen müssen. Beispiele für angemessene Portionen sind etwa ein Viertel Avocado, 30 bis 40 Gramm Nüsse oder je ein Esslöffel Olivenöl, Kokosöl, Butter oder Ghee.

Wie viel Fett sollte man täglich zu sich nehmen? Das hängt davon ab, wie viel Sie abnehmen wollen oder wie flexibel Ihr Stoffwechsel ist. Wenn Ihr Ziel die Gewichtsabnahme ist, sollten Sie Ihre Fettzufuhr auf eine oder zwei Portionen pro Mahlzeit beschränken. Wenn Ihr Stoffwechsel flexibel ist und Sie Fett effizient verbrennen, können Sie wahrscheinlich mehr Portionen Fett pro Tag zu sich nehmen. Achten Sie darauf, hochwertige Fette zu essen.

Außerdem hat Fett in der Nahrung einen viel geringeren Einfluss auf den Insulinspiegel als Kohlenhydrate. Ein niedrigeres Insulinniveau hilft Ihnen, im Modus der Fettverbrennung und nicht der Fettspeicherung zu bleiben. In Ihrem Streben nach Fettanpassung sollten Sie viele gesunde Fette essen, wie die oben aufgeführten.

Nehmen Sie MCT-C8-Öl zu sich. Mittelkettige Triglyzeride (MCTs) enthalten Fettsäuren mit einer Kettenlänge von sechs bis zwölf Kohlenstoffatomen. Sie sind wichtige Fettverbrenner, da sie die übliche Fettverdauung umgehen. Sie wandern sofort in die Leber und erleichtern die Produktion von Ketonen. Der Körper beginnt, Ketone zur Energiegewinnung zu nutzen. Ihre Zellen gewöhnen sich dann an die Verwendung von Ketonen als Brennstoff und werden dadurch effizienter.

Es gibt in MCT-Ölen vier wichtige Arten von Fettsäuren: Capronsäure (C6), Caprylsäure (C8), Caprinsäure (C10) und Laurinsäure (C12). Wenn es Ihnen nichts ausmacht, ein wenig mehr zu bezahlen, sollten Sie ein MCT-C8-Öl kaufen, da es gegenüber anderen Ölen viele Vorteile hat.

MCT-Öl

- *kurbelt den Stoffwechsel an,*
- *erhöht die Fettverbrennung,*
- *verringert das Hungergefühl durch die Erhöhung der Hormone Leptin und PPY, die beide das Hungerhormon Ghrelin reduzieren,*
- *verbessert die Insulinsensitivität,*
- *versorgt das Gehirn mit Energie und*
- *liefert nahezu unmittelbar Energie.*

Bei manchen Menschen kann das MCT-Öl anfangs den Verdauungstrakt ein wenig reizen und zu weichem Stuhl und Durchfall führen. Beginnen Sie daher langsam, indem Sie jeweils 1 Teelöffel zu sich nehmen und die Dosis schrittweise erhöhen. Sie können es in den Kaffee geben, in Salatdressings verwenden und über das Gemüse träufeln. Das MCT-Öl, das ich empfehle, ist mein Simply Energy.

ÜBERWACHEN SIE IHRE GLUKOSESTABILITÄT. Verwenden Sie dazu Ihr Gerät zur kontinuierlichen Glukosemessung, um den Blutzucker, die Reaktion auf die Kohlenhydratzufuhr und das Hungergefühl zu überprüfen.

TRAINIEREN SIE WÄHREND DES FASTENFENSTERS. Dies verbessert die Fettverwertung und verringert Ihre Abhängigkeit von externen Energiequellen wie Kohlenhydraten. Ihre Fettanpassung wird voranschreiten und sich stabilisieren. Fasten und Sport sind eine hervorragende Kombination für die Fettanpassung. (Siehe meine Tipps oben, wie Sie beim Fasten erfolgreich trainieren können.)

Tag 6: Ernähren Sie sich möglichst getreidefrei

Eine gluten- und getreidefreie Ernährung beinhaltet nicht nur den Verzicht auf glutenhaltige Weizenprodukte, sondern auch auf alle glutenfreien Getreidesorten wie Reis, Mais, Hafer, Hirse, Amaranth und so weiter. Es gibt anerkannte Vorteile der getreidefreien Ernährung.

Zum einen hilft es, die Abhängigkeit von Kohlenhydraten zu drosseln. Die meisten Getreidesorten können einen starken Anstieg des Blutzuckerspiegels auslösen, was dazu führt, dass man noch mehr Getreide essen möchte. Wenn Sie darauf verzichten, können Sie diese süchtig machende Reaktion vermeiden.

Außerdem werden viele Getreidesorten mit gefährlichen Pestiziden und Chemikalien besprüht. Eine in der Fachzeitschrift *Interdisciplinary Toxicology* veröffentlichte Arbeit legt nahe, dass Glyphosat von Monsanto (in *Roundup*) direkt die Entwicklung von Zöliakie (einer Autoimmunkrankheit, bei der Menschen kein Gluten vertragen) verursachen kann.

Ein ebenso ernstes Problem ist, dass die Verwendung von Glyphosat einer der Hauptgründe dafür ist, dass Gluten heute so giftig ist. In den Vereinigten Staaten ist es eine gängige landwirtschaftliche Praxis, die Weizenfelder einige Tage vor der Ernte mit Roundup zu besprühen, um einen höheren Ertrag zu erzielen. Das in *Roundup* enthaltene Glyphosat stört die Funktion unseres Mikrobioms erheblich und trägt zur Hyperpermeabilität der Darmwand bei (Leaky-Gut-Syndrom), was zu möglichen Symptomen von Autoimmunerkrankungen führen kann. Der Verzehr von verunreinigtem Getreide kann Sie daher für Autoimmunerkrankungen wie Zöliakie und andere anfällig machen. (In Deutschland und der EU ist Glyphosat ab Ende 2023 nicht mehr zugelassen, Anm. d. Verlags.)

Es gibt auch einige Hinweise darauf, dass der Verzicht auf Getreide zur Senkung des Cholesterinspiegels und des LDL-Cholesterins (des nicht so guten Cholesterins) beitragen kann und einen großen Einfluss auf die Senkung der Triglyzeridwerte hat.

Darüber hinaus kann eine gluten- und getreidefreie Ernährung nachweislich Angstzustände und Depressionen lindern, die häufig bei Frauen in der Perimeno- und Menopause auftreten.

Ich empfehle vielen meiner Patientinnen und Klientinnen, sechs Wochen lang auf Gluten und Getreide zu verzichten. Neben der Vorbeugung von Autoimmunerkrankungen gibt es noch weitere Vorteile. Eine getreidefreie Ernährung trägt möglicherweise dazu bei, Nahrungsmittelunverträglichkeiten, Schilddrüsenprobleme, Müdigkeit, Kopfschmerzen, Hautprobleme und Gewichtszunahme zu verbessern.

Glauben Sie mir, Sie werden Getreide nicht mehr so sehr vermissen, wenn Sie erst einmal einige leckere Getreide-Ersatzprodukte entdeckt und gegessen haben, wie zum Beispiel:

- *Blumenkohlreis*
- *Shirataki-Nudeln (ähnlich wie Tofu nehmen diese Nudeln den Geschmack der damit gekochten Zutaten auf)*
- *Kohlreis*
- *Spiralisiertes Gemüse wie Zucchini (Zoodles)*
- *Spaghettikürbis*
- *Portobello-Pilze (eine tolle Alternative zu Burgerbrötchen)*
- *Kopfsalat-Wraps*
- *Pizzateig aus Blumenkohl*

- *Zucchini-Lasagne (der Länge nach dünn geschnittene Zucchini als Alternative zu Lasagne-Nudeln)*

Tag 7: Lassen Sie sich inspirieren

Bewahren Sie die richtige Einstellung. Überprüfen Sie Ihre Ziele und beglückwünschen Sie sich zu Ihren Fortschritten. Achten Sie darauf, dass sich keine einschränkenden Glaubenssätze wieder in Ihre Gedanken einschleichen. Formulieren Sie stattdessen ermutigende, einfach gehaltene Gedanken, wie zum Beispiel: *Ich weiß, dass Intervallfasten gut für meine Gesundheit ist. Ich bin mit den bisherigen Ergebnissen zufrieden. Ich kann weitermachen. Mein Körper reagiert darauf, und das ist fantastisch.*

Schreiben Sie Ihre Gedanken und Ziele auf und bewahren Sie sie an einem gut sichtbaren Ort auf, damit Sie während des gesamten IF:45-Programms in der richtigen Stimmung bleiben.

Studien belegen, dass die Motivation am Anfang steht, aber die täglichen Gewohnheiten werden dafür sorgen, dass Sie Ihren Zielen näherkommen.

Es ist immer eine gute Idee, Ihre Fastenerfahrungen zu dokumentieren. Das hilft Ihnen, Auslöser zu erkennen, Fortschritte festzuhalten und Triumphe zu feiern. Sie können auch Ihre Lieblingsmahlzeiten, Rezepte und Trainingspläne notieren.

Hier ist ein Beispiel für einen Tagebucheintrag von einer meiner IF:45-Fastenden, die über ihre Erfahrungen berichtet hat: Intervallfasten hat mir geholfen, meine Entscheidungen in Bezug auf meine Ernährung zu vereinfachen. Nach einem 16-stündigen Fastenfenster weiß ich genau, womit ich das Fasten breche. Ich genieße auch die Disziplin des Fastenablaufs – genau das, was ich nach so vielen erfolglosen Diätversuchen brauchte. Das Leben verändert sich für mich.

Ich denke klarer. Ich bin mit meinem Körper im Reinen. Mein Bauchumfang ist kleiner geworden. Intervallfasten ist für mich zur Norm geworden. Ich bin sehr dankbar dafür.

Kapitel 10

PHASE 2: OPTIMIERUNG – TAGE 8 BIS 37

Sie haben eine Woche lang Ihre Ernährung und Ihre Küche auf Vordermann gebracht. Sie haben mit Naschen aufgehört und nehmen zwischendurch nichts mehr zu sich. Dazu haben Sie die Kohlenhydrate reduziert und die Weichen für eine Fettumstellung gestellt. Jetzt sind Sie bereit, dreißig weitere Tage lang einen gesunden, Ihnen wohltuenden Lebensstil zu führen, der durch Intervallfasten unterstützt wird. In dieser Phase werden wir die Dinge ein wenig ändern. Sie werden Ihre Kohlenhydratzufuhr auf ein moderateres Niveau erhöhen, sich auf Carb-Cycling konzentrieren und Ihr Fasten- und Essensfenster an Ihre Lebensphase anpassen.

Wie in der letzten Woche werde ich Sie täglich mit zusätzlichen Anleitungen und Strategien unterstützen, damit Sie Ihren Erfolg mit meinem IF:45-Programm fortsetzen können.

Was Sie in der Optimierungsphase erwarten können

Im Laufe der Optimierung werden Sie noch mehr positive Auswirkungen durch das Intervallfasten und die kohlenhydratreduzierte Ernährung spüren, wie zum Beispiel eine verbesserte geistige Klarheit und mehr Energie. Obwohl jeder Mensch anders ist, wird Ihr Körper in der Mitte der Optimierungsphase den größten Teil der Anpassungsarbeit geleistet haben, um Fett als Energiequelle zu nutzen. Außerdem werden Ihr Hungergefühl und Ihre Heißhungerattacken größtenteils verschwunden sein sowie Ihre Ausdauer und Vitalität zugenommen haben.

All diese Vorteile haben sich für Anne, eine Teilnehmerin eines meiner letzten Kurse, bestätigt. Gegen Ende der Optimierungsphase hat sie folgendes Feedback gegeben: „Ich bin begeistert, wie viel besser ich mich fühle. Ich habe so viel Energie und einen klaren Kopf wie nie zuvor. Ich habe kein Verlangen mehr nach Junkfood. Ich habe auch nicht mehr das Verlangen, zwischen den Mahlzeiten zu naschen. Ich habe dreieinhalb Kilogramm abgenommen – etwas, das ich nicht einmal geschafft habe, als ich sechs Tage pro Woche trainiert habe. Auch meine Hitzewallungen sind seltener geworden. Ich freue mich darauf, diese Reise fortzusetzen – ein Leben lang."

Wie Anne können auch Sie in dieser Phase mit einigen erfreulichen Vorteilen rechnen, zum Beispiel:

- *Größerer geistiger Klarheit*
- *Erhöhter Autophagie*
- *Senkung des Insulinspiegels*
- *Gewichtsabnahme*
- *Verbesserter Verdauung und Erholung*
- *Besserer Schlafqualität*

Wie in den ersten sieben Tagen werden wir auch in der Optimierungsphase Tag für Tag Strategien anwenden, die Ihnen zum Erfolg verhelfen. Halten Sie sich in den nächsten dreißig Tagen unbedingt an die täglichen Optimierungs-Essenspläne, die auf Seite 264 beginnen.

Tag 8: Erhöhen Sie Ihre Wasserzufuhr mit Elektrolyten

Wasser ist ein wichtiger Faktor für erfolgreiches Intervallfasten, also sollten Sie sich hier steigern. Nehmen Sie sich vor, täglich 1,5 Liter Wasser zu trinken. Wasser unterstützt die Verdauung und hilft Ihnen, den ganzen Tag über hydriert zu bleiben. Am besten ist gefiltertes Wasser, und vergessen Sie nicht Ihre Elektrolyte (weitere Informationen über Elektrolyte finden Sie in Kapitel 7). Manchmal ist es hilfreich, eine visuelle Hilfe zu haben, die Sie zum Trinken anregt und daran erinnert. Ich habe eine Wasserflasche aus Edelstahl oder Glas in der Nähe, die mich darauf aufmerksam macht, wie viel Wasser ich trinken muss.

Tag 9: Herausfinden, was Sie nach dem Fasten essen sollten

Wenn es Zeit für die erste Mahlzeit nach dem Fasten ist, sollten Sie die richtigen Nahrungsmittel zu sich nehmen: Proteine, gesunde Fette und nicht-stärkehaltiges Gemüse. Diese Mischung sättigt und hält Sie bis zur nächsten Mahlzeit eher satt, während Gerichte mit vielen raffinierten Kohlenhydraten und Zucker Sie relativ schnell wieder hungrig machen, weil sie den Blutzucker- und Insulinspiegel in die Höhe treiben.

Manche bevorzugen eine leichte Mahlzeit wie Salat, milchfreien Joghurt mit ein paar Macadamianüssen und Beeren oder sogar Knochenbrühe. Experimentieren Sie, um herauszufinden, was Ihnen am besten schmeckt.

Neulich habe ich einen kleinen Burger mit Weiderindfleisch, Grünkohl und Cashew-Pesto gegessen, aber die Möglichkeiten sind endlos: Knochenbrühe, Jicama und rohes Gemüse mit Hummus, Nussbutter oder ein Salat mit Proteinen und gesunden Fetten. Wichtig ist eine Vollwertkost mit möglichst vielen unverarbeiteten Lebensmitteln. Die Essenspläne für die Optimierungsphase helfen Ihnen bei der Planung.

Tag 10: Verdauungsprobleme beseitigen

Viele Amerikaner und Menschen in den meisten Industrienationen haben Probleme mit der richtigen Verdauung und Ausscheidung. Unsere Lebensmittel sind so stark verarbeitet und enthalten keine natürlichen Ballaststoffe mehr, dass auch die Anzahl der guten Bakterien abgenommen hat und wir mit Verstopfung zu kämpfen haben. Andere Ursachen sind Lebensstilprobleme wie geringe körperliche Aktivität, Stress und mangelnde Entspannung. All diese Faktoren können durch eine Schilddrüsenunterfunktion, Nahrungsmittelunverträglichkeiten, Dehydrierung, Dysbiose und häufig auch durch bestimmte Medikamente wie Antidepressiva, Blutdruckmedikamente und Mittel gegen Sodbrennen verstärkt werden.

Wenn Sie unter diesen Problemen leiden, sollten Sie folgende Regeln beherzigen:

- *Erhöhen Sie Ihre Wasserzufuhr und nehmen Sie zusätzliche Elektrolyte zu sich (siehe Kapitel 7).*
- *Essen Sie mehr ballaststoffreiche Lebensmittel, insbesondere Äpfel, Feigen, Pflaumen und Gemüse aus der Familie der Kreuzblütler (Brokkoli, Rosenkohl, Blumenkohl usw.).*
- *Bewegen Sie Ihren Körper täglich.*
- *Arbeiten Sie an Ihrem Stresslevel. Sie müssen entspannt sein und die richtige Einstellung haben, um „loszulegen", denn Verdauungsprobleme werden von Ihrem parasympathischen Nervensystem gesteuert, das für Ruhe und Entspannung zuständig ist.*
- *Nehmen Sie Nahrungsmittel zu sich, welche die Gallenfunktion unterstützen: Rote Bete, Artischockenherzen und Sauerkraut.*
- *Essen Sie täglich während Ihres Ernährungsfensters 1 Esslöffel frisch gemahlene Chiasamen und Leinsamen (Samen brechen das Fasten); streuen Sie diese über einen Salat oder mischen Sie sie in einen Smoothie.*
- *Essen Sie täglich zwei Portionen grünen Salat.*
- *Ziehen Sie die Einnahme von Betain-HCI und verdauungsfördernden Enzymen in Betracht. Empfohlene Produkte finden Sie im Anhang unter „Bewährte Methoden und Quellen".*
- *Testen Sie Ihre Nahrungsmittelempfindlichkeit, um herauszufinden, welche Lebensmittel zur Verstopfung beitragen.*
- *Lassen Sie Ihre Schilddrüsenwerte durch Bluttests überprüfen.*

- *In einigen Fällen können Magnesiumpräparate, insbesondere Magnesiumglycinat, helfen, die Darmtätigkeit sanft zu aktivieren.*
- *Trinken Sie gelegentlich Smooth Move Tea – jedoch nicht jeden Tag, da die enthaltenen Sennesblätter in zu großen Mengen die Darmschleimhaut reizen können.*
- *Nehmen Sie täglich Probiotika zu sich, einschließlich probiotikareicher Lebensmittel (Kefir, Kombucha und fermentiertes Gemüse).*

Tag 11: Machen Sie heute eine Gemüsesaftkur

Wenn Sie Ihren Organismus mit einem Wechsel in Ihrer Ernährung überraschen, kann das für Abwechslung sorgen – deshalb empfehle ich einmal im Monat eine Kur mit Gemüsesäften. Ich mache dies seit zwei Jahren. Anfänglich war ich sehr skeptisch. Aber nachdem ich es mehrere Male gemacht habe, freue ich mich jetzt jeden Monat darauf. Ich habe festgestellt, dass es immer leichter geworden ist, die 24 Stunden durchzuhalten.

Während des Saftfastens nehmen Sie vor allem Gemüsesäfte zu sich – drei bis sechs Portionen à 250 ml. Tun Sie dies innerhalb Ihres Essensfensters, um Ihren Fastenplan einzuhalten.

Saft enthält keine Ballaststoffe. Das vorübergehende Fehlen von Ballaststoffen verschafft Ihrem Verdauungssystem eine Pause. Ihr Körper kann dann wichtige Vitamine und Mineralien, die in Ihrer Ernährung fehlen, leichter aufnehmen.

Die Forschung zu den Vorteilen des Saftfastens ist noch nicht abgeschlossen, allerdings deuten Daten darauf hin, dass diese Kur einen positiven Einfluss auf das Darmmikrobiom und die allgemeine Gesundheit hat. Eine 2017 in *Scientific Reports* veröffentlichte Studie stellte fest, dass Gemüsesaft eine hervorragende Quelle für Präbiotika ist, also für Nahrungsbestandteile, von denen sich gesunde Darmbakterien ernähren. Ebenso enthält Gemüsesaft viele Polyphenole – nützliche Pflanzenstoffe, von denen angenommen wird, dass sie die Verdauung und die Gehirngesundheit fördern sowie vor Herz-Kreislauf-Erkrankungen, Typ-2-Diabetes und sogar vor bestimmten Krebsarten schützen. Um die möglichen Vorteile des Saftfastens zu untersuchen, testeten die Forscher zwanzig gesunde Erwachsene, die drei Tage lang nur Gemüse- und Obstsäfte zu sich nahmen. Während dieser Zeit veränderte die Saftdiät die Darmbakterien, die mit der Gewichtsabnahme in Verbindung gebracht werden, zudem wurde der Stickoxidspiegel (eine Substanz, die zur Öffnung der Blutgefäße beiträgt) erhöht und die Aktivität freier Radikale verringert.

Die gesundheitlichen Vorteile vom Saftfasten

- Geringeres Körperfett
- Gesünderes Mikrobiom
- Geringeres Auftreten von Krebserkrankungen
- Verbesserte Immunfunktion
- Verlangsamter Knochenabbau
- Geringeres Risiko für Diabetes und Herz-Kreislauf-Erkrankungen
- Anti-Aging

Bevor Sie diese Saftkur machen, sollten Sie wissen, dass nicht alle Säfte gleich sind. Wählen Sie einen qualitativ hochwertigen Saft mit zum Beispiel folgenden Eigenschaften:

- *Unbearbeitet und vital – nicht pasteurisiert oder unter hohem Druck verarbeitet (HPP, engl.: High-Pressure-Processing), da beide Verfahren die Natur des Gemüses selbst zerstören*
- *Kalt gepresst (schützt die Enzyme vor Oxidation)*
- *Überwiegend aus Gemüse und sehr wenig Obst*
- *Enthält Gemüse bzw. Obst aus biologischem Anbau*

Sie können einen Safthersteller suchen, der die oben genannten Anforderungen erfüllt, oder Sie können mit einem guten Entsafter selbst Säfte herstellen. Achten Sie darauf, dass Sie Ihren Saft auf nüchternen

Magen trinken. Dadurch wird die Verdauungspause verlängert, was für Ihren Darm sehr vorteilhaft ist.

Tag 12: Reduzieren Sie die Kohlenhydratmenge

Diese Empfehlung richtet sich an Frauen, die keinen Zyklus mehr haben. Bis jetzt haben Sie sich vielleicht an eine Kohlenhydratmenge von 50 bis 100 Gramm täglich gehalten. Wenn ja, sollten Sie diese Menge auf 50 Gramm pro Tag oder etwas weniger reduzieren.

Probieren Sie es aus und schauen Sie, wie Sie sich fühlen. Möglicherweise müssen Sie die Menge nach unten oder oben korrigieren, denn jeder Mensch ist anders. Sie werden wissen, ob Sie die richtige Menge zu sich genommen haben, wenn Sie sich gesättigt fühlen und den ganzen Tag mehr geistige und körperliche Energie verspüren.

Tag 13: Führen Sie Carb-Cycling ein und passen Sie Ihren IF-Zeitplan Ihrem Menstruationszyklus an

Während des Menstruationszyklus führen Sie Ihren normalen Fasten- und kohlenhydratarmen Lebensstil bis fünf bis sieben Tage vor Ihrer Menstruation fort. An diesen Tagen verkürzen Sie Ihr Fastenfenster auf zwölf bis dreizehn Stunden und verzehren größere Portionen gesunder, hochwertiger Kohlenhydrate. Dazu gehören Wurzelgemüse wie Rote Bete, Karotten, Pastinaken, Speiserübe, Süßkartoffeln, Steckrüben und Yamswurzel. Winterkürbisse sind ebenfalls eine gute Wahl, ebenso wie zuckerarme Früchte, zum Beispiel Beeren. In dieser Zeit ist Ihre Insulinsensitivität erhöht. Diese Lebensmittel helfen, Heißhungerattacken zu reduzieren und den Hormonhaushalt optimal zu unterstützen.

Wenn Sie Veränderungen in Ihrem Menstruationszyklus feststellen, sollten Sie auf Folgendes achten:

- *Machen Sie sich bewusst, dass Ihr Zyklus ein oder zwei Zyklen lang beeinträchtigt sein kann (längere, kürzere, leichtere oder stärkere Perioden). Wenn Ihre Periode ganz ausbleibt, ist das ein anderes Thema. Ich bin überzeugt davon, dass unser Menstruationszyklus ein lebenswichtiges Zeichen ist und sehr ernst genommen werden muss. Wenn Ihr Zyklus also unregelmäßig bleibt oder ausbleibt, ist das ein Zeichen dafür, dass Sie eine Fastenpause einlegen und/oder Ihren Arzt aufsuchen sollten.*
- *Erhöhen Sie Ihre Flüssigkeitszufuhr und stellen Sie sicher, dass Sie Elektrolyte zu sich nehmen (siehe Kapitel 7).*
- *Passen Sie Ihre Makronährstoffe an.*
- *Arbeiten Sie an der Schlafqualität und der Stressbewältigung.*
- *Reduzieren Sie Ihre Trainingsintensität.*
- *Unterbrechen Sie das Fasten für eine gewisse Zeit, bis sich Ihr Zyklus normalisiert hat.*
- *Suchen Sie Ihren Arzt für eine Untersuchung und Labortests auf.*

Wenn Sie keinen Zyklus mehr haben, können Sie sich an das 16:8-Modell halten. Später in dieser Phase werde ich Ihnen zeigen, wie Sie Ihr Fasten verlängern können.

Tag 14: Vorbereitungen für das Wochenende

Das Wochenende wirft oft unseren Essens- und Fastenplan, den wir während der Woche befolgt haben, durcheinander, aber das ist in Ordnung, denn das IF:45-Programm ist sehr flexibel. Wenn zum Beispiel ein Sonntagsbrunch mit Ihrer Familie hohe Priorität hat, verschieben Sie Ihr Essensfenster, um dies zu ermöglichen. Ebenso wenn Sie am Wochenende abends zum Essen ausgehen und dies für Sie wichtig ist, passen Sie Ihr Essensfenster entsprechend an.

Das IF:45-Programm ist eine der einfachsten Methoden, die man einhalten kann, wenn man abends ausgeht, weil man sein Fastenfenster ändern kann, um besonderen Ereignissen und Familienessen gerecht zu werden. Sie müssen lediglich Ihr Essensfenster in den Zeitraum legen, in dem Sie ausgehen möchten, sei es zum Mittagessen oder zum Abendessen. Ich möchte, dass Sie die Haltung einnehmen, dass Sie Spaß haben können und dabei Praktiken verfolgen, die sich auf Ihre langfristige Gesundheit auswirken.

Tag 15: Überdenken Sie Ihre Hungersignale

Wenn Sie glauben, Hunger zu haben, handelt es sich oft nicht unbedingt um physiologischen (körperlichen) Hunger, sondern eher um psychologischen (emotionalen) Hunger. Wenn Sie das einmal erkannt haben, brauchen Sie nur noch ein wenig Geduld, während sich Ihr Körper an das IF:45-Programm anpasst. Hier sind einige Richtlinien zum Umgang mit Hunger, die Sie schon heute umsetzen können.

LEGEN SIE DEN SCHWERPUNKT AUF PROTEINE UND FETTE. Proteine stimulieren Hormone, die Ihrem Körper und Ihrem Gehirn mitteilen, dass Sie genug gegessen haben. Fett wirkt befriedigend und sättigend und reduziert nachweislich die Kalorien- und Nahrungsaufnahme bei den Mahlzeiten.

VERWECHSELN SIE HUNGER NICHT MIT DEHYDRATION. Hungersignale können irreführend sein. Oft braucht man nur mehr Wasser.

KOCHEN SIE GRÜNEN TEE, KRÄUTERTEE ODER KAFFEE. Diese Getränke helfen, den Appetit zu unterdrücken und das Hungergefühl zu reduzieren.

BESCHÄFTIGEN SIE SICH. Ablenkung ist eine wunderbare Sache! Legen Sie Ihr Fastenfenster also möglichst in eine Zeit, in der Sie beschäftigt sind.

MACHEN SIE ACHTSAMKEITSÜBUNGEN. Dies ist ein hervorragendes Mittel zur Bekämpfung des emotionalen Essens, also wenn Sie aus Langeweile, Einsamkeit, Depression oder Angst Hunger verspüren. Jedes Mal, wenn Sie sich selbst sagen hören: „Ich habe Hunger", fragen Sie sich, ob Sie stattdessen gelangweilt, gestresst, ängstlich, traurig oder müde sind. Meditieren Sie dann achtsam über die positiven Veränderungen in Ihrem Körper oder über Ihre Ziele und darüber, wie Sie sich fühlen werden, wenn Sie sie erreicht haben.

Tag 16: Detox-Nebenwirkungen lindern

Wenn Ihr Körper von verarbeiteten Kohlenhydraten und Toxinen entgiftet wird, kann es zu Nebenwirkungen wie Kopfschmerzen, Schwindel oder Übelkeit kommen (die bereits erwähnten typischen „Keto-Grippe"-Symptome). Zunächst könnten Sie sich dadurch beunruhigt fühlen, aber es gibt keinen Grund zur Sorge. Die Nebenwirkungen sind eigentlich ein positives Zeichen dafür, dass Ihr Körper wieder gesund wird.

Oft sind diese Nebenwirkungen jedoch auf eine unzureichende Flüssigkeitszufuhr und einen Mangel an Elektrolyten zurückzuführen. Auslöser können ebenfalls niedriger Blutzucker, niedriger Natriumgehalt und mangelnde Bewegung sein. Manche Menschen bekommen diese Nebenwirkungen, weil sie zu schnell von Mini-Mahlzeiten und Snacks auf ein Ernährungsfenster von zwei täglichen Mahlzeiten umgestellt haben.

Der Körper speichert auch Giftstoffe im Fettgewebe, um zu verhindern, dass sie im ganzen Körper Schaden anrichten. Wenn Sie also abnehmen, geben Sie einen Teil dieser gespeicherten Giftstoffe in Ihren Blutkreislauf ab. Wenn Ihre Entgiftungswege nicht ausreichend geöffnet sind (Stuhl, Urin, Atmung, Schwitzen usw.), kann es zu einer Verlangsamung der Entgiftungsprozesse kommen, was ebenfalls mit Nebenwirkungen einhergeht.

In der Zeit, in der sich Ihr Körper umstellt, ist es ratsam, diese Nebenwirkungen durch folgende Maßnahmen zu minimieren:

- *Sorgen Sie für eine ausreichende Flüssigkeitszufuhr mit Elektrolyten.*
- *Achten Sie darauf, dass Sie nicht naschen und Ihre Hauptmahlzeiten aus Proteinen und gesunden Fetten bestehen.*
- *Bewegen Sie Ihren Körper täglich und gönnen Sie sich ausreichend Ruhe.*
- *Versuchen Sie mit Infrarot-Sauna, die Entgiftung zu fördern.*
- *Nehmen Sie zusätzlich G. I. Detox ein, um die Ausscheidung und Entgiftung zu unterstützen. Achten Sie darauf, dieses mindestens eine Stunde vor oder zwei Stunden nach anderen Nahrungsergänzungsmitteln und Medikamenten einzunehmen.*

Tag 17: Nach dem Wochenende wieder in die Ketose kommen

Vielleicht haben Sie am Wochenende zu viel gegessen oder sich nicht konsequent an Ihren Fasten-/Essensplan gehalten. Verzeihen Sie sich zunächst einmal selbst. Sich schuldig fühlen ist kontraproduktiv.

Mit einem kleinen Trick, dem sogenannten „Fettfasten", können Sie schnell in die Ketose zurückkehren, und zwar während Ihres Ernährungsfensters. Es ist eine großartige Methode, wieder auf den richtigen Weg zu kommen, mit weniger Hunger oder Heißhunger. Fettfasten ist eine fettreiche, kalorienarme Diät, die im Rahmen des IF:45-Programms nur einen Tag lang angewendet wird.

Während dieser Zeit empfehle ich, dass 80 bis 90 Prozent der Nahrung aus Fett besteht. Obwohl es sich genau genommen nicht um eine Fastenkur handelt, ahmt dieser Ansatz die biologischen Auswirkungen eines Nahrungsverzichts nach, indem er Ihren Körper in Ketose versetzt.

Folgende Lebensmittel können Sie essen:

- *Fettreiches Fleisch und fetter Fisch: Speck, Sardinen und Lachs,*
- *Eier: ganze Eier und Eigelb,*

- *Öle: Kokosöl, MCT-Öl, Olivenöl und Avocadoöl,*
- *Fettreiche Früchte: Avocados und Oliven,*
- *Nicht-stärkehaltiges Gemüse wie Grünkohl, Spinat und Zucchini, das in Fett gegart wurde,*
- *Nüsse und Nussbutter,*
- *Fettreiche milchfreie Produkte: Vollfett-Kokosmilch und Kokoscreme,*
- *Getränke: Wasser, Tee und Kaffee.*

Stellen Sie Ihre Mahlzeiten so zusammen, dass Sie diese Lebensmittel während Ihres Essensfensters zu sich nehmen.

Betreiben Sie diese „Fastenkur“ nicht länger als einen Tag.

Tag 18: Würzen Sie Ihre Mahlzeiten

Wenn Sie Ihre Mahlzeiten während des Essensfensters mit bestimmten Gewürzen aufpeppen, kann Ihnen das beim IF:45-Programm helfen. Zimt zum Beispiel verlangsamt nachweislich die Entleerung des Magens, unterdrückt das Hungergefühl und senkt den Blutzuckerspiegel. Geben Sie etwas davon in Ihren Tee oder Kaffee.

Ingwer ist ein weiteres Gewürz, das Sie in Ihren Tee oder Kaffee geben können. Wie Zimt hat auch er eine positive Wirkung auf den Blutzuckerspiegel.

Muskatnuss ist ein Gewürz, das Sie jedem Smoothie oder sogar Tee hinzufügen können. Ein Schluck Muskatnusstee vor dem Schlafengehen kann Ihnen helfen, zur Ruhe zu kommen und in einen guten Schlaf zu finden.

Curcumin, ein Inhaltsstoff des Gewürzes Kurkuma, ist dafür bekannt, dass es die Autophagie fördert. Es kann auch zur Gewichtsabnahme beitragen, indem es den Insulinspiegel senkt. Fügen Sie es Suppen, Eintöpfen und Gemüse hinzu.

Salzen Sie Ihre Lebensmittel auch, wenn Ihnen beim Fasten schwindelig wird oder Sie Kopfschmerzen bekommen – möglicherweise erhalten Sie nicht genug Salz. Geben Sie jeden Tag etwas Salz zu Ihrem Essen.

Tag 19: Versuchen Sie, auf Milchprodukte zu verzichten (falls Sie es nicht schon tun)

Milchprodukte sind für viele Frauen problematisch, weil sie eine Reihe von Problemen auslösen können, die von Verdauungsproblemen bis hin zu Gewichtszunahme reichen. Warum sind sie oft ein Problem?

Milchprodukte

- *können den Insulinspiegel erhöhen,*
- *sind entzündungsfördernd (und können Symptome wie Blähgefühl hervorrufen),*
- *können Sie synthetischen Versionen des rekombinanten Rinder-Wachstumshormons (rBGH, engl. recombinant Bovine Growth Hormone) und Antibiotika aussetzen, die an Kühe verabreicht werden, und*
- *erhöhen IGF-1, einen Zellwachstumsfaktor, der in normalen Mengen eine gewisse Anti-Aging-Wirkung hat, aber in hohen Mengen mit einem erhöhten Risiko für die Entwicklung einiger Krebsarten und sogar mit einer verkürzten Lebenserwartung in Verbindung gebracht wurde.*

Milchprodukte können auch süchtig machen, da sie morphinähnliche Verbindungen enthalten. Bei der Verdauung wird ein Milchprotein namens Casein in Casomorphin (ein morphinähnliches Protein) aufgespalten, das die Blut-Hirn-Schranke überwindet und die Freisetzung von Dopamin fördert. Dopamin ist der Belohnungs- und Genussstoff in unserem Körper, der Heißhunger fördert. Aus diesem Grund haben Forscher Milchprodukte als „Molkerei-Crack“ bezeichnet.

Viele Jahre lang war mein Milchkonsum ziemlich gering – mit Ausnahme einiger Rohmilchprodukte und gelegentlicher Eiscreme. Aber nachdem ich alle Milchprodukte gestrichen hatte, purzelten die letzten zweieinhalb Kilo, die ich in der Perimenopause zugenommen hatte und seit vielen Jahren abnehmen wollte.

Die ersten Wochen waren hart, aber ich kann wirklich sagen, dass der Verzicht auf Milchprodukte mein Leben so viel einfacher macht. Gelegentlich verwende ich hochwertige Weidebutter und Ghee, aber nach drei Jahren ohne Milchprodukte vermisse ich sie überhaupt nicht mehr. Nussmilch ist eine köstliche, viel gesündere Alternative.

Neben Milchprodukten sind auch Gluten, verarbeiteter Zucker, Getreide und Alkohol häufig entzündliche Lebensmittel. Sie können Hautausschläge, Hautveränderungen, Gelenkschmerzen, Kopfschmerzen, Müdigkeit, Schlafstörungen, Blähgefühl, Veränderungen der Atmung sowie Verdauungsprobleme verursachen. Wenn Sie den Verdacht haben, dass einige Lebensmittel auf dieser Liste Ihnen nicht guttun, schlage ich vor, dass Sie sie weglassen und abwarten, was passiert. Tun Sie, was für Sie gut ist.

Tag 20: Besser ein- und durchschlafen

Je mehr Zeit Sie mit Schlafen verbringen, desto kleiner wird Ihr verbleibendes Fastenfenster. Ausreichender Schlaf hilft Ihnen auch, Heißhungerattacken zu widerstehen und Ihre Hungerhormone zu unterdrücken.

Wenn Sie jedoch immer noch mit Schlafproblemen zu kämpfen haben, finden Sie hier einige zusätzliche Maßnahmen, die Sie noch heute umsetzen können:

- *Nehmen Sie naturidentische GABA (Gamma-Aminobuttersäure) zu sich, eine Aminosäure im Gehirn, die als ein wichtiger hemmender Neurotransmitter im zentralen Nervensystem fungiert. Sie ist auch ein wichtiges Beruhigungsmittel für den Körper und hilft, Stress und Angst zu bekämpfen. Nehmen Sie 200 Milligramm GABA am Abend ein, kurz bevor Sie Ihr Essensfenster schließen.*
- *CBD-Öl ist ein gutes Schlafmittel, weil es eine natürlich beruhigende Wirkung auf das Gehirn und den Körper hat. Versuchen Sie es, wenn Ihr Gehirn einfach nicht richtig abschalten kann. Es wirkt auch entzündungshemmend.*

Andere natürliche Schlafmittel, die man ausprobieren kann, sind:

- *L-Theanin oder ein adaptogenes Kraut wie Rhodiola*
- *Eine Portion gesunde, stärkehaltige Kohlenhydrate zum Abendessen*
- *1 Teelöffel MCT-Öl, um zu sehen, ob es beim Schlafen hilft. Meine Klientinnen berichten mir, dass diese Strategie tatsächlich zur Verbesserung der Schlafqualität beiträgt.*

Machen Sie eine Fastenpause, bis sich ihre Schlafqualität verbessert hat, oder reduzieren Sie Ihr Fastenfenster. Vergewissern Sie sich, dass Sie die richtigen Empfehlungen für das Fasten während des Zyklus befolgen. Beachten Sie meine Schlafempfehlungen auf Seite 178.

Auswahl eines CBD-Öls

Sie haben wahrscheinlich festgestellt, dass es verwirrend ist, ein CBD (Cannbidiol)-Öl auszuwählen, weil es so viele Angebote auf dem Markt gibt. Ich möchte Ihnen helfen, die Unübersichtlichkeit zu beseitigen.
CBD-Öl ist als CBD-Isolat, Vollspektrum-CBD oder Breitspektrum-CBD erhältlich.

CBD-Isolat ist die reinste Form von CBD, frei von anderen Verbindungen der Hanfpflanze. CBD-Isolat sollte kein THC (Tetrahydrocannabinol) enthalten, einen der Wirkstoffe der Cannabispflanze, aus der das Öl extrahiert wird.

Vollspektrum-CBD enthält alle natürlich vorhandenen Komponenten der Cannabispflanze, einschließlich THC. In einem aus Hanf gewonnenen Vollspektrumprodukt beträgt der THC-Gehalt nicht mehr als 0,3 Prozent des Trockengewichts. Der THC-Gehalt steigt, wenn aus den Blüten Öl gewonnen wird.

Breitspektrum-CBD enthält alle natürlich vorkommenden Verbindungen mit Ausnahme des THC, oder es enthält nur sehr wenig davon. CBD-Breitspektrum ist in der Regel von hoher Qualität.

Welches sollte man also wählen? Manche Menschen bevorzugen das Vollspektrum, weil sie alle Vorteile der Cannabispflanze nutzen wollen – mit allen Cannabinoiden und anderen Verbindungen, die in Synergie wirken. Andere wählen das Breitspektrum, weil sie alle Flavonoide und andere nützliche Pflanzenstoffe, aber kein THC haben wollen. Manche Menschen bevorzugen das CBD-Isolat, weil es geschmacks- und geruchsneutral ist und sie keine anderen Inhaltsstoffe haben wollen. Probieren Sie die verschiedenen Produkte aus, um herauszufinden, welches Ihnen am meisten zusagt. Einige Produkte wurden speziell zur Unterstützung von Schlaf und Schlaflosigkeit entwickelt.

Tag 21: Genießen Sie heute ein Stück Schokolade

Solange es sich um dunkle Schokolade mit mindestens 70 Prozent Kakaoanteil handelt, ist Schokolade die gesündeste Leckerei im IF:45-Programm. Dunkle Schokolade ist

- *vollgepackt mit Mineralstoffen, einschließlich Eisen, Magnesium, Mangan, Kalium und Zink,*
- *reich an gesunden Fettsäuren,*
- *so reich an Antioxidantien, dass eine Studie im Chemistry Central Journal Kakao als „Superfrucht" bezeichnete,*
- *Stimulans der Autophagie in den Leberzellen und im Herzen, dank des Gehalts an Polyphenolen im Kakao.*

Nehmen Sie mehr Kakao in Ihre Ernährung auf, indem Sie zu einem Riegel dunkler Schokolade greifen. Meine Lieblingsmarke ist Hu.

Tag 22: Tiefs und Stillstände überwinden

Manchmal kommt es trotz aller Bemühungen zu einem Stillstand bei der Gewichtsabnahme, auch bekannt als Abnehmresistenz. Wenn Sie an diesem Punkt angelangt sind, finden Sie hier sechs Möglichkeiten, diesen zu überwinden.

HÖREN SIE AUF, SICH ZU ÜBERANSTRENGEN. Wenn Sie anfangen, an mehreren Tagen in der Woche zu trainieren und ein intensives Ausdauertraining zu absolvieren – und das an Tagen, an denen Sie wenig geschlafen haben und stark gestresst sind –, ist es gut möglich, dass Ihr Körper in den Fettspeichermodus übergeht, also das genaue Gegenteil von dem, was Sie sich wünschen! Übermäßiges Training überfordert Ihre Hormone, erzeugt zu viel Cortisol (das sich auf die Insulin- und Blutzuckerregulierung auswirkt) und löst eine Reihe von unerwünschten Folgen aus, wie zum Beispiel eine Gewichtszunahme. Seien Sie freundlicher zu Ihrem Körper und er wird entsprechend reagieren. Machen Sie weiterhin täglich gezielte Übungen, aber reduzieren Sie die Intensität. Sie können wieder mit härteren Trainingseinheiten beginnen, nachdem Sie Ihren Körper am Vortag ausreichend mit Nährstoffen versorgt und gut geschlafen haben. Halten Sie sich eher an Walking, Yoga, Pilates und Krafttraining als an langdauerndes Ausdauertraining. Diese Alternativen werden Ihre Stressreaktion verringern.

HÖREN SIE AUF, ZU WENIG ZU ESSEN. Kalorienreduzierung scheint der logische Weg zu einer Gewichtsabnahme zu sein, aber man kann es auch übertreiben. Wenn ich mit Frauen spreche und höre, was sie tatsächlich essen, bekomme ich mit, dass viele auf 800 bis 1.000 Kalorien pro Tag heruntergehen, um schlank zu werden. Wenn Sie das tun, denkt Ihr Körper, dass er hungert, und um sich dagegen zu wehren, hält er an den Fettspeichern fest. Sie müssen jeden Tag eine ausreichende Menge an Makros zu sich nehmen. Verzehren Sie zu jeder Mahlzeit Proteine und gesunde Fette und achten Sie besonders auf die Kohlenhydrate. Dies ist ein Rezept, um Körperfett zu verlieren, ein gesundes Gewicht zu halten und die Langlebigkeit zu erhöhen.

KÜMMERN SIE SICH UM IHRE SCHLAFQUALITÄT. Wir brauchen sieben bis neun Stunden hochwertigen Schlaf, jede Nacht. Nachts wird am meisten Wachstumshormon ausgeschüttet. Es hilft dem Körper bei der Heilung und dem Aufbau schlanker Muskeln. Es wird nur dann ausgeschüttet, wenn Sie in einen Tiefschlaf fallen. Wenn Sie zwischen 2:00 und 4:00 Uhr morgens aufwachen, kommen Sie nicht in den für die Gewichtsabnahme erforderlichen Tiefschlaf. Ein solches Aufwachen deutet auf schlechte Blutzuckerwerte, eine Fehlsteuerung der Hormone, Heißhunger und Appetitprobleme hin.

ARBEITEN SIE AN IHRER STRESSBEWÄLTIGUNG. Zu viel Cortisol kann zu einer Einlagerung von Fettgewebe führen. Sie müssen in erster Linie einen Aktionsplan für den Umgang mit Stress aufstellen. Ob das nun Achtsamkeit, Meditation, Tagebuchführung oder eine Therapie ist, es muss Teil Ihrer täglichen Routine werden, sonst können Sie die Cortisol-Freisetzung nicht reduzieren.

VERKÜRZEN SIE IHR ESSENSFENSTER. Jeder Mensch hat einen individuellen Stoffwechsel, und jede Frau braucht unterschiedlich lange, um ihr Ziel zu erreichen. Versuchen Sie zur Abwechslung einmal, auf ein 17:7- oder 18:6-Modell hinzuarbeiten. Diese Modelle helfen, die Gewichtsabnahme in Gang zu bringen.

WARTEN SIE ES AB. Manchmal ist hartnäckiges Fett genau das – hartnäckig. Ihr Gewicht hält sich vielleicht wochenlang in der Schwebe, und dann nehmen Sie ohne ersichtlichen Grund wieder ab. Haben Sie Geduld, seien Sie nachsichtig mit sich selbst, machen Sie weiter wie bisher und geben Sie nicht auf.

Tag 23: Fordern Sie sich selbst mit einer Protein-Fastenkur heraus

Veränderungen beim Fasten sind extrem wichtig. Abwechslung ist der Schlüssel! Indem Sie das Intervallfasten in Ihre tägliche Routine aufnehmen, ermöglichen Sie Ihrem Körper bereits, sich von Giftstoffen und überschüssigen Hormonen zu befreien.

Jetzt wollen wir das Ganze mit einem „Proteinfasten“ noch ein bisschen optimieren. Dabei wird die Proteinzufuhr leicht reduziert, sodass Ihr Körper andere Energiequellen nutzen kann und zu Höchstleistungen fähig ist. Proteinfasten hilft Ihnen, die Autophagie zu erreichen und den Fettabbau zu unterstützen.

Machen Sie heute also eine Protein-Fastenkur. Beschränken Sie Ihre Proteinzufuhr auf 15 bis 25 Gramm oder weniger an diesem Tag (dies schließt alle Proteinquellen ein, auch Gemüse). Genießen Sie stattdessen fettreiche und kohlenhydratarme Mahlzeiten.

Tag 24: Müdigkeit bekämpfen

Beim Intervallfasten sollten Sie sich nur selten müde fühlen. Aber da wir alle unterschiedlich sind, kann es sein, dass Sie an manchen Tagen erschöpft sind. Das kann normal sein, also lassen Sie sich nicht davon abhalten, Ihren neuen Lebensstil beizubehalten. Folgende Tipps helfen, der Müdigkeit entgegenzuwirken:

- *Achten Sie auf ausreichende Flüssigkeitszufuhr und lassen Sie die Elektrolyte nicht weg (siehe Kapitel 7).*
- *Passen Sie Ihre Makros an, indem Sie etwas mehr Fett zu sich nehmen.*
- *Sorgen Sie jede Nacht für sieben bis neun Stunden Schlaf.*
- *Machen Sie eine kurze Fastenpause, um zu sehen, wie Sie sich fühlen.*
- *Sprechen Sie mit Ihrem Arzt oder Ihrer Ärztin, wenn Ihre Müdigkeit nicht besser wird.*

Berücksichtigen Sie, in welcher Phase Ihres Menstruationszyklus Sie sich befinden; nach wie vor gilt: fünf bis sieben Tage vor dem Zyklus nicht fasten.

Tag 25: Sich achtsam bewegen

Nehmen Sie sich heute Zeit für „achtsame Bewegungen" wie Yoga, einen Spaziergang in der Natur, Pilates, Schwimmen, Stretching oder Spielen im Freien. Richten Sie Ihre Aufmerksamkeit ausschließlich darauf, wie sich Ihr Körper anfühlt, wenn Sie sich bewegen. Das hilft Ihnen, Sorgen und Stress loszulassen und Frieden zu finden, besonders wenn Sie das Gefühl haben, dass alles außer Kontrolle geraten ist. Kümmern Sie sich um das, worüber Sie die Kontrolle haben – wie Sie sich bewegen, atmen und sich während der Aktivität fühlen.

Nicht jede einzelne Sekunde des Trainings muss hochintensiv sein. Wenn Sie außerdem festgestellt haben, dass Ihr normales Training während des Fastens für Sie eine Herausforderung darstellt, könnte dies eine gute Möglichkeit sein, eine Umstellung vorzunehmen.

Tag 26: Integrieren Sie Adaptogene in Ihren Essensplan

Adaptogene sind Heilpflanzen, die Ihrem Körper helfen, sich Stresssituationen anzupassen. Stress tritt in vielen Formen auf, und wir wollen unsere Hormone auf natürliche Weise unterstützen, damit sie ihre Aufgabe optimal erfüllen können. Die Pflanzenwirkstoffe passen sich an Ihren Körper an und unterstützen seine Bedürfnisse.

Neben Rhodiola rosea und Ashwagandha mag ich auch Maca, Schisandra und Reishi-Pilze. Diese Pilze, insbesondere Maca, sind sehr effektiv, wenn Sie sich in Ihrem Ernährungsfenster befinden. Maca ist einer meiner Lieblinge. Maca ist eigentlich eine Wurzelknolle, die einer Rübe ähnelt und zur Familie der Brassica gehört, wie Rosenkohl, Blumenkohl und Brokkoli. Sie ist in Peru beheimatet und wird manchmal auch als peruanischer Ginseng bezeichnet. Aufgrund seiner erstaunlichen Eigenschaften gilt Maca als echtes Superfood! Er ist im Rahmen des IF:45-Programms hilfreich, weil er das Hormongleichgewicht bei Frauen reguliert. Maca unterstützt nämlich die Hypothalamus-Hypophysen-Nebennieren-Achse (HHN-Achse), die für die Kommunikation zwischen Schilddrüse, Eierstöcken und Nebennieren zuständig ist. Diese Organe benötigen besondere Aufmerksamkeit, wenn Frauen älter werden und die Perimenopause und Menopause durchlaufen.

Maca wirkt nicht nur als Adaptogen, sondern kann auch helfen, den Blutzucker zu regulieren. Er kann sich auch positiv auf den Energiehaushalt und die Libido auswirken. Maca ist reich an Vitaminen und Mineralien wie Magnesium, Zink, Kalium und Eisen und enthält viele Pflanzensterine und Fettsäuren. All dies trägt zur Energieregulierung, zur Sättigung und zu besserem Schlaf bei.

Bevor Sie Maca oder andere Nahrungsergänzungsmittel zu sich nehmen, ist es sinnvoll, einen DUTCH-Test durchzuführen, einen speziellen Test mit getrocknetem Urin und Speichel. Um einen Anbieter zu finden, der diesen Test macht, besuchen Sie www.dutchtest.com. Dies ist einer meiner Lieblingstests, den ich bei meinen reiferen Klientinnen anwende. Er gibt Aufschluss darüber, wie wir Sexualhormone, Cortisol, DHEA, Melatonin und viele andere Hormone verstoffwechseln. Der Test kann dazu beitragen, konzeptionelle Lücken zu schließen, indem er ein vollständiges klinisches Bild darüber liefert, wie Lebensstil, Ernährungsfragen und Fasten am besten in Einklang gebracht werden können.

Tag 27: Nutzen Sie die gewonnene Zeit

Wahrscheinlich haben Sie noch nie darüber nachgedacht, aber früher drehte sich ein großer Teil Ihres Tages um das Essen, vor allem in den Zeiten, als es täglich drei Mahlzeiten und Zwischenmahlzeiten gab. Viele von uns haben ihren Tag um die Essenszeiten herum strukturiert.

Wenn Sie intermittierend fasten, müssen Sie das jetzt nicht mehr tun, weil Sie die meiste Zeit nichts essen. Diese Unterbrechung des Tagesablaufs mag sich zunächst komisch anfühlen, weil es viel Leerlauf gibt, den Sie nicht zu füllen wissen.

Es ist tatsächlich so, dass Sie jetzt mehr Zeit haben! Füllen Sie diese mit Aktivitäten, die Sie vorher nicht unterbringen konnten: tägliches körperliches Training, Meditation, Körperpflege (Massagen, Gesichtsbehandlungen usw.), schöne Zeit mit Freunden oder der Familie, Projekte, die Sie aufgeschoben haben.

Tag 28: Kochen Sie eine Knochenbrühe

Knochenbrühe (oder Gemüsebrühe) nimmt in meinem IF:45-Programm einen besonderen Platz ein, weil sie eine starke Wirkung auf Ihr Mikrobiom hat, das für die Gesundheit der Verdauung und des Immunsystems unerlässlich ist. Sie ist reich an Mineralien und Kollagen und hilft, das Hungergefühl zu kontrollieren. Je länger man sie kocht (12 bis 24 Stunden), desto mehr Kollagen wird gebildet. Kochen Sie heute einen Topf voll und stellen Sie ihn in den Kühlschrank, oder frieren Sie die Brühe für eine spätere Verwendung ein.

Wenn Sie unter Zeitdruck stehen, können Sie auch fertige Knochenbrühe kaufen. Achten Sie darauf, dass sie biologisch und nicht gentechnisch verändert ist. Eine gute Marke ist Kettle Fire, die viele verschiedene Geschmacksrichtungen anbietet.

Tag 29: 24 Stunden fasten

Bei dieser Methode verzichtet man 24 Stunden lang auf Nahrung. Ich wende diese Strategie einmal im Monat an. Um erfolgreich zu sein, sollten Sie am Vortag ausreichend Kalorien aus Proteinen, gesunden Fetten und Kohlenhydraten zu sich nehmen. Eine gute Flüssigkeitszufuhr ist ebenfalls wichtig. Ich freue mich immer darauf, vor allem wenn ich das Gefühl habe, dass mein Körper nach Urlaub, Partys usw. einen „Reset“ braucht.

Für mich persönlich ist es am einfachsten, vom Abendessen des einen Tages bis zum Abendessen des nächsten Tages zu fasten, aber das Timing ist ganz Ihnen überlassen. Und auch hier gilt: Forcieren Sie kein längeres Fasten, wenn Sie dazu nicht bereit sind!

Tag 30: Fügen Sie Ihren Mahlzeiten natürlichen Zucker hinzu

Hoffentlich haben Sie bis zu diesem Punkt schon auf verarbeiteten Zucker verzichtet. Zucker ist in vielen verarbeiteten Lebensmitteln enthalten, und es ist erwiesen, dass er stark süchtig machen und Entzündungen hervorrufen kann. Er behindert die körpereigene Fähigkeit, sich selbst zu entgiften, indem er wichtige Entgiftungsorgane wie die Leber schädigt. Aufgrund seiner entzündungsfördernden Eigenschaften ist er auch für Insulinresistenz, Typ-2-Diabetes, Fettleibigkeit, Herz-Kreislauf-Erkrankungen und möglicherweise für die Alzheimer-Krankheit verantwortlich.

Als wäre das nicht genug, beschleunigt Zucker den Alterungsprozess, indem er den Prozess der Glykation verstärkt, bei dem sich Zuckermoleküle mit Proteinmolekülen verbinden und Faltenbildung sowie den Abbau von Kollagen und Elastin in der Haut verursachen.

Die gute Nachricht ist, dass Sie etwas Zucker genießen können – aber nur den natürlichen, der in Früchten enthalten ist, zum Beispiel in Steinfrüchten, Beeren, Äpfeln und Zitrusfrüchten, die nur wenig Zucker enthalten. Achten Sie auf Ihre Portionen und gleichen Sie diese mit ein wenig Protein oder gesundem Fett aus. Wenn Sie jedoch insulinresistent sind und Ihr Körper Kohlenhydrate nicht richtig verbrennt (metabolische Inflexibilität), sollten Sie Zucker meiden oder Ihre Portionen sehr klein halten.

Tag 31: Leben Sie nach dem Motto „gut, besser, am besten"

Ich habe schon immer an den Fortschritt geglaubt, nicht an die Perfektion, und hier kommt die „gut, besser, am besten"-Mentalität ins

Spiel. In einer perfekten Welt treibe ich jeden Tag Sport, bereite gesunde Mahlzeiten für meine Familie zu, lege die perfekten Fasten- und Ernährungsfenster fest und erledige alle meine Arbeit, die am Tag anfällt.

Sie wissen so gut wie ich, dass immer etwas dazwischenkommt … Das Internet fällt aus, gesellschaftliche Ereignisse finden statt, es ist etwas mit den Kindern oder es bleibt keine Zeit, das Essen vorzubereiten. In solchen Fällen habe ich gelernt, mir eine „gut, besser, am besten"-Mentalität anzueignen, die mir hilft, meinen Plan durchzuziehen und trotzdem meine Ziele zu erreichen.

Das funktioniert folgendermaßen:

AM BESTEN ist ein Tag, wenn alles perfekt läuft. Sie können Ihren Zeitplan einhalten: Fasten, Sport treiben, eine gesunde Mahlzeit zubereiten und zu sich nehmen, Ihren beruflichen und familiären Verpflichtungen nachkommen und pünktlich ins Bett gehen. Sie haben sogar Zeit für Entspannung.

BESSER ist ein Tag, an dem es ein wenig hektisch wird. Vielleicht müssen Sie Ihr Training ausfallen lassen, eine gesunde Mahlzeit zum Mitnehmen bestellen oder einige Verpflichtungen auf einen anderen Tag verschieben. Das ist kein „bester" Tag. Aber Sie haben Ihr Bestes getan und sind immer noch auf Kurs.

GUT ist der Tag, wenn alles drunter und drüber geht. Vielleicht konnten Sie nur eines Ihrer Vorhaben umsetzen – zum Beispiel eine gesunde Mahlzeit zubereiten –, oder Sie haben statt einer Stunde nur 15 Minuten Sport gemacht. Klopfen Sie sich selbst auf die Schulter. Das ist in Ordnung, denn Sie haben trotzdem etwas erreicht. Denken Sie niemals, dass Sie es vermasselt haben! Es geht immer noch voran.

Es mag Tage geben, an denen Sie aufgeben oder ALLE Ihre gesunden Gewohnheiten aus irgendeinem Grund über Bord gehen. Trotzdem heißt das nicht, dass Sie für immer aufgehört haben, Fortschritte zu machen. Es gibt immer wieder einen neuen Tag!

Diese Einstellung funktioniert sowohl bei meinen Klientinnen als auch bei den Teilnehmerinnen meiner Kurse. Terry berichtete zum Beispiel: „Ich habe ein Jahr lang Intervallfasten durchgeführt, aber erst als ich den Ansatz „gut, besser, am besten“ übernommen habe, wurde ich konsequent. Dadurch habe ich die Ergebnisse erzielt, die ich wollte – in erster Linie die langfristige Gesundheit meines Gehirns. Ich fühle mich geistig klarer, und meine Stimmung und meine Einstellung zum Leben sind positiver als je zuvor.“

Der Vorteil dieser Denkweise ist, dass Sie dadurch aus dem Perfektionsmodus herausgeholt werden, der lähmend sein kann. Sie befreit Sie auch von einer „Alles-oder-Nichts“-Mentalität. Viele Menschen haben das Gefühl, dass sie versagt haben, wenn sie nicht die ganze Zeit 100 Prozent leisten, und geben deshalb das ganze Programm auf. Beim IF:45-Plan gibt es keine strikten Regeln, sondern nur beste, bessere und gute Optionen, die Sie jeden Tag abwägen können. Sicher, „am besten“ ist ideal, aber „besser“ ist besser als das, was Sie in der Vergangenheit gemacht haben, und „gut“ bedeutet, dass Sie immer noch Fortschritte machen. Die einzige Option, die nicht akzeptabel ist, ist das Aufgeben!

Tag 32: Schützen und entgiften Sie Ihre Haut

Während Sie im Rahmen des IF:45-Programms an Ihrem Körper arbeiten, sollten Sie ihn vor Umweltgiften und Xenoöstrogenen schützen, indem Sie Ihre Hautpflege umstellen.

Unsere Haut ist ein Organ – das größte Organ überhaupt. Und da unsere Haut offenporig ist, nimmt sie alles auf, was wir auf sie auftragen: Cremes, Lotionen, Parfums, Deodorants, Shampoos, Pflegespülungen, Nagellack und vieles mehr sowie alle Chemikalien und Giftstoffe, die diese Produkte enthalten.

Eine weitreichende Folge der erhöhten Toxinbelastung durch Hautpflegeprodukte ist ein hormonelles Ungleichgewicht, da viele Produkte Xenoöstrogene enthalten, die im Körper wie Östrogen wirken oder den Östrogenhaushalt beeinflussen. Es gibt Tausende solcher chemischen Substanzen, und ihre Vielfalt ist überwältigend.

Deshalb sollten Sie bei der Suche nach Hautpflegeprodukten genauso vorgehen wie bei der Auswahl von Lebensmitteln für eine gesunde Ernährung: Achten Sie auf natürliche Inhaltsstoffe, die keine schädlichen Chemikalien oder künstliche Stoffe enthalten!

Verpflichten Sie sich also heute, Ihr Hautpflegeprogramm zu ändern, um Ihren Körper vor Giftstoffen und Hormonstörungen zu schützen.

Folgende Strategien können hilfreich sein:

- *Halten Sie an einer entzündungshemmenden Ernährung fest (kein Gluten, kein Getreide, keine Milchprodukte und nur wenig verarbeiteten Zucker), um Giftstoffe zu bekämpfen.*
- *Legen Sie Wert auf guten Schlaf und verwenden Sie eine Augenmaske (aus Seide) sowie einen Seidenkissenbezug.*
- *Probieren Sie Produkte auf Kokosölbasis für die Haut- und Haarpflege aus, um sie zu reinigen und mit Feuchtigkeit zu versorgen und um Make-up zu entfernen.*
- *Verwenden Sie Apfelessig, um die Haut von schädlichen Bakterien zu befreien.*
- *Stellen Sie selbst gemachte Gesichtspeelings mit Meersalz her, um die Haut zu peelen.*
- *Führen Sie eine regelmäßige Hautpflege durch, morgens und abends. Ihre Haut liebt Routine! Zu meiner Routine gehören eine Gesichtsreinigung, eine Augencreme, eine Feuchtigkeitscreme, Vitaminseren und ein Peeling alle zwei Wochen – alles mit Produkten, die frei von Giftstoffen und schädlichen Chemikalien sind. Eine Liste der empfohlenen Produkte finden Sie im Anhang unter „Bewährte Methoden und Quellen“.*

Tage 33 und 34: Leptin-Resistenz bewältigen

Dies ist ein relevantes Gesundheitsproblem, daher werden wir uns dafür zwei Tage Zeit nehmen. Häufig gehen die Leptin- und Insulinresistenz Hand in Hand. Wie auch bei der Insulinresistenz kann Ihr

Körper mit der Zeit zu viel Leptin produzieren und Sie werden desensibilisiert. Hier sind einige Anzeichen dafür, dass Sie möglicherweise leptinresistent sind:

- *Bauchfett*
- *Hoher Blutzuckerspiegel*
- *Hoher Reverse-T3-Wert (dies ist eine inaktive Form des Schilddrüsenhormons T3). Ein hoher rT3-Wert kann auf einen niedrigen Stoffwechsel hinweisen, der zu einer Gewichtszunahme führt. Zu den Symptomen eines hohen rT3-Werts gehören Müdigkeit, Depressionen, niedriger Blutdruck und ein langsamerer Puls als normal.*
- *Geringe Energie*
- *Kein Sättigungsgefühl nach dem Essen*
- *Keine Gewichtsabnahme*
- *Heißhunger auf Süßes*

Zum Glück gibt es viele Möglichkeiten, der Leptinsensitivität zu begegnen, unter anderem durch Intervallfasten und mit folgenden Maßnahmen:

- *Fügen Sie Ihrem Wasser Elektrolyte zu, einschließlich Magnesium (siehe Kapitel 7).*
- *Streben Sie dreißig Minuten Sport oder Bewegung pro Tag an.*
- *Vermeiden Sie Giftstoffe in Lebensmitteln und Produkten, die Sie verwenden.*
- *Naschen Sie nicht und essen Sie nicht nach dem Abendessen.*
- *Essen Sie Bio-Produkte aus Weidehaltung und gentechnikfreie Lebensmittel.*
- *Verzichten Sie auf Produkte mit verarbeitetem Zucker.*
- *Genießen Sie gesunde Fette.*
- *Konzentrieren Sie sich auf die Gesundheit des Darms und unterstützende Maßnahmen für eine gesunde Ausscheidung.*
- *Legen Sie bei den Mahlzeiten den Schwerpunkt auf Proteine.*
- *Ernähren Sie sich kohlenhydratarm.*
- *Integrieren Sie entzündungshemmende Lebensmittel in Ihre Ernährung.*

- *Reduzieren Sie Stress.*
- *Streben Sie sieben bis neun Stunden ununterbrochenen Schlaf in der Nacht an.*
- *Setzen Sie sich täglich der Sonne aus, um den Vitamin-D-Spiegel zu erhöhen, der bei Entzündungen hilft.*

Tag 35: Analysieren Sie Ihre Erfolge, die nicht mit der Waage messbar sind

Ich finde es in Ordnung, sich regelmäßig auf der Waage zu wiegen, aber es sollte nicht zwanghaft sein. Die Waage liefert Ihnen eine Zahl – eine Momentaufnahme Ihres Gewichts zu einem bestimmten Zeitpunkt an einem bestimmten Tag. Aber der Weg zu einem gesünderen Leben lässt sich nicht so einfach auf eine Momentaufnahme reduzieren. Ich ziehe es vor, dass Sie sich nicht an der Waage orientieren, sondern an den gesundheitlichen Verbesserungen, die sich aus der Änderung Ihres Lebensstils ergeben. Sie sind ein viel besseres Maß für Ihren Erfolg.

Bewerten Sie also heute Ihre nicht-messbaren Erfolge, indem Sie sich eine Reihe von Fragen stellen:

Passt meine Kleidung besser als früher?
Fühle ich mich energiegeladener für Aktivitäten wie das Spielen mit meinen Kindern oder Haustieren, die Arbeit im Garten oder eine Wanderung in der Natur?
Hat sich mein Schlaf verbessert?
Arbeitet mein Verstand schärfer und konzentrierter?
Sieht meine Haut klarer aus?
Habe ich weniger Schmerzen?
Hat sich meine Stimmung verbessert?
Habe ich noch Heißhunger?

Haben sich meine medizinischen Kennwerte (Blutdruck, Blutzucker, Blutfette usw.) verbessert?

Wenn Sie die meisten dieser Fragen bejahen können, stärkt das Ihre Entschlossenheit und gibt Ihnen die Gewissheit, dass die Änderung Ihres Lebensstils Ihre Gesundheit verbessert hat.

Tag 36: Nutzen Sie die spirituelle Seite des Fastens

Intervallfasten hat eine immense Wirkung auf den mentalen und spirituellen Bereich. Studien haben gezeigt, dass Intervallfastende während ihres Fastenfensters über eine ungewöhnliche geistige Klarheit berichten. Der Verzicht auf Nahrung hilft dem Gehirn, toxische Ablagerungen zu beseitigen und kann sogar dazu beitragen, Demenz im Alter zu verhindern.

Wie ich bereits erwähnt habe, wirkt Fasten auch entzündungshemmend, was sich ebenfalls unmittelbar auf die Gehirnfunktion auswirkt. Und natürlich regt intermittierendes Fasten das Wachstum der Mitochondrien an, was die kognitiven Funktionen stärkt – und vielleicht sogar erklärt, warum spirituelle Fastende von so erstaunlichen Einsichten und Visionen berichten.

Wenn Sie sich also heute von der täglichen Anforderung der Ernährung Ihres Körpers zurückziehen, konzentrieren Sie sich auf das, was übrig bleibt – auf das große Ganze, zum Beispiel auf die Richtung, in die Sie Ihr Leben lenken wollen, oder auf die Verwirklichung Ihrer Ziele.

Tag 37: Dankbarkeit kultivieren

Dankbarkeit wird definiert als die Eigenschaft, dankbar zu sein, oder die Bereitschaft, Wertschätzung zu zeigen und Freundlichkeit zu erwidern. Der Begriff „Bereitschaft“ ist wirklich der Schlüssel, denn man kann durch das Leben segeln, indem man sich zur Dankbarkeit bekennt, ohne vollends zu begreifen, wofür sie wirklich in ihrer wahren, tieferen Bedeutung steht.

Wie Ralph Waldo Emerson es ausdrückte: „Pflegen Sie die Gewohnheit, für alles Gute, das Ihnen widerfährt, dankbar zu sein und sich fortgesetzt zu bedanken. Und weil alle Dinge zu Ihrem Fortschritt beigetragen haben, sollten Sie alle Dinge in Ihre Dankbarkeit einbeziehen.“

Wie können Sie nun dieses Ritual und diese Gewohnheit umsetzen? Hier sind einige Vorschläge:

- *Führen Sie ein Dankbarkeitstagebuch. Vielleicht sind Sie der Ansicht, dass Sie dazu keine Zeit haben, aber Sie haben sie tatsächlich. Nehmen Sie sich einfach vor, jeden Tag drei Dinge aufzuschreiben, für die Sie dankbar sind. Das können ganz banale Dinge sein wie Sonnenschein statt Regen oder die Tatsache, dass Sie den Bus nicht verpasst haben. Aber sie sind wertvoll!*
- *Befolgen Sie den Rat des niederländischen Philosophen Rabbi Baruch Spinoza. Er meinte, Sie sollten sich jeden Tag drei Fragen stellen: (1) Wer oder was hat mich heute inspiriert? (2) Was hat mich heute glücklich gemacht? (3) Was hat mir heute Trost und tiefen Frieden gebracht?*
- *Schreiben Sie Ihre Antworten in Ihr Tagebuch und denken Sie darüber nach.*
- *Begegnen Sie nach dem Fasten und zu Beginn Ihres Essensfensters der Nahrungsaufnahme mit reiner Dankbarkeit für das Geschenk des Essens und die Art und Weise, wie es Ihren Körper nährt.*
- *Bewahren Sie sich eine positive Grundhaltung. Beenden Sie heute folgenden Satz: Ich bin stolz auf mich, weil* ___________________________

Kapitel 11

PHASE 3: MODIFIKATION TAGE 38 BIS 45

Herzlichen Glückwunsch! Sie befinden sich nun in der letzten Woche des IF:45-Programms, der Modifikationsphase. Nachdem Sie nun die Grundlagen beherrschen, wird in dieser Phase das Intervallfasten mit einigen erweiterten Variationen auf eine neue Ebene gehoben. Ich werde Sie zum Beispiel ein größeres Fastenfenster ausprobieren lassen, bei dem Sie einen Tag lang nichts essen. Es gibt immer mehr Belege dafür, dass ein ausgedehntes Fasten nicht nur die Vorteile des Intervallfastens, wie zum Beispiel eine schnellere Gewichtsabnahme, übertrifft, sondern auch zu tiefgreifenderen Veränderungen von Gesundheitsmerkmalen wie einer besseren Blutzuckerkontrolle und Wachstumshormonschüben führt.

Studien zufolge reduziert längeres Fasten den Ghrelinspiegel (das appetitanregende Hormon), sodass Sie bei längerem Fasten eventuell weniger Hunger verspüren. Manche Menschen berichten sogar von einem Ansturm von Wohlfühl-Endorphinen. Dies ist wahrscheinlich der Grund, warum längeres Fasten eine so reiche spirituelle und religiöse Geschichte hat.

Diese Ergebnisse werden auch durch andere Untersuchungen bestätigt. In einer neueren Studie, die in der Zeitschrift *PLOS ONE* veröffentlicht wurde, wurden mehr als vierzehnhundert Menschen ein Jahr lang beobachtet. Sie nahmen an einem Programm teil, das aus Fastenperioden von vier bis einundzwanzig Tagen bestand (bei dieser Studie war während des „Fastens" eine tägliche Kalorienzufuhr von

200 bis 250 Kalorien erlaubt). Bei allen Fastenlängen ergab die Studie eine signifikante Verringerung des Gewichts, des Bauchumfangs und des Blutdrucks sowie eine Verbesserung der Blutfette (Cholesterin und Triglyzeride) sowie der Blutzuckerwerte. Von den 404 Personen, die bereits vorher gesundheitliche Beschwerden hatten, berichteten 84 Prozent über Verbesserungen.

Am bemerkenswertesten ist vielleicht, dass 93 Prozent aller Teilnehmer angaben, dass sie sich körperlich und emotional wohler fühlten und kein Hungergefühl hatten. Auch wenn die Teilnehmer einige Kalorien zu sich nahmen, ist längeres Fasten nicht für jeden geeignet. In dieser Studie geht es vielmehr darum, die positiven gesundheitlichen Auswirkungen des Fastens zu unterstreichen. Die Wissenschaftler kamen zu dem Schluss, dass „regelmäßiges Fasten von vier bis 21 Tagen sicher und gut verträglich ist".

Abgesehen von den wissenschaftlichen Erkenntnissen sind die Teilnehmer meiner Kurse in der Lage, zeitweise ohne Probleme länger zu fasten. Taylor ist ein gutes Beispiel dafür. Als sie sich mitten in der Modifikationsphase befand, sagte sie mir: „Ich kann ohne Probleme länger fasten, und ein Grund dafür ist, dass ich mich körperlich, emotional und geistig verändert habe, und zwar zum Besseren." Zu diesen Veränderungen gehört, dass sie 80 Prozent ihres Hüftgolds verloren und 4 Kilogramm abgenommen hatte und sich nicht mehr müde fühlte, was in der Vergangenheit ein großes Problem für sie war.

Folgende Ergebnisse können Sie von der Modifikationsphase erwarten:

- *Mehr Fettabbau*
- *Gesteigerte Autophagie*
- *Weniger Heißhungerattacken*
- *Größere Insulinsensitivität*
- *Einen ausgeglicheneren Hormonhaushalt*
- *Geringere Entzündungswerte*
- *Mehr geistige Klarheit*

Folgen Sie weiterhin meinen Essensplänen auf den Seiten 264 – 273 und passen Sie sie nach Bedarf an.

Tag 38: Variieren Sie Ihre Fastentage

Unser Körper wird von der gleichen Routine gelangweilt, genau wie wir. Er braucht von Zeit zu Zeit etwas Abwechslung, so wird er im Ungewissen gehalten – und er reagiert besser auf das Fasten. Ich möchte, dass Sie ab heute und für die nächste Woche folgenden Tage einplanen:

- *Fünf reguläre Intervall-Fastentage*
- *Ausgedehnte Fastenphase (24 Stunden oder länger)*
- *Einen schlemmenden Festtag*

An Ihrem Schlemmertag verlängern Sie Ihr Essensfenster und nehmen mehr Nahrung zu sich. Verwechseln Sie das nicht mit einem Tag, an dem Sie sich vollstopfen und alles essen, was Sie in Ihrer Küche finden. Nehmen Sie an diesem Tag statt der üblichen zwei oder einer Mahlzeit (je nach Ihrem individuellen Fastenplan) drei Mahlzeiten in einem zwölfstündigen Zeitfenster zu sich. Genießen Sie zu den Mahlzeiten einige stärkehaltige Kohlenhydrate (Süßkartoffeln, Bohnen, Linsen usw.), insbesondere wenn Sie Krafttraining machen (siehe Tag 39). Schlemmertage erinnern Ihren Körper daran, dass er nicht hungern muss.

Tag 39: Das Fastenfenster sicher verlängern

Ein wichtiger Faktor beim längeren Fasten ist, dass es ein wenig mehr Aufmerksamkeit erfordert. Sie können gefahrlos eine Fastenphase planen, die über 24 Stunden hinausgeht (wie oben empfohlen). Manche Menschen fasten sogar noch länger, zum Beispiel 30, 36 oder sogar 42

Stunden. Bei jedem längeren Fasten sollten Sie vorher Ihren Arzt konsultieren, insbesondere wenn Sie Medikamente gegen Diabetes mellitus, Bluthochdruck oder andere chronische Erkrankungen einnehmen.

Achten Sie dann auf Anzeichen. Wenn Sie sich krank oder schwach fühlen oder wenn Sie ohnmächtig werden, brechen Sie das Fasten ab und suchen Sie Ihren Arzt auf. Versuchen Sie ansonsten, sich zu beschäftigen und einen normalen Tagesablauf einzuhalten. Trinken Sie häufig Wasser mit Elektrolyten sowie Kaffee oder Tee. Beides hilft, den Hunger zu unterdrücken und die Fettverbrennung anzukurbeln.

Tag 40: Passen Sie Ihre Makronährstoffe an Tagen mit intensiverem Training an

Wenn Sie mit IF:45 erfolgreich Fett abgebaut haben, ist es für Sie vielleicht an der Zeit, sich stattdessen mit hochintensiven Trainingseinheiten auf den Muskelaufbau zu konzentrieren. Falls Sie sich an Trainingstagen permanent energielos fühlen, müssen Sie Ihre Ernährung vielleicht etwas umstellen. Situationen wie diese erfordern eine völlig neue Zusammensetzung der Makros.

Experten empfehlen in der Regel die folgende Zusammensetzung, wenn Sie sich auf den Muskelaufbau konzentrieren:

Kohlenhydrate: 40 bis 50 Prozent der täglichen Gesamtkalorien
Proteine: 30 bis 40 Prozent der täglichen Gesamtkalorien
Fett: 20 bis 30 Prozent der täglichen Gesamtkalorien

Denken Sie daran, dass wir alle individuelle körperliche Voraussetzungen haben. Was für die eine Frau gut funktioniert, muss für Sie nicht unbedingt das Beste sein. Es geht darum, Ihr eigenes System zu finden und zu beobachten, wie Sie auf die verschiedenen Makros reagieren.

Hier sind einige Vorschläge, wie Sie Ihre Makros modifizieren und ein wenig umstellen können.

Kohlenhydrate

Wenn Sie sich darauf konzentrieren, schlanke Muskeln aufzubauen und dafür härter zu trainieren, sollten Sie wieder mehr Kohlenhydrate in Ihre Ernährung einbauen. Kohlenhydrate tragen dazu bei, dass Sie sich in einem anabolen Zustand befinden und möglichst schnell Muskeln entwickeln, insbesondere wenn Sie Krafttraining betreiben. Nebenbei bemerkt, empfehle ich Krafttraining für Frauen sehr. Es hilft beim Aufbau von Skelettmuskeln, die wir mit zunehmendem Alter verlieren. Durch Krafttraining können wir noch lange nach dem Training Kalorien verbrennen. Außerdem trägt es unter anderem zu stärkeren Knochen und einer besseren Insulinempfindlichkeit bei.

Krafttraining ist eine anaerobe Aktivität, was bedeutet, dass der Energiestoffwechsel auf Glukose und Kohlenhydraten beruht. Fette oder Ketone können nicht verwendet werden. Wenn Sie also mehrere Tage pro Woche Krafttraining betreiben, benötigt Ihr Körper etwas mehr Kohlenhydrate als sonst – aber nur so viel, dass er sich von den Trainingseinheiten erholen kann, ohne dass überschüssige Kohlenhydrate als Körperfett gespeichert werden oder Insulinprobleme auftreten. Wie kommen Sie also dahin? Ich schlage vor, täglich eine Portion hochwertiger Kohlenhydrate zu essen, zum Beispiel etwa 40 Gramm Süßkartoffeln oder eine kleine Süßkartoffel, 50 g Winterkürbis oder 70 Gramm Bohnen oder Linsen. Achten Sie darauf, wie Ihr Energielevel während des Trainings ist. Wenn Sie sich energielos fühlen, können Sie eine zusätzliche Portion Kohlenhydrate zu Ihrer Ernährung hinzufügen. Jeder Mensch hat andere körperliche Voraussetzungen. Hören Sie auf Ihren Körper.

Wenn Sie über eine gute Insulinsensitivität verfügen oder ein sehr intensives Krafttraining absolvieren, können Sie Ihre Kohlenhydratzufuhr an Trainingstagen nach oben korrigieren. Sollten Sie jedoch eine schlechte Insulinsensitivität haben und mit geringerer Intensität trainieren oder daran arbeiten, Fett zu verlieren, sollten Sie an Trainingstagen im unteren Bereich der Kohlenhydratzufuhr bleiben.

Achten Sie bei der Anpassung Ihrer Kohlenhydratzufuhr auf die richtige Auswahl. Neben nicht-stärkehaltigen Gemüsesorten (die einige Kohlenhydrate enthalten) und zuckerarmen Früchten empfehle ich die Auswahl von stärkehaltigen Nahrungsmitteln, die den richtigen Brennstoff für das Krafttraining liefern. Der Großteil der zusätzlichen stärkehaltigen Kohlenhydrate sollte aus Wurzelgemüse wie Yams und Süßkartoffeln, Winterkürbissen, Bohnen und Hülsenfrüchten stammen – und nicht aus Getreide oder glutenhaltigen Kohlenhydraten, wie ich oben bereits erwähnt habe.

Proteine (Eiweiß)

Bei intensiverem Training benötigen Sie mehr Proteine, da sie für den Aufbau, die Regeneration und den Erhalt des Körpergewebes unerlässlich und an Stoffwechsel und Hormonsystem beteiligt sind.

Im Durchschnitt kann eine Proteinzufuhr von zwei Gramm pro Kilogramm Körpergewicht oder mehr von Vorteil sein, wenn Sie ein intensives Krafttrainingsprogramm absolvieren. Ihre perfekte Proteinzufuhr hängt auch von Ihrer Körpergröße sowie von der Art und Dauer Ihres Trainings ab. Wenn Sie bei Ihrer Größe und Statur ein gesundes Gewicht von 135 Pfund (61 Kilogramm) haben, dann sollten Sie täglich 135 Gramm Eiweiß zu sich nehmen. Das entspricht jeweils 200 Gramm eines mageren Steaks, einer Hühnerbrust oder eines Lachsfilets.

Fette

Was das Fett betrifft, so wird allgemein bei einem mehrmaligen Krafttraining pro Woche empfohlen, täglich 0,9 Gramm Fett pro Kilogramm Körpergewicht zu sich zu nehmen. Am Beispiel einer Person, die 61 Kilogramm wiegt, würde diese Person täglich etwa 55 Gramm Fett zu sich nehmen. Das entspricht einer Avocado und etwa 2 Esslöffeln Olivenöl.

Tag 41: Nutzen Sie Ernährungsstrategien, die das Gehirn ankurbeln

Die Forschung ist sich einig: Intermittierendes Fasten stärkt die geistige Leistungsfähigkeit, steigert die Fokussierung und die Konzentration, beseitigt den Gehirnnebel und beugt neurodegenerativen Erkrankungen wie Morbus Alzheimer vor. Selbst wenn Sie nicht daran interessiert sind, Gewicht zu verlieren oder Ihre Gesundheitswerte zu verbessern, sind die positiven Auswirkungen des Fastens auf das Gehirn allein schon erstaunlich.

Neben der Verbesserung der kognitiven Funktionen kann Fasten die Auswirkungen des Alterns auf das Gehirn verringern. Außerdem stärkt es die Stressresistenz und reduziert Entzündungen. Fasten erhöht auch die vom Gehirn gebildeten neurotrophen Faktoren (BDNF). Je länger gefastet wird, desto mehr BDNF wird produziert, was dazu beiträgt, degenerative Erkrankungen des Gehirns zu verhindern.

Es ist bemerkenswert, dass Sie nicht nur Ihren Verdauungsorganen eine Pause gönnen, indem Sie die Nahrungsaufnahme hinauszögern, sondern auch Ihrem Geist helfen, den ganzen Müll loszuwerden. Sie werden vielleicht feststellen, dass Sie mehr Energie haben oder Ihr übliches Nachmittagstief verschwunden ist. Sie sollten sich konzentrierter und motivierter fühlen, um Ihre Ziele zu erreichen und die Dinge, die Sie sich vorgenommen haben, zu verwirklichen.

Während Ihres Essensfensters können Sie die neu gewonnene Fitness Ihres Gehirns unterstützen, indem Sie es mit Lebensmitteln versorgen, die das Gehirn stärken. Ziehen Sie heute in Erwägung, Ihre Ernährung auf einige dieser wichtigen Lebensmittel auszurichten:

- *Lebensmittel, die reich an Omega-3-Fettsäuren sind, wie Lachs und andere fette Fische sowie Walnüsse. Omega-3-Fettsäuren verbessern die Blutzirkulation und fördern die Funktion von Neurotransmittern, die das Gehirn bei der Verarbeitung und beim Denken unterstützen.*
- *Lebensmittel mit hohem Magnesiumgehalt, wie zum Beispiel Kichererbsen. Sie helfen bei der Nachrichtenübermittlung im Gehirn.*

- *Blaubeeren, die mit schnellerem Lernen, besserem Denken und höherer Gedächtnisleistung in Verbindung gebracht werden.*
- *Cholinreiche Lebensmittel wie Brokkoli und Blumenkohl. Sie können das Wachstum neuer Gehirnzellen unterstützen und die Intelligenz im Alter fördern.*

Tage 42 bis 44: Nehmen Sie die 30:16-Challenge an

Es gibt eine Art des Intervallfastens, bei der das Essensfenster zeitlich extrem begrenzt ist, die OMAD-Diät (One-Meal-A-Day). Normalerweise empfehle ich diese Variante nicht, weil sie eine der herausforderndsten Fastenformen ist und eine große Umstellung bedeuten kann. Außerdem ist es schwierig, alle Nährstoffe in einer einzigen Mahlzeit aufzunehmen.

Dennoch möchte ich Ihnen eine dreitägige Methode vorstellen, die auch nur eine Mahlzeit pro Tag vorsieht: mein 30:16-Programm. Dabei handelt es sich um eine wirksame Strategie für Fortgeschrittene, bei der das Timing der Mahlzeiten verändert wird. Sie versetzen Ihren Körper in Erwartungshaltung, wann die nächste Mahlzeit ansteht, und profitieren gleichzeitig von den Vorteilen des längeren Fastens.

Und so funktioniert das 30:16-Programm:

- *Essen Sie Ihre OMAD-Mahlzeit am Montagabend als Abendessen. Nehmen Sie viel mageres Protein, gesunde Fette, grünes Blattgemüse und andere nicht-stärkehaltige Gemüsesorten zu sich. Es ist auch eine gute Idee, eine Portion stärkehaltige pflanzliche Kohlenhydrate wie eine Süßkartoffel oder 100 Gramm Bohnen oder andere Hülsenfrüchte einzuplanen.*
- *Fasten Sie danach 16 Stunden lang und essen Sie am Dienstagnachmittag zu Mittag. Essen Sie wieder magere Proteine, gesundes Fett und Blattgemüse oder anderes nicht-stärkehaltiges Gemüse.*

- *Nach dem Mittagessen fasten Sie 30 Stunden lang und essen dann wieder am Mittwochabend. Dieses Abendessen kann eine Mahlzeit mit mageren Proteinen, gesunden Fetten, Blattgemüse und anderen nicht-stärkehaltigen Gemüsesorten sowie einer Portion stärkehaltiger Kohlenhydrate sein.*

Wenn Sie diesen Ernährungsplan mehrmals im Monat ausprobieren, kann er sich als sehr effektiv für die Gewichtsabnahme, die Gewichtserhaltung, die Fettanpassung, die Insulinsensitivität und andere positive Gesundheitsmarker erweisen.

Tag 45: Feiern Sie Ihre Transformation

Ein wichtiger Abschnitt Ihrer Reise des Intervallfastens ist es, nun Ihre Transformation zu feiern – körperlich, emotional und spirituell. Sie haben die Aufgabe bewältigt und es ist an der Zeit, sich dafür zu belohnen!

Die Frage ist: Wie kann man diese Meilensteine am besten feiern? Auf jeden Fall nicht mit einer Riesenpizza. Keine Sorge: Es gibt immer noch Spaß machende und spannende, aber dennoch gesunde Möglichkeiten zu feiern, was Sie erreicht haben. Einige Vorschläge:

- *Planen Sie einen Wellness-Tag ein, an dem Sie sich den ganzen Tag verwöhnen lassen und sich Gutes tun.*
- *Kaufen Sie ein paar neue Trainingsklamotten.*
- *Genießen Sie einen Nachmittag ganz für sich und tun Sie etwas, was Ihnen Freude macht. Treffen Sie sich mit einer guten Freundin auf einen Kaffee, besuchen Sie ein Kunstmuseum, machen Sie einen Spaziergang oder eine Wanderung in der Natur, gehen Sie neue Kleidung kaufen oder machen Sie einen Ausflug ins Grüne, um abzuschalten und sich neu zu konzentrieren.*
- *Besuchen Sie einen neuen Yoga-, Zumba- oder Tanzkurs.*

- *Gönnen Sie sich eine Porträt- oder Boudoir-Fotosession.*
- *Lassen Sie sich massieren.*
- *Probieren Sie einen neuen Haarschnitt oder eine neue Farbe aus, die zu Ihrem neuen Ich passt.*

Die Möglichkeiten zum Feiern sind nur durch Ihre Fantasie begrenzt!

Kapitel 12

INTERVALLFASTEN ALS LEBENSSTIL BEIBEHALTEN

Ein Kommentar, der in meinen Kursen immer wieder auftaucht, ist wie der von Elaine, einer fünfzigjährigen Teilnehmerin, die die meiste Zeit ihres erwachsenen Lebens auf dem Diätkarussell verbracht und fast jedes Jahr ab- und wieder zugenommen hat: „Ich bleibe beim Intervallfasten. Es ist für mich völlig normal geworden. Ich kann mir nicht vorstellen, zu dem zurückzukehren, was ich früher getan und wie ich gegessen habe. Intermittierendes Fasten ist zu meinem Lebensstil geworden, und ich fühle mich wunderbar."

Vielleicht haben Sie mit IF:45 begonnen, um Gewicht zu verlieren, aber wie Elaine haben Sie inzwischen viele andere Vorteile entdeckt und möchten diese nicht mehr missen. Erinnern Sie sich daran, dass wissenschaftlich nachgewiesen ist, dass Intervallfasten Ihnen helfen kann, Gewicht zu verlieren und zu halten. Zudem bewirkt es

- *mehr Energie,*
- *weniger Heißhunger,*
- *weniger Gehirnnebel,*
- *einen gesünderen Stoffwechsel,*
- *einen niedrigeren Blutdruck,*
- *verbesserte Blutzuckerwerte,*
- *eine höhere Insulinsensitivität,*
- *hormonelles Gleichgewicht und*
- *Anti-Aging und erhöhte Lebenserwartung.*

Mit anderen Worten: Intervallfasten bewirkt nicht nur eine Gewichtsabnahme. Es verändert die Gesundheit!

Wenn Sie einige dieser Vorteile erlebt haben, sind Sie wahrscheinlich schon süchtig nach Intervallfasten. Das ist gut so, denn es ist mehr als nur eine kurzfristige Strategie, um einige Vorteile zu nutzen; es ist ein Lebensstil, den Sie für den Rest Ihres Lebens beibehalten können. Und ich hoffe, dass Sie der Ansicht sind, dass es eine der besten Entscheidungen ist, die Sie je getroffen haben, und dass Sie es auf jeden Fall fortsetzen wollen.

Schließlich ist Intervallfasten etwas ganz Natürliches! Unser Körper ist auf das Fasten eingestellt, weil sich unsere Vorfahren so entwickelt haben; außerdem funktioniert unser Stoffwechsel besser, wenn er nach einem Fasten-/Essensplan arbeitet. Viele unserer modernen Gesundheitsprobleme können direkt damit in Verbindung gebracht werden, dass wir zu viel und zu oft essen. Fasten löst all diese Probleme, indem es das Zeitfenster, in dem wir essen können, einschränkt – es ist also etwas, das Sie beibehalten sollten. Dies mag zwar das Ende meines 45-tägigen Plans zum Intervallfasten sein, aber es ist der Beginn eines völlig neuen Lebensstils für Sie.

Lassen Sie uns also nun über Strategien sprechen, die Sie jetzt für einen langfristigen Erfolg in Ihrem Leben einsetzen können.

Erstellen Sie Ihren Plan für die Zukunft

Wenn Sie Intervallfasten als Lebensstil umsetzen, können Sie von nun an ein anderes, individuelles Intervallmuster anwenden. Vielleicht ist es Ihnen möglich, wochentags nach dem Prinzip 16:8 zu fasten und am Samstag und Sonntag drei Mahlzeiten pro Tag zu sich zu nehmen. Oder Sie machen unter der Woche längere, intensivere Fastenkuren. Zum Beispiel:

20:4

Für ein intensiveres Fasten können Sie 20:4 ausprobieren. Sie fasten 20 Stunden und haben ein vierstündiges Zeitfenster, in dem Sie essen können.

24-Stunden-Fasten

Bei einer 24-stündigen Fastenkur fasten Sie einen ganzen Tag. Viele Menschen, die 24 Stunden lang fasten, tun dies nur ein- oder zweimal pro Woche. An den Tagen, an denen nicht gefastet wird, essen sie wie gewohnt. Manche Menschen setzen diese Art der Ernährung jedoch langfristig fort und praktizieren die OMAD-Methode (Eine Mahlzeit pro Tag), die ebenfalls äußerst vorteilhaft für die Gewichtskontrolle und die allgemeine Gesundheit ist, solange man genügend Nährstoffe zu sich nimmt.

36-Stunden-Fasten

Hier essen Sie am ersten Tag um 19 Uhr zu Abend, lassen am zweiten Tag alle Mahlzeiten aus und frühstücken am dritten Tag um 7 Uhr.

42-Stunden-Fasten

Fasten Sie nach dem oben beschriebenen Muster (36-Stunden-Fasten), aber verlängern Sie das Fasten am dritten Tag bis 13.00 Uhr.

Es gibt natürlich viele Möglichkeiten, das Intervallfasten mit Ihrem Lebensstil zu vereinbaren. Vielleicht müssen Sie eine Weile experimentieren, um herauszufinden, was am besten zu Ihnen passt. Ganz wichtig: Wenn Sie längeres Fasten planen, sollten Sie Ihren Arzt konsultieren.

Beenden Sie Ihr Fastenprogramm, wenn es nötig ist

Ich erhalte viele Fragen dazu, was zu tun ist, wenn ein Urlaub oder eine Geschäftsreise ansteht. Im Gegensatz zu den meisten „Diäten" ist das intermittierende Fasten (das keine Diät ist!) so flexibel, dass Sie es auf Reisen durchführen können – sofern Sie wollen – und nichts verpassen, oder es unterbrechen und nach Ihrer Reise wieder einsteigen.

Ich weiß das aus eigener Erfahrung. Im letzten Jahr war ich vermehrt auf Reisen, die größtenteils beruflich bedingt waren. Ich habe diese Erfahrung sehr genossen. Reisen ist ein wichtiger Teil meines

Selbst, denn ich liebe es, neue Menschen und neue Orte kennenzulernen. Erstaunlicherweise habe ich festgestellt, dass mein Ernährungsstil – strikt gluten-, getreide- und milchfrei, mit Schwerpunkt auf Proteinen – ziemlich einfach zu befolgen ist. Das Gleiche gilt für das Intervallfasten.

Auf Reisen halte ich einen 16:8-Fastenmodus ein, das gleiche Muster wie zu Hause. Das ist am einfachsten zu befolgen, vor allem auf langen Flügen.

Normalerweise breche ich mein Fasten mit einer Eierspeise. Fast überall, gibt es Omelett oder eine andere Eierspeise. Ich liebe Eier. Sie bieten das perfekte Gleichgewicht von Eiweiß und Fett und schonen mein Verdauungssystem. Ich nutze jede Gelegenheit für zusätzliche Proteine. Wenn ein Restaurant Steak oder Hühnchen anbietet, bestelle ich es. Ich versuche, so viel Protein wie möglich zu mir zu nehmen, damit ich es genießen kann, wenn es nur Kohlenhydrate gibt, was in anderen Ländern oft der Fall ist. Ich bevorzuge auch andere Proteine, wenn ich auswärts esse. Und natürlich nehme ich viel Gemüse und Salate zu mir – die sind auf Speisekarten immer zu finden.

Wenn Sie sich dafür entscheiden, Intervallfasten auf einer Reise beizubehalten, können Sie, das Zeitfenster für die Nahrungsaufnahme verschieben oder verkürzen, um den Urlaub angenehmer oder bequemer zu gestalten.

Sie müssen auch überhaupt nicht fasten. Wahrscheinlich sind Sie nicht allein im Urlaub. Normalerweise sind Sie mit Freunden oder Ihrer Familie unterwegs, und es macht keinen Spaß zu fasten, wenn alle anderen gemeinsam essen wollen. Genießen Sie Ihren Urlaub, das ist genauso wichtig wie alles andere.

Erlauben Sie sich also, Urlaub vom Fasten zu machen. Frühstücken Sie mit Ihrer Familie und Ihren Freunden. Genießen Sie andere Mahlzeiten. Lassen Sie sich den Urlaubsspaß nicht entgehen. Wenn Sie Urlaub vom Fasten machen wollen, ist das völlig in Ordnung.

Zusätzliche Mahlzeiten hier und da machen keinen Unterschied, das verspreche ich Ihnen. Mein bester Rat in dieser Hinsicht ist nicht gerade eine große Neuigkeit: Machen Sie sich keinen Stress. Stress bringt Ihre Hormone aus dem Gleichgewicht und stört Ihren Schlaf – beides schadet Ihrem Körper. Nehmen Sie Ihren Ernährungs- und Fastenplan wieder auf, sobald Sie zu Hause sind.

Wenn Sie sich Sorgen wegen einer Gewichtszunahme oder einer Verlangsamung Ihres Stoffwechsels machen, versuchen Sie, so viel wie möglich zu laufen und sich zu bewegen, indem Sie die Sehenswürdigkeiten und die Zeit in der freien Natur genießen.

Wenn Sie für einen Monat oder zwei Monate oder für einen anderen längeren Zeitraum verreisen, müssen Sie vielleicht etwas disziplinierter sein. Aber Intervallfasten, insbesondere 16:8, ist so einfach und schmerzfrei, dass es sich nicht wie Disziplin anfühlt.

Wenn Sie von Ihrer Reise zurück sind, fällt es Ihnen vielleicht schwer, sich nach ein oder zwei Wochen der Entspannung an Ihren Essens-/Fastenplan zu gewöhnen.

Beginnen Sie langsam. Möglicherweise müssen Sie mit einem kürzeren Fastenfenster anfangen und allmählich wieder zum 16:8-Muster zurückfinden. Nehmen Sie Ihre normalen, gesunden Mahlzeiten während des Essensfensters wieder auf. Steigen Sie wieder in Ihr Trainingsprogramm ein. Ihr Körper wird sich schnell wieder an die Dinge gewöhnen.

Treffen Sie die richtige Auswahl an Nahrungsmitteln für die individuellen Bedürfnisse Ihres Körpers

Nehmen Sie während Ihres Essensfensters Kombinationen gesunder Lebensmittel zu sich, über die ich in diesem Buch bereits gesprochen habe: magere Proteine, nicht-stärkehaltiges Gemüse, gesunde Fette und stärkehaltige Kohlenhydrate – angepasst an Ihren Bedarf an Makronährstoffen und unter Berücksichtigung ihres Menstruationszyklus.

Ich glaube auch, dass es wichtig ist, auf Ihren Körper zu hören, wenn es darum geht, wie Sie sich bei der Wahl Ihrer Lebensmittel fühlen. Wenn Sie sich zum Beispiel nach dem Verzehr von Reis oder Getreide müde fühlen, versuchen Sie stattdessen, mehr nicht-stärkehaltiges Gemüse zu essen. Achten Sie darauf, ob Sie danach energiegeladener sind. Wenn ja, sagt Ihnen Ihr Körper, dass Sie sich an Gemüse halten und keine Körner essen sollen.

Bleiben Sie weiterhin flexibel, indem Sie Ihre Makros anpassen, vor allem wenn Sie sich im Zyklus befinden. Mit dem Älterwerden verändert sich Ihr Körper ständig. Wenn Sie jeden Tag die gleichen Mahlzeiten zu sich nehmen, steigt zudem die Wahrscheinlichkeit, dass Sie Nahrungsmittelunverträglichkeiten oder -empfindlichkeiten entwickeln.

Die wichtigste Lektion in diesem Zusammenhang ist, konsequent auf Ihren Körper zu hören und verschiedene Lebensmittel auszuprobieren, um eine optimale Gesundheit zu erreichen.

Überwachen Sie Ihr Gewicht

Es ist eine Herausforderung, das neue, niedrigere und gesündere Gewicht zu halten. Von den Millionen Menschen, die jedes Jahr abnehmen, schafft es nur ein kleiner Teil, das Gewicht zu halten. Die angegebenen Werte reichen von 2 bis 20 Prozent.

Allzu leicht kann es passieren, dass man etwas selbstzufrieden wird und wieder zunimmt, ohne dass man es wirklich merkt, es sei denn, man überwacht es. Wenn Sie feststellen, dass Sie wieder zunehmen, kehren Sie zur Induktionsphase zurück, in der Sie Ihre Kohlenhydratzufuhr verringert haben. Bleiben Sie bei einer geringeren Kohlenhydratzufuhr und beim Intervallfasten, bis Sie die zusätzlichen Pfunde wieder verloren haben.

Legen Sie ein für Sie akzeptables Gewichtsspektrum fest, bei dessen Überschreitung Sie Maßnahmen ergreifen müssen, zum Beispiel eine Obergrenze von zweieinhalb Kilogramm. Sobald Sie mehr als zweieinhalb Kilogramm zugenommen haben, sollten Sie mit intermittierendem Fasten, weniger Kohlenhydraten und konsequentem Training wieder auf den richtigen Weg kommen. In der Tat haben Wissenschaftler nachgewiesen, dass intermittierendes Fasten eine der besten Methoden ist, ein Wunschgewicht zu halten.

Nehmen Sie also schnell wieder Ihr Programm auf, wenn Ihr Gewicht von Ihrem angestrebten Ziel abweicht. Je länger Sie sich Zeit lassen, desto schwieriger kann es sein, wieder abzunehmen.

Steigern Sie Ihre Ergebnisse durch Abwechslung beim täglichen Training

Bewegung ist ein Eckpfeiler jedes gesunden Lebensstils. Von unserem Kreislauf- und Atemsystem bis hin zu unseren Muskeln und Gelenken – unser Körper ist dafür gemacht, sich mit wunderbarer Leichtigkeit zu bewegen. Wenn wir uns nicht mehr bewegen, sei es aufgrund einer sitzenden Lebensweise oder aus gesundheitlichen Gründen, kann unser Körper darunter leiden. Wir entwickeln steife Gelenke, Übergewicht und allgemein einen schlechten Gesundheitszustand.

Bewegung hält uns gesund und macht uns glücklich. Auch wenn Sie aus gesundheitlichen Gründen oder in Ihrer Leistungsfähigkeit eingeschränkt sind, ist Bewegung für eine gutes gesundheitliches Befinden unerlässlich. Wie ich bereits erwähnt habe, lässt sich Bewegung besonders gut mit Intervallfasten kombinieren. Es ist erwiesen, dass Sport während des Fastens die Insulinsensitivität erhöht, den Blutzuckerspiegel stabil hält und die Fettverbrennung beschleunigt.

Das Training verbessert die Funktion der Mitochondrien, wodurch die Energieverbrennung effizienter wird. Wenn Sie bei geringem Glykogen-/Kohlenhydratspeicher Sport treiben, werden Ihre Mitochondrien speziell darauf trainiert, mehr Fett zu verbrennen.

Halten Sie Ihr tägliches Training aufrecht, indem Sie zwei- bis viermal pro Woche intensive Workouts wie Krafttraining oder HIIT durchführen. Den Rest der Woche sollten Sie sanftere und erholsamere Formen der Bewegung einbauen, zum Beispiel. Walken, Schwimmen, Tai Chi, Yoga und Stretching.

Walken

Sie müssen keine zehn Kilometer laufen, um ein gutes Kardiotraining zu absolvieren. Schnelles Gehen (auch Power-Walking genannt) kann für Ihr Herz genauso gut sein wie ein guter Lauf, belastet Ihren Körper aber viel weniger. Walken schont Ihre Gelenke. Studien haben gezeigt, dass Menschen, die beim Walken unterhaltsame Podcasts hören, ihren Cortisolausstoß stark reduzieren können. Versuchen Sie, in einem schnellen Tempo zu gehen – so schnell, dass Sie beim Sprechen außer Atem kommen – und dabei die Arme zu bewegen. Wenn Sie das mindestens dreißig Minuten lang machen, haben Sie ein solides Ausdauertraining absolviert.

Schwimmen

Schwimmen ist das ultimative gelenkschonende Training. Für viele ist es eine gängige Form der Physiotherapie. Schwimmen ist ein aerobes Training, bei dem alle Muskeln des Körpers beansprucht werden … Deshalb ist der „Schwimmer-Body" eine beneidenswerte Erscheinung! Das Wasser hat einfach etwas Heilendes an sich. Wir erreichen eine andere Ebene, wenn wir ins Wasser eintauchen und den Stress unseres Lebens hinter uns lassen. Egal ob Sie ruhig durch das Wasser gleiten oder sich auf schnellere Züge konzentrieren, Ihr Körper wird vom Schwimmen profitieren.

Tai Chi

Tai Chi ist eine alte chinesische Kampfkunsttradition, die heute als eine Form der Übung praktiziert wird, bei der eine Reihe von Bewegungen mit tiefer Atmung einhergeht. Tai Chi wird oft als Meditation in Bewegung bezeichnet und ist bekannt als Stressreduzierer. Die gesundheitlichen Vorteile dieser gewichtsbelastenden Übung sind zahlreich und umfassen die Verbesserung des Gleichgewichts und der Flexibilität, die Vorbeugung von Stürzen und die stimmungsaufhellende Wirkung. Tai Chi ist für Menschen aller Altersgruppen und Fitnessniveaus wunderbar geeignet. Erkundigen Sie sich bei der Volkshochschule oder Ihrem

Sportverein, ob Gruppentreffen angeboten werden. Sie könnten neue Freunde finden und von der Gesundheit profitieren.

Yoga

Yoga ist mein persönlicher Favorit! Yoga ist mittlerweile so weit verbreitet, dass Sie es jederzeit kennenlernen und mit dem Üben beginnen können. Selbst wenn Sie jeden Tag nur ein wenig Yoga praktizieren, kann das einen großen Einfluss auf Ihre allgemeine Gesundheit haben. Es gibt Vinyasa Flow Yoga, Hatha Yoga, Hot Yoga, aber ich würde vorschlagen, mit Yin Yoga zu beginnen. Dabei handelt es sich um einen sanften, grundlegenden Yogastil, bei dem der Schwerpunkt auf einzelnen Körperhaltungen und einer Konzentration auf dem Atem liegt. Viele Volkshochschulen und Sportvereine bieten Yogakurse an, überall gibt es Yogastudios, aber am einfachsten wird man im Internet fündig. Auf YouTube und anderen Suchmaschinen werden kostenlose Yoga-Sessions von erfahrenen Yogis angeboten. Es gibt auch kostenlose Yoga-Apps für Ihr Handy, Bücher, Zeitschriften und mehr, die sich alle dem Yoga widmen! Holen Sie die Yogamatte aus dem Schrank und beginnen Sie mit Ihren Übungen!

Stretching

Wenn Sie besonders gestresst sind, leiden Sie vielleicht unter Kopfschmerzen, verspannten Schultern, Rückenschmerzen oder sogar Kieferverspannungen. Das liegt daran, dass sich Ihre Muskeln durch Stress anspannen, verhärten und dadurch weh tun. Stretching (Dehnen) ist eine gute Möglichkeit, diesem Problem zu begegnen. Ich versuche, mich zu dehnen, wann immer ich kann. Es ist einfach, sich hier und da zu dehnen, wenn man Hausarbeiten erledigt oder selbst beim Fernsehen. Natürlich ist Yoga eine großartige Methode für eine gute Dehnung, aber man muss nicht unbedingt eine Yogahaltung einnehmen, um sich zu dehnen. Im Grunde ist es jede Art von sanfter Dehnung eines Muskels. Tun Sie, was Ihnen guttut. Ich mache besonders gerne am Ende des Tages ein paar sanfte Dehnübungen, während die Familie vor dem Fernseher sitzt und sich entspannt.

Wie immer gilt: Hören Sie auf Ihren Körper. Wenn Sie auf ihn hören, wird Ihr Körper Ihnen sagen, wie viel Sie aushalten können und wann es an der Zeit ist, mehr Dynamik in Ihr Programm zu stecken.

Überwachen Sie Ihre Stoffwechselflexibilität

Zur Erinnerung: Die metabolische Flexibilität ist die Fähigkeit Ihres Körpers, je nach Verfügbarkeit zwischen Fett und Kohlenhydraten als Brennstoff hin und her zu wechseln. Je flexibler Ihr Stoffwechsel ist, desto weniger müssen Sie sich im Detail um Ihre Makronährstoffe kümmern. Sie können einfach essen und solange Sie sich an Vollwertkost halten, wird das Sättigungssignal, das Sie erhalten, genau und zuverlässig sein. Deswegen ist es so wichtig, Ihre metabolische Flexibilität zu erhalten. Deswegen müssen Sie sie überwachen. Achten Sie auf bestimmte Symptome und stellen Sie sich von Zeit zu Zeit die folgenden Fragen, die Sie hoffentlich mit „Ja" beantworten können:

Befinden Sie sich morgens in einer leichten Ketose? Das können Sie feststellen, indem Sie die Ketone in Ihrem Urin mit speziellen Teststreifen messen, die Sie in jeder Apotheke erhalten. Stoffwechselflexible Menschen schalten nach einer nächtlichen Nahrungspause schnell in einen „Fasten"-Modus um, der sich am Morgen als Ketose bemerkbar macht.

- Können Sie zu den Mahlzeiten Kohlenhydrate essen, ohne sich danach schläfrig zu fühlen?
- Können Sie ohne Probleme eine Mahlzeit auslassen?
- Naschen Sie weniger oder gar nicht?
- Fällt Ihnen das Intervallfasten jetzt leichter?
- Wenn Sie Ihr Ziel der Gewichtsabnahme durch Intervallfasten erreicht haben, konnten Sie diese Gewichtsabnahme beibehalten?

(Wenn ja, bedeutet dies, dass Ihr Körper an die Fettverbrennung angepasst ist und es daher leichter ist, das Gewicht zu halten).

- Sind Sie in der Lage, intensiver zu trainieren?
- Ist Ihr Energielevel konstant höher?
- Haben Sie das Gefühl, dass sich Ihre Stimmung verbessert und stabilisiert hat?
- Wenn Sie Ihre Blutzuckerwerte überwachen, bleibt Ihr Blutzucker geregelt und stabil?

Wenn Sie die meisten dieser Fragen mit „Ja" beantwortet haben, herzlichen Glückwunsch! Sie sind metabolisch flexibel.

Wenn Sie hingegen nicht metabolisch flexibel sind, gibt es Maßnahmen, die Sie durchführen können, um diese Flexibilität wiederzuerlangen.

Sorgen Sie dafür, dass Sie täglich Sport treiben. Regelmäßiges Training – sowohl Krafttraining als auch Ausdauertraining – wirkt der metabolischen Inflexibilität unmittelbar entgegen, indem es die beiden Hauptverursacher angreift. Bewegung erhöht die Insulinsensitivität und regt die Fettverbrennung an. Bestimmte Trainingsarten wie HIIT tragen sogar zur Bildung neuer Mitochondrien bei. Zusammen mit einer verbesserten Insulinsensitivität, der wiederhergestellten Fettverbrennung und mehr (und besseren) Mitochondrien ist Bewegung superwichtig für die Wiederherstellung der metabolischen Flexibilität.

Stellen Sie die Fettanpassung wieder her. Dies können Sie mit einer kohlenhydratarmen Ernährung und intermittierendem Fasten während der Woche erreichen. Zusammen mit Sport verbessert dies die Funktion der Mitochondrien, sorgt für Fettverbrennung und erhöht die Insulinsensitivität. Halten Sie dies etwa einen Monat lang durch. Danach können Sie Ihre Kohlenhydratmenge an Ihre Trainingsintensität anpassen. Achten Sie auf Lebensmittel und Nährstoffe, die die Flexibilität des Stoffwechsels unterstützen: Magnesium, das zur Vorbeugung von Insulinresistenz beiträgt, Polyphenole – pflanzliche Verbindungen, die in dunkler Schokolade und buntem Gemüse enthalten sind – und Omega-3-Fettsäuren, welche die Funktion der Mitochondrien verbessern.

Nutzen Sie Ihre neu gewonnene freie Zeit

Ihr Leben ist jetzt viel einfacher geworden. Sie haben mehr Zeit, sich auf das zu konzentrieren, was wirklich wichtig ist. Sie werden nicht mehr unzählige Stunden mit der Planung und Zubereitung von Mahlzeiten verbringen. Sie haben Ihre Tage gestrafft und sich die Nächte frei gehalten. Sie brauchen nicht mehr zwischendurch dieses und jenes zu naschen und sich nach dem Essen nicht mehr zu fragen, warum Sie so viel gegessen haben.

Wie werden Sie die Zeit (und das Geld), die Sie jetzt zur Verfügung haben, nutzen?

Nutzen Sie diese neu gewonnene Freiheit und gehen Sie anderen Leidenschaften nach. Was ist bisher auf die lange Bank geschoben worden: Fortbildung, Hobbys, Job, Familie? Jetzt, wo Sie mehr Zeit haben, können Sie sie mit allem verbringen, wonach Ihnen ist. Vielleicht entdecken Sie sogar neue Bereiche, die Sie erkunden wollen. Es gibt keine Grenzen, und das Intervallfasten wird Ihnen nicht nur eine neue Welt, sondern ein ganzes Universum an Möglichkeiten eröffnen.

Kapitel 13

DIE IF:45-ESSENSPLÄNE

Um den größten Nutzen aus dem Intervallfasten zu ziehen, sollten Sie sicherstellen, dass Sie während Ihres Essensfensters nährstoffreiche Lebensmittel zu sich nehmen. Die Zusammenstellung ausgewogener Mahlzeiten aus vollwertigen Lebensmitteln – magere Proteine, gesunde Fette und ballaststoffreiche Kohlenhydrate – versorgen Ihren Körper mit Energie, gleichen Ihren Hormonhaushalt aus und stärken Ihre Gesundheit während des Fastens.

Dieser sechswöchige Ernährungsplan ist nach den Phasen des Intervallfastens gegliedert – in Induktion, Optimierung und Modifikation. Die Tage während der Induktionsphase sind alle kohlenhydratarm, damit Ihr Körper in die Ketose übergehen und sich während des Fastens besser an das Fett anpassen kann. In der Optimierungs- und Modifikationsphase werden die Kohlenhydrate an den meisten Tagen auf ein moderates Niveau angehoben, wobei jedoch einige kohlenhydratarme und kohlenhydratreiche Tage in den Plan eingefügt werden (dies ist das Prinzip von Carb-Cycling).

Falls Sie während der Optimierungs- und Modifikationsphase Ihre Mahlzeiten so umstellen möchten, dass Sie noch mehr Kohlenhydrate zu sich nehmen, reicht es, wenn Sie eine kleine Portion eines kohlenhydratreicheren Lebensmittels zu einer oder beiden Mahlzeiten hinzufügen. In der Tabelle auf Seite 266 habe ich einige Beispiele für Sie aufgeführt. Wenn Sie beginnen, den IF-Lebensstil umzusetzen, werden kleine Anpassungen in Ihrer Makroaufnahme weitere und bessere Möglichkeiten bieten, Ihr Fasten zu unterstützen.

Die Rezepte beginnen auf Seite 274.

Tägliches Frühstück

Schwarzer Kaffee, grüner Tee oder Kräutertee

Wasser mit Elektrolyten (achten Sie darauf, den ganzen Tag über Flüssigkeit zu sich zu nehmen)

Induktionsphase

WOCHE 1

Montag

Mittagessen: 4 klassisch gefüllte Eier (Seite 330), 4 Champignons, mit Wurstbrät gefüllt (Seite 350)

Abendessen: Skirt Steak (Kronfleisch, Saumfleisch) mit Avocado-Meerrettich-Creme (Seite 274), gedünstete grüne Bohnen

Dienstag

Mittagessen: Mit Thunfisch gefüllte Tomaten à la Puttanesca (Seite 305)

Abendessen: Pesto-Huhn-Spinat-Auflauf (Seite 315)

Mittwoch

Mittagessen: 1 Schweinefleisch-Apfel-Wurst-Bratling (Seite 290), Rührei aus 2 Eiern mit Zwiebel und Champignons

Abendessen: Steak-Caesar-Salat (Seite 282)

Donnerstag

Mittagessen: Pesto-Huhn-Spinat-Auflauf (Seite 315)

Abendessen: Lammschulterkoteletts mit Oliven-Petersilien-Gremolata (Seite 284)

Freitag

Mittagessen: Gekühlte Gurken-Avocado-Suppe mit Garnele (Seite 301)

Abendessen: Klassisches Pulled Pork (Seite 298), grüner Salat mit Öl und Essig

Samstag

Mittagessen: Scharfes Bison-Chili (Seite 288)
Abendessen: Gebratener „Reis“ mit Kimchi-Garnelen (Seite 300)

Sonntag

Mittagessen: Frittata mit Fenchel, Schalotten und Ziegenkäse (Seite 325)
Abendessen: Klassisches Pulled Pork (Seite 298), grüner Salat mit Öl und Essig

Gesunde Kohlenhydrate fürs Carb-Cycling

Denken Sie daran, dass Sie beim Carb-Cycling die Menge der Kohlenhydrate, die Sie im Laufe einer Woche essen, gestaffelt zu sich nehmen. An manchen Tagen essen Sie mehr Kohlenhydrate, an anderen weniger. Beim Carb-Cycling profitieren Sie an manchen Tagen von den Vorteilen einer kohlenhydratreichen Ernährung und an anderen Tagen von den Vorteilen einer kohlenhydratarmen Ernährung – das Beste aus beiden Welten. Die kohlenhydratarmen Tage helfen beispielsweise bei der Gewichtsabnahme und der Insulinsensitivität, während die kohlenhydratreicheren Tage für das Auffüllen der Glykogenspeicher sorgen und das Muskelwachstum unterstützen.

Wenn Sie Kohlenhydrate essen, achten Sie darauf, dass es sich um gesunde Kohlenhydrate und nicht um Junkfood handelt. Beachten Sie auch die Größe der Portionen. Dies ist eine wichtige Strategie, um den Überblick über Ihre Nahrungsaufnahme zu behalten und letztendlich die Gesamtregulierung von Gewicht, metabolischer Flexibilität und Insulinsensitivität zu verbessern.

Hier finden Sie eine Liste der besten Kohlenhydratquellen, die Sie in Ihre Mahlzeiten einbauen können, wenn Sie Carb-Cycling durchführen möchten. Ich empfehle vor allem stärkehaltiges Gemüse, insbesondere wenn Sie getreidefrei leben.

Gekochtes stärkehaltiges Gemüse

Die Portionsgrößen sollten relativ klein bleiben: Etwa 50 bis 70 Gramm von jedem Gemüse oder im Falle von Yams oder Süßkartoffeln 1 kleines Stück.

*Bohnen und Linsen
Rote Bete
Karotten
Mais (½ Kolben)
*Grüne Erbsen
Pastinaken
*Kochbanane
Kürbis
*Süßkartoffel
Winterkürbis, z. B. Eichel- oder Butternusskürbis
*Yamswurzel

Glutenfreie Körner

Amaranth
Buchweizen
Hirse
Hafer
Quinoa
*Reis (brauner und wilder sind vorzuziehen)
*Sorghumhirse
Teff

*Diese Kohlenhydrate enthalten „resistente Stärke", die so genannt wird, weil sie im Dünndarm nicht verdaut werden kann. Wenn sie im Dickdarm ankommt, wird sie von freundlichen Darmbakterien fermentiert, was eine Vielzahl von Vorteilen mit sich bringt: Gewichtsabnahme, Kontrolle des Blutzucker- und Insulinspiegels, Verringerung des Appetits, verschiedene Vorteile für die Verdauung. Resistente Stärke wirkt – genau wie Ballaststoffe – als Präbiotikum, das die guten Bakterien im Darm ernährt.

Optimierung

WOCHE 2

Montag

Mittagessen: Scharfes Bison-Chili (Seite 288); grüner Salat mit Dressing nach Wahl
Abendessen: Lammschulterkoteletts mit Oliven-Petersilien-Gremolata (Seite 284)

Dienstag

Mittagessen: 4 gefüllte Eier mit Rote Bete und Meerrettich (Seite 332), 1 „Golden Milk"-Bananenmuffin (Seite 343)
Abendessen: Schweinefleisch-Medaillons (Seite 291), grüner Salat mit Dressing nach Wahl

Mittwoch

Mittagessen: Frühlingsrollen-Bowl (Seite 341) mit Shrimps
Abendessen: Geflügelwurst mit Sauerkraut und Apfel (Seite 316)

Donnerstag

Mittagessen: 4 gefüllte Eier mit Rote Bete und Meerrettich (Seite 332), 2 Spargelstangen, mit Prosciutto umwickelt (Seite 351)
Abendessen: Jambalaya mit Blumenkohlreis (Seite 338)

Freitag

Mittagessen: Blumenkohl-Gnocchi Caprese (Seite 333)
Abendessen: Scharfes Bison-Chili (Seite 288); grüner Salat mit Dressing nach Wahl

Samstag

Mittagessen: Gehackter Rosenkohl mit Speck und Eiern (Seite 328)
Abendessen: Thai-Fisch- und Gemüsecurry (Seite 308)

Sonntag

Mittagessen: Waldorfsalat mit Hähnchen (Seite 319)
Abendessen: Scharfes Bison-Chili (Seite 288); grüner Salat mit Dressing nach Wahl

WOCHE 3

Montag

Mittagessen: Avocado gefüllt mit Shrimp-Louie-Salat (Seite 303), 1 Schoko-Dattel-„Halwah"-Happen (Seite 346)
Abendessen: Griechische Lammhackbällchen im Salatwickel mit Zaziki (Seite 286)

Dienstag

Mittagessen: Sesam-Zoodles mit Gemüse (Seite 336)
Abendessen: Gebratene Geflügelwurst und Gemüse vom Blech (Seite 318)

Mittwoch

Mittagessen: Mit Thunfisch gefüllte Tomaten à la Puttanesca (Seite 305), 1 Schoko-Dattel-„Halwah"-Happen (Seite 346)
Abendessen: Flank Steak mit Teriyakisoße (Seite 277), gedünstetem Blumenkohlreis und gebratenem Brokkoli

Donnerstag

Mittagessen: Gekühlte Gurken-Avocado-Suppe mit Garnele (Seite 301)
Abendessen: Hähnchen-Fajitas vom Blech (Seite 323)

Freitag

Mittagessen: Mini-BBQ-Frikadellen (Seite 279), grüner Salat mit Dressing nach Wahl
Abendessen: Fisch und Gemüse en Papillote (Seite 313), 1 Schoko-Dattel-„Halwah"-Happen (Seite 346)

Samstag

Mittagessen: Huevos-Rancheros-Salat (Seite 326)
Abendessen: Schweineschnitzel mit Sellerie-Apfel-Salat (Seite 294)

Sonntag

Mittagessen: 1 Schweinefleisch-Apfel-Wurst-Bratling (Seite 290), Rührei aus 3 Eiern, 1 Karottenkuchen-Muffin (Seite 344)
Abendessen: Brathähnchen mit Gemüse (Seite 321)

WOCHE 4

Montag

Mittagessen: Asiatisch inspirierter Hühnersalat (mit übrig gebliebenem Brathähnchen) (Seiten 319 - 321)
Abendessen: Muscheln in pikanter Tomaten-Chorizo-Brühe (Seite 304)

Dienstag

Mittagessen: Steak-Caesar-Salat (Seite 282), 1 Karottenkuchen-Muffin (Seite 344)
Abendessen: Gebratener „Reis" mit Kimchi-Garnelen (Seite 300)

Mittwoch

Mittagessen: 1 Schweinefleisch-Apfel-Wurst-Bratling (Seite 290), Rührei aus 3 Eiern mit Zwiebeln und Spinat
Abendessen: Blumenkohl-Gnocchi Caprese (Seite 333)

Donnerstag

Mittagessen: Frühlingsrollen-Bowl mit Putenhack (Seite 341), 1 Karottenkuchen-Muffin (Seite 344)
Abendessen: Skirt Steak mit Avocado-Meerrettich-Creme (Seite 274), gedünstete grüne Bohnen

Freitag

Mittagessen: 1 Schweinefleisch-Apfel-Wurst-Bratling (Seite 290), Rührei aus 3 Eiern mit Zwiebel und Paprika
Abendessen: Lachs und Brokkoli vom Blech mit Zitronen-Pfeffer-Butter (Seite 310)

Samstag

Mittagessen: Waldorfsalat mit Hähnchen (Seite 319)
Abendessen: Griechische Lammhackbällchen im Salatwickel mit Zaziki (Seite 286)

Sonntag

Mittagessen: Frittata mit Fenchel, Schalotten und Ziegenkäse (Seite 325); Romesco-Dip (Seite 354) mit gehacktem Gemüse
Abendessen: Scharfes Bison-Chili (Seite 288), grüner Salat mit Dressing nach Wahl

WOCHE 5

Montag

Mittagessen: 4 gefüllte Miso-Eier (Seite 331), 2 Spargelstangen, mit Prosciutto umwickelt (Seite 351)
Abendessen: Pesto-Huhn-Spinat-Auflauf (Seite 315)

Dienstag

Mittagessen: Scharfes Bison-Chili (Seite 288), Salat mit Dressing nach Wahl
Abendessen: Lachs und Brokkoli vom Blech (Seite 310), 1 Stück Frozen Schoko-Kokos-Fudge (Seite 347)

Mittwoch

Mittagessen: Avocado gefüllt mit Shrimp-Louie-Salat (Seite 303)
Abendessen: Flank Steak mit Teriyakisoße (Seite 277), gedünstetem Brokkoli und geröstetem Sesamöl

Donnerstag

Mittagessen: Pesto-Huhn-Spinat-Auflauf (Seite 315)
Abendessen: Schweineschnitzel mit Sellerie-Apfel-Salat (Seite 294)

Freitag

Mittagessen: 4 gefüllte Miso-Eier (Seite 331), Salat mit Dressing nach Wahl
Abendessen: Jakobsmuscheln mit Chipotle-Speck (Seite 312), Blumenkohlreis, 1 Stück Frozen Schoko-Kokos-Fudge (Seite 347)

Samstag

Mittagessen: Huevos Rancheros Salat (Seite 326), 1 „Golden Milk"-Bananenmuffin (Seite 343)
Abendessen: Thai-Fisch- und Gemüsecurry (Seite 308)

Sonntag

Mittagessen: Cheeseburger (Seite 280), Jicama-Pommes mit Kräutermayonnaise (Seite 352)
Abendessen: Gebratene Geflügelwurst mit Gemüse vom Blech (Seite 318), 1 Stück Frozen Schoko-Kokos-Fudge (Seite 347)

Modifikation

WOCHE 6

Montag

Mittagessen: Kürbis-Spaghetti d'Alfredo (Seite 334); zusätzlich mit 115 g Protein nach Wahl
Abendessen: Vietnamesisches karamellisiertes Schweinefleisch (Seite 293)

Dienstag

Mittagessen: Sesam-Zoodles mit Gemüse (Seite 336)
Abendessen: Muscheln in pikanter Tomaten-Chorizo-Brühe (Seite 304), 1 Schoko-Dattel-„Halwah"-Happen (Seite 346)

Mittwoch

Mittagessen: Mit Thunfisch gefüllte Tomaten à la Puttanesca (Seite 305), 1 Karottenkuchen-Muffin (Seite 344)
Abendessen: Griechische Lammhackbällchen im Salatwickel mit Zaziki (Seite 286)

Donnerstag

Mittagessen: Gehackter Rosenkohl mit Speck und Eiern (Seite 328)
Abendessen: Blumenkohl-Gnocchi Caprese (Seite 333)

Freitag

Mittagessen: 4 gefüllte Eier mit Rote Bete und Meerrettich (Seite 332), grüner Salat mit Dressing nach Wahl; 1 Karottenkuchen-Muffin (Seite 344)
Abendessen: Brathähnchen mit Gemüse (Seite 321)

Samstag

Mittagessen: Asiatisch inspirierter Hühnersalat (mit übrig gebliebenem Brathähnchen; siehe Seite 319 - 321)
Abendessen: Lachsfrikadellen (Seite 307), grüner Salat mit einem Dressing nach Wahl

Sonntag

Mittagessen: Frittata mit Fenchel, Schalotten und Ziegenkäse (Seite 325), 1 Schoko-Dattel-„Halwah"-Happen (Seite 346)
Abendessen: Geflügelwurst mit Sauerkraut und Apfel (Seite 316)

Kapitel 14

DIE IF:45-REZEPTE

Nur weil Sie sich an ein Ernährungsprogramm halten, heißt das nicht, dass Sie auf leckeres Essen verzichten müssen! Die Rezepte meines IF:45-Programms sind sorgfältig darauf ausgelegt, Ihnen die richtigen Makros für Ihr Essensfenster zu liefern und zugleich sehr schmackhaft und sättigend zu sein. Sie sind einfach zuzubereiten, und wenn etwas übrig bleibt, können Sie es hervorragend weiterverarbeiten. Jedes Rezept enthält Angaben zu den Makronährstoffen, damit Sie genau wissen, wie viel Gramm Eiweiß, Kohlenhydrate und Fett Sie zu sich nehmen.

REZEPTE MIT RINDFLEISCH

Skirt Steak mit Avocado-Meerrettich-Creme

Skirt Steak ist ein grobfaseriges und mürbes Stück Fleisch. Es ist schnell gegart und eignet sich daher während einer arbeitsreichen Woche hervorragend für das Abendessen. Wenn es mehr als medium-rare gegart wird, wird es sehr zäh, also ist es nicht das richtige Stück für Sie, wenn Sie medium oder stärker durchgebraten bevorzugen. Die Avocado-Meerrettich-Creme passt aber auch gut zu anderen Fleischsorten, Sie können diese also für Ihr Lieblingsstück verwenden.

ZUBEREITUNG: 15 Minuten
GARZEIT: 15 Minuten
PORTIONEN: 4

Steak:

700 g Skirt Steak
Feines Meersalz und frisch gemahlener schwarzer Pfeffer
2 EL Avocadoöl

Creme:

1 reife Avocado
1 EL fermentierter geriebener Meerrettich
1 EL Olivenöl extra vergine
2 TL Zitronensaft
½ TL Knoblauchpulver
½ TL Coco Aminos
Feines Meersalz und frisch gemahlener schwarzer Pfeffer

1. *Das Steak, falls es aus einem langen Stück besteht, in zwei oder drei Abschnitte teilen, damit es in die Pfanne passt. Eine große gusseiserne Pfanne oder eine Pfanne mit schwerem Boden auf hoher Stufe erhitzen. Das Fleisch gründlich trocken tupfen und mit Salz und Pfeffer würzen. Avocadoöl in der Pfanne schwenken und das Fleisch hineingeben. 3 bis 4 Minuten braten, bis es auf der Unterseite leicht angebraten und gebräunt ist. Wenden und auf der anderen Seite weitere 2 bis 4 Minuten braten (ein in die dickste Stelle gestecktes Bratthermometer sollte 54 °C für medium-rare anzeigen). Das Fleisch auf ein Schneidebrett legen und zum Warmhalten abdecken, 10 Minuten ruhen lassen.*
2. *Währenddessen die Creme zubereiten: Die Avocado entkernen und das Fruchtfleisch in die Schüssel einer Küchenmaschine löffeln. Meerrettich, Olivenöl, Zitronensaft, Knoblauchpulver und Coco Aminos hinzugeben. Zu einer glatten Masse verarbeiten. Abschmecken und mit Salz und Pfeffer würzen.*

3. *Das Steak quer zur Faser in Scheiben schneiden und mit 1 bis 2 Esslöffeln Avocadocreme servieren.*

Pro Portion: 541 Kalorien, 35 g Eiweiß, 29 g Fett, 4 g Kohlenhydrate, 3 g Ballaststoffe

TIPP:

Möglicherweise müssen Sie die Fleischstücke nacheinander braten. Geben Sie bei Bedarf zwischen den einzelnen Portionen erneut etwas Öl in die Pfanne. Decken Sie die gebratenen Steaks ab, um sie warm zu halten, während Sie das übrige Fleisch zubereiten; schneiden Sie das Fleisch erst vor dem Servieren in Scheiben.

Wenn Sie Avocadocreme übrig haben, stellen Sie diese abgedeckt in den Kühlschrank. Sie schmeckt köstlich zu jedem Protein oder als Dip für klein geschnittenes Gemüse.

Verwendung von Avocadoöl

Ich liebe es, mit Avocadoöl zu kochen. Es fördert ebenso wie seine Quelle, die köstliche Avocado, mit seinen einfach ungesättigten Fettsäuren die Herzgesundheit. Avocadoöl ist reich an den Vitaminen A, B1, B2, D und E, die allesamt gut für Ihre Zellen, Ihren Taillenumfang, Ihre Haut und sogar Ihr Haar sind. Dieses Öl ist auch ein starkes Antioxidans, das krankmachende freie Radikale bekämpft.

Abgesehen von seinen gesundheitlichen Vorteilen schmeckt Avocadoöl köstlich – leicht, frisch und es passt perfekt zu den meisten Speisen. Es kann leicht anstelle von Olivenöl, Kokosöl oder Sesamöl genommen werden, was zu schmackhaften Ergebnissen führt.

Avocadoöl hat den höchsten Rauchpunkt unter den Speiseölen, 240 °C bis 260 °C, und ist damit das bei Weitem sicherste Öl für Kochen bei großer Hitze. Das ist wichtig, denn manche Öle können bei großer Hitze verbrennen, sich chemisch zersetzen und giftig werden. Beim Avocadoöl müssen Sie sich deswegen keine Sorgen machen.

Dieses erstaunliche Öl ist außerdem vielseitig einsetzbar. Sie können es in Salatdressings oder selbst gemachter Mayonnaise verwenden, es über

Hummus träufeln, in Suppen einrühren, Gemüse darin anbraten oder es als Teil einer Marinade verwenden.

Flank Steak mit Teriyaki-Soße

Teriyaki-Soße gehört zu den Dingen, die wir normalerweise automatisch fertig kaufen, aber wenn man sie einmal selbst gemacht hat, kommt man nicht mehr davon los. Es ist so einfach und das Ergebnis so viel besser. Machen Sie etwas mehr Soße und träufeln Sie sie über jedes beliebige Protein oder Gemüse.

ZUBEREITUNG: 15 Minuten
MARINIEREN: 4 bis 8 Stunden
GARZEIT: 20 Minuten
PORTIONEN: 4

1 TL Pfeilwurzmehl
2 EL Avocadoöl
4 Knoblauchzehen, gehackt
2 EL gehackter frischer Ingwer
160 ml Coco Aminos
2 EL Mirin
1½ TL roher Honig
1 TL Orangenabrieb
Frisch gemahlener schwarzer Pfeffer
700 g Flank Steak, trocken getupft
Feines Meersalz

1. *Pfeilwurzmehl mit 1 Esslöffel Wasser in einer kleinen Schüssel verrühren, bis es aufgelöst ist. 1 Esslöffel Avocadoöl in einem kleinen Topf bei mittlerer bis niedriger Hitze erwärmen. Knoblauch und Ingwer hinzufügen und etwa 1 Minute lang anbraten, bis sie duften. Coco Aminos, Mirin, Honig und Orangenabrieb unterrühren. Die Pfeilwurzelmischung in die Soße einrüh-*

ren. Die Soße zum Kochen bringen, dann die Hitze auf niedrig reduzieren und unter Rühren etwa 1 Minute köcheln lassen, bis die Soße eingedickt ist. In eine kleine Schüssel umfüllen; abschmecken und mit Pfeffer würzen. Abkühlen lassen. (Dies sollte etwa 250 ml ergeben.) Die Hälfte der Soße in eine Tasse füllen, abdecken und in den Kühlschrank stellen. Wenn Sie das Steak mit der Soße servieren, können Sie 1 bis 2 Esslöffel darüber träufeln, wodurch die Soße fast vollständig aufgebraucht wird.

2. *Die andere Hälfte der Soße in einen großen wiederverschließbaren Beutel geben. Das Steak hineinlegen (wenn es sehr lang ist, in 2 Stücke schneiden). Den Beutel verschließen und ein paar Mal wenden, um das Steak von allen Seiten mit der Soße zu überziehen. Mindestens 4 und bis zu 8 Stunden in den Kühlschrank legen.*
3. *Anschließend das Steak 20 Minuten Zimmertemperatur annehmen lassen. Eine große gusseiserne Pfanne oder eine Pfanne mit schwerem Boden bei hoher Temperatur erhitzen, bis sie sehr heiß ist. Den restlichen 1 Esslöffel Öl in der Pfanne schwenken. Das Steak leicht mit Salz würzen und auf einer Seite 3 bis 4 Minuten anbraten. Mit einer Zange vorsichtig wenden und weitere 3 bis 4 Minuten braten, bis es auf beiden Seiten angebraten ist und ein in die dickste Stelle gestecktes Bratenthermometer 53 bis 57 °C (medium rare) anzeigt. Das Steak auf ein Schneidebrett legen, mit Alufolie abdecken und 5 bis 10 Minuten ruhen lassen.*
4. *Die zurückbehaltene Soße in einem kleinen Topf bei schwacher Hitze unter Rühren wieder erwärmen.*
5. *Das Steak quer zur Faser in dünne Scheiben schneiden. Auf 4 Tellern anrichten und mit der zurückbehaltenen Soße servieren.*

Pro Portion: 438 Kalorien, 36 g Eiweiß, 19 g Fett, 18 g Kohlenhydrate, 0 g Ballaststoffe

Pflanzliche Variante:
Verwenden Sie die Soße für pflanzliche Proteinquellen.

Mini-BBQ-Frikadellen mit Geheimzutaten

Manche Leute verziehen allein schon beim Wort „Leber“ das Gesicht, aber Ihre Großmutter hatte recht: Leber ist eines der nährstoffreichsten Lebensmittel, das Sie essen können. Wenn Sie oder jemand in Ihrer Familie absolut keine Leber essen will, sind diese kleinen Hackfleisch-Muffins genau das Richtige für sie. Die Leber wird zusammen mit Speck zerkleinert und ansonsten in viel Rinderhack, Gewürzen und BBQ-Soße versteckt. Man schmeckt die Leber nicht – nur den reichhaltigen, sättigenden Hackbraten. Und da die Leber so gesund ist, reicht schon eine kleine Menge.

ZUBEREITUNG: 20 Minuten
GARZEIT: 25 Minuten
ERGIBT: 12 Mini-Frikadellen

Oliven- oder Avocadoöl, zum Einfetten der Pfanne
570 g Rinderhack (vorzugsweise 100 % Weiderindhack)
60 g ungepökelter Speck, klein gehackt
60 g Rinderleber, klein gehackt
1 großes Ei, verquirlt
90 g Pork-Panko (wie Bacon’s Heir)
2 TL Knoblauchpulver
2 TL getrockneter Oregano
1 TL Zwiebelpulver
½ TL feines Meersalz
¼ TL frisch gemahlener schwarzer Pfeffer
¼ Tasse BBQ-Soße ohne Zuckerzusatz

1. *Den Ofen auf 175 °C vorheizen.*
2. *In einer großen Schüssel Rinderhack, Speck, Leber, Ei, Panko, Knoblauchpulver, Oregano, Zwiebelpulver, Salz und Pfeffer vermischen. Mit den Händen vorsichtig, aber gründlich vermengen, bis alle Zutaten gut vermischt sind.*

3. *Die Mischung auf die Muffinförmchen (ein Eisportionierer ist hier hilfreich) verteilen und mit den Fingern leicht in die Form drücken. Mit jeweils 1 Teelöffel BBQ-Soße gleichmäßig die Oberseite der Hackmuffins bestreichen.*
4. *In den Ofen schieben und 20 bis 25 Minuten backen, bis die Hackmuffins durchgebraten sind (ein Thermometer, das in die Mitte der Muffins gesteckt wird, sollte 70 °C anzeigen). Vor dem Herauslösen aus dem Blech 5 Minuten darin etwas abkühlen lassen. Heiß servieren oder ganz abkühlen lassen, abdecken und im Kühlschrank aufbewahren, um später zu servieren (die Hackmuffins halten sich im Kühlschrank bis zu 4 Tage).*

TIPP:

Fragen Sie Ihren Metzger, ob er für Sie eine spezielle Mischung aus 80 % Rindfleisch, 10 % Speck und 10 % Leber anfertigen kann. Möglicherweise müssen Sie eine Mindestmenge abnehmen (mein Metzger verlangt 1,5 Kilogramm). Verdoppeln Sie dann einfach die Zutaten für das Rezept oder frieren Sie etwas von der Fleischmasse für später ein. Aus der Mischung lassen sich auch köstliche Burger machen.

Pro Portion (2 Muffins): 313 Kalorien, 30 g Eiweiß, 20 g Fett, 3 g Kohlenhydrate, 1 g Ballaststoffe

Cheeseburger Upgrade

Wenn Sie dachten, es gäbe nichts, was einen guten, altmodischen Cheeseburger noch besser machen könnte, werden Sie eines Besseren belehrt: Mit Rindfleisch aus Weidehaltung, einer schnell zubereiteten würzigen Soße, einem hochwertigen Käse und gebräunten Zwiebeln, die allesamt auf einem gerösteten, getreidefreien Blumenkohl-Bun liegen, schmecken diese Burger nicht nur fantastisch, sondern sorgen auch dafür, dass Sie sich hinterher gut fühlen.

ZUBEREITUNG: 15 Minuten
GARZEIT: 30 Minuten
PORTIONEN: 4

Soße:

50 ml Mayonnaise
2 EL Ketchup ohne Zuckerzusatz
2 EL gehackte Gewürzgurken
½ TL Coco Aminos
¼ TL scharfe Soße
¼ TL geräuchertes Paprikapulver
Feines Meersalz und frisch gemahlener schwarzer Pfeffer

Patty:

1 EL Ghee
1 Zwiebel, halbiert, in dünne Scheiben geschnitten
Feines Meersalz und frisch gemahlener schwarzer Pfeffer
700 g Rinderhack
4 Scheiben Cheddar-Käse (vorzugsweise aus Schafsmilch)
4 Blumenkohl-Buns, geröstet

1. *Für die Soße in einer kleinen Schüssel Mayonnaise, Ketchup, Gurke, Coco Aminos, scharfe Soße und Paprikapulver verrühren. Mit Salz und Pfeffer abschmecken.*
2. *Ghee in einer großen Pfanne bei mittlerer Hitze schmelzen. Zwiebel hinzufügen und salzen. Unter gelegentlichem Rühren 15 bis 18 Minuten dünsten, bis sie goldbraun ist. Dabei vor allem gegen Ende der Kochzeit öfter umrühren und darauf achtgeben, dass die Zwiebel nicht anbrennt. In eine Schüssel umfüllen und zugedeckt warm halten.*
3. *Das Rinderhack in 4 Portionen aufteilen und zu Pattys mit 10 cm Durchmesser formen. Die gleiche Pfanne auf hoher Stufe erhitzen, bis sie heiß ist. Die Pattys großzügig mit Salz und Pfeffer würzen und in die Pfanne geben. Etwa 3 Minuten anbraten, wenden und auf der anderen Seite 3 bis 5 Minuten weiterbraten, bis die Pattys von beiden Seiten angebraten sind und ein in die Mitte eingestecktes Bratthermometer 63 °C anzeigt (medium-rare). In der letzten Minute eine Scheibe Käse darauflegen, damit er schmilzt.*

4. *Die Blumenkohl-Buns auf vier Teller verteilen, 1 Esslöffel Soße und ein Viertel der Zwiebeln darauf geben und mit den Pattys servieren. (Die restliche Soße auf Wunsch als Beilage reichen.)*

Pro Portion: 595 Kalorien, 45 g Eiweiß, 44 g Fett, 6 g Kohlenhydrate, 1 g Ballaststoffe

Steak-Caesar-Salat

Für einen schmackhaften, köstlichen Caesar-Salat braucht man weder Käse noch Croutons. Hanfsamen, eine vollständige Proteinquelle, geben dem Dressing Fülle, und die Textur von Parmesan und gerösteten Sonnenblumenkernen, die darüber gestreut werden, sorgen für eine feine Salznote und herrlichen Crunch. Dazu ein New York Strip Steak und Sie haben eine komplette Mahlzeit; aber auch gegrilltes Hähnchen, Garnelen oder jedes andere Proteinprodukt, das Sie im Haus haben, kann den Salat ergänzen.

ZUBEREITUNG: 20 Minuten
GARZEIT: 15 Minuten
PORTIONEN: 4

Dressing:

4 EL Olivenöl extra vergine
3 Sardellenfilets aus dem Glas oder der Dose
2 Knoblauchzehen, gehackt
½ TL Zitronenabrieb
2 EL Zitronensaft
2 EL geschälte Hanfsamen
1 Eigelb von einem großen Ei
Feines Meersalz und frisch gemahlener schwarzer Pfeffer

Salat:

700 g New York Strip Steak (4 cm dick), trocken getupft

Feines Meersalz und frisch gemahlener schwarzer Pfeffer
1 EL Avocadoöl
2 EL ungesalzene Butter
3 Knoblauchzehen, zerdrückt
1 großer oder 2 mittelgroße Köpfe Römersalat, klein geschnitten (etwa 400 g)
4 TL geröstete, gesalzene Sonnenblumenkerne

1. *Für das Dressing in einer kleinen, nicht erhitzten Pfanne 1 Esslöffel Olivenöl, Sardellenfilets und Knoblauch vermengen. Bei niedriger Hitze ohne Rühren dünsten, bis die Mischung zu brutzeln beginnt. 30 Sekunden brutzeln lassen, dann in die Schüssel einer kleinen Küchenmaschine geben. Zitronenabrieb und -saft, Hanfsamen und Eigelb hinzufügen und zu einer glatten Masse verarbeiten. Die restlichen 3 Esslöffel Öl hinzugeben. Pürieren, bis alles gut vermischt, eingedickt und emulgiert ist. Abschmecken und mit Salz und Pfeffer würzen. (Sie können das Dressing 1 Tag im Voraus zubereiten und abgedeckt im Kühlschrank aufbewahren. Vor Gebrauch verrühren.)*
2. *Das Steak 30 Minuten bei Raumtemperatur stehen lassen. Eine große gusseiserne Pfanne oder andere Pfanne mit schwerem Boden auf mittlerer bis hoher Stufe erhitzen, bis sie sehr heiß ist. Das Steak rundherum großzügig mit Salz und Pfeffer würzen. Avocadoöl in der Pfanne verteilen und das Steak hineinlegen. Auf beiden Seiten jeweils 3 bis 4 Minuten anbraten. Die Hitze auf mittlere Stufe reduzieren und Butter und Knoblauch hinzufügen (die Butter schmilzt schnell). Das Steak mehrmals mit der Knoblauchbutter begießen. 4 bis 7 Minuten weitergaren, dabei das Steak mehrmals wenden und mit der Knoblauchbutter begießen, bis ein Fleischthermometer, das in die dickste Stelle gesteckt wird, 57 °C anzeigt (medium-rare). Das Steak auf ein Schneidebrett legen, abdecken und mindestens 5 Minuten ruhen lassen.*
3. *Den Salat in eine große Schüssel geben. Die Hälfte des Dressings (etwa 80 ml) darübergeben und locker vermengen. Nach Belieben mehr Dressing dazugeben. Auf 4 flache Schalen verteilen und mit Sonnenblumenkernen bestreuen. Das Steak quer zur Faser in Scheiben schneiden und auf den Salattellern verteilen.*

Pro Portion: 351 Kalorien, 17 g Eiweiß, 27 g Fett, 7 g Kohlenhydrate, 2 g Ballaststoffe

TIPP:

Wenn Sie Bedenken wegen der Verwendung von rohem Eigelb haben, verwenden Sie pasteurisiertes Eigelb.

Pflanzliche Variante:

Ersetzen Sie das Steak durch abgetropfte Bohnen oder Linsen aus der Dose und beträufeln Sie es mit einem veganen Caesar-Dressing aus der Flasche.

REZEPTE MIT LAMMFLEISCH

Lammschulterkoteletts mit Oliven-Petersilien-Gremolata

Lammschulterkoteletts sind eine fantastische Möglichkeit, Lammfleisch zu genießen. Dieses Teilstück ist weitaus preiswerter als die zarten Lammrückenkoteletts und hat einen wunderbaren Geschmack. Obwohl es oft geschmort wird, kann man es auch sehr gut in der Pfanne braten, so wie wir es in diesem Rezept tun. Die einfache Marinade verleiht den Koteletts zusätzliche Geschmackstiefe. Wenn Sie möchten, können Sie die Gremolata im Voraus zubereiten, damit das Abendessen schnell auf den Tisch kommt.

ZUBEREITUNG: 20 Minuten (plus bis zu 8 Stunden Marinierzeit)
GARZEIT: 20 Minuten
PORTIONEN: 4

Koteletts:

2 EL Avocadoöl

3 Knoblauchzehen, gehackt (1 EL)
1 TL getrockneter Oregano
½ TL feines Meersalz
¼ TL frisch gemahlener schwarzer Pfeffer
4 Lammschulterkoteletts (je 230 bis 280 g), trocken getupft

Gremolata:
1½ EL Olivenöl extra vergine
1 Knoblauchzehe, gehackt (1 TL)
100 g gemischte grüne und schwarze Oliven, entkernt und gehackt
2 EL gehackte frische glatte Petersilie
½ TL Zitronenabrieb
1 TL Zitronensaft
Eine Prise zerstoßene rote Paprikaflocken
Feines Meersalz und frisch geriebener schwarzer Pfeffer

1. *Für die Koteletts in einer Schüssel Avocadoöl, Knoblauch, Oregano, Salz und Pfeffer vermischen. Die Koteletts in einen großen verschließbaren Beutel legen. Die Ölmischung hineingeben, den Beutel verschließen und die Koteletts ein paar Mal hin- und herdrehen, um sie mit der Marinade zu überziehen. 30 Minuten bei Raumtemperatur marinieren lassen oder bis zu 8 Stunden in der Marinade im Kühlschrank aufbewahren (in diesem Fall 30 Minuten vor dem Garen herausnehmen und Raumtemperatur annehmen lassen.)*
2. *Für die Gremolata Olivenöl und Knoblauch in einer kleinen, nicht erhitzten Pfanne verrühren. Bei mittlerer Hitze dünsten, bis die Mischung zu brutzeln beginnt. 30 Sekunden brutzeln lassen, dann in eine mittelgroße Schüssel umfüllen und abkühlen lassen. Oliven, Petersilie, Zitronenabrieb und -saft sowie die roten Paprikaflocken hinzufügen und verrühren. Abschmecken und mit Pfeffer würzen. (Die Gremolata kann bis zu einem Tag im Voraus zubereitet werden; abdecken und im Kühlschrank aufbewahren).*
3. *Eine große gusseiserne Bratpfanne bei mittlerer bis hoher Hitze vorheizen, bis sie sehr heiß ist. Die Koteletts aus der Marinade nehmen und mit Salz und Pfeffer würzen. Die Koteletts in der Pfanne 3 bis 5 Minuten pro Seite*

(je nach Dicke) braten, bis sie auf beiden Seiten gut angebraten sind und ein Fleischthermometer, das in die dickste Stelle abseits vom Knochen gesteckt wird, 54 °C anzeigt. Auf ein Schneidebrett legen, locker mit Alufolie abdecken und 5 Minuten ruhen lassen, bevor sie mit der Gremolata serviert werden.

Pro Portion: 579 Kalorien, 29 g Eiweiß, 50 g Fett, 3 g Kohlenhydrate, 0 g Ballaststoffe

TIPP:

Wenn Sie zwei Bratpfannen haben, können Sie alle Koteletts auf einmal zubereiten. Wenn nicht, braten Sie zwei auf einmal und halten die erste Ladung warm, während Sie die zweite zubereiten.

Griechische Lammhackbällchen im Salatwickel mit Zaziki

Zaatar verleiht diesen Lammhackbällchen das gewisse Extra. Diese Gewürzmischung aus dem Nahen Osten, die in der Regel aus getrocknetem Thymian, Oregano, Sumach und geröstetem Sesam besteht, sollte man immer in der Speisekammer haben, da sie Fleisch, Fisch, Hähnchen und Gemüse wunderbar belebt. Fleischbällchen sind ein guter Anfang, wenn Sie mit der Zubereitung von Lammfleisch weniger vertraut sind; sie sind einfach und kommen gut an. Zaziki ist ein Muss, um das Gericht abzurunden.

ZUBEREITUNG: 30 Minuten
GARZEIT: 20 Minuten
PORTIONEN: 4

Zaziki:

- ½ Salatgurke
- Feines Meersalz
- 1 EL Olivenöl extra vergine
- 2 Knoblauchzehen, gehackt (2 TL)

200 g griechischer Vollfettjoghurt
1½ EL Zitronensaft
2 TL gehackte frische Minze
Frisch gemahlener schwarzer Pfeffer

Hackbällchen:
500 g Lammhack
3 EL Maniokmehl
2 EL Olivenöl extra vergine
2 TL Knoblauchpulver
2 TL getrockneter Oregano
2 TL Zaatar
1 TL gehackte frische Minze
½ TL feines Meersalz
¼ TL frisch gemahlener schwarzer Pfeffer
Olivenöl-Kochspray
150 g halbierte Cherry- oder Cocktailtomaten, zum Anrichten
40 g entsteinte und gehackte Kalamata-Oliven oder in Öl eingelegte Oliven, zum Servieren
Kopfsalatblätter, zum Anrichten

1. *Für das Zaziki die Gurke auf den großen Löchern einer Küchenreibe raspeln und in ein feinmaschiges Sieb geben. Mit ¼ Teelöffel Salz bestreuen und vermengen. 10 Minuten stehen lassen. In einer kleinen, nicht erhitzten Pfanne Olivenöl und Knoblauch verrühren. Auf kleiner Flamme dünsten, bis die Mischung brutzelt. 30 Sekunden brutzeln lassen, dann in eine mittelgroße Schüssel umfüllen.*
2. *Die Gurke auspressen, um einen Teil des Wassers zu entfernen, dann in ein sauberes Küchentuch wickeln und so viel Wasser wie möglich auswringen. In die Schüssel mit der Knoblauchmischung geben. Joghurt, Zitronensaft und Minze hinzugeben und unterheben, bis alles gut vermischt ist. Abschmecken und mit Salz und Pfeffer würzen. (Sie können das Zaziki bis zu einen Tag im Voraus zubereiten und abgedeckt im Kühlschrank aufbewahren. Vor Gebrauch umrühren.)*

3. *Für die Hackbällchen den Ofen auf 180 °C vorheizen; ein Backblech mit Backpapier auslegen.*
4. *In einer großen Schüssel Lammhack, Maniok, Olivenöl, Knoblauchpulver, Oregano, Zaatar, Minze, Salz und Pfeffer vermischen. Mit den Händen vorsichtig, aber gründlich vermengen. In 12 Portionen teilen (dazu eignet sich ein kleiner Eisportionierer), zu Kugeln rollen und auf das Backblech legen. Die Fleischbällchen mit Kochspray besprühen. 15 bis 18 Minuten backen, bis sie durchgebraten sind.*
5. *Tomaten und Oliven in separate Schüsseln geben; den Salat auf einem Teller anrichten. Die Fleischbällchen und den Zaziki servieren und jeden seine eigenen Salatwickel machen lassen.*
6. *Pro Portion: 508 Kalorien, 30 g Eiweiß, 35 g Fett, 20 g Kohlenhydrate, 3 g Ballaststoffe*

REZEPTE MIT SCHWEINEFLEISCH

Würziges Bison-Chili

Chili schmeckt am besten, wenn es Zeit hatte, seinen Geschmack zu entwickeln. Bereiten Sie es also möglichst am Vortag zu und stellen Sie es über Nacht in den Kühlschrank, um es am nächsten Tag wieder aufzuwärmen. Wenn es nach dem Hinzufügen des Limettensafts und dem Würzen mit Salz und Pfeffer noch etwas Würze braucht, können Sie etwas Honig unterrühren. Manchmal ist eine Spur Süße genau das Richtige, um den Geschmack zu verbessern.

ZUBEREITUNG: 30 Minuten
GARZEIT: 1 Stunde

1 EL Speckfett oder Avocadoöl
225 g würzige Schweinebratwurst, ohne Darm
1 große Zwiebel, gehackt (etwa 100 g)

1 große Jalapeño, entkernt, gehackt (etwa 80 g)
2 große Stangen Staudensellerie, gewürfelt
1 mittelgroße rote Paprikaschote, entkernt und gewürfelt (ca. 150 g)
Feines Meersalz und frisch gemahlener schwarzer Pfeffer
3 Knoblauchzehen, gehackt (1 EL)
700 g Bisonhack
1 EL Chilipulver
1 EL getrockneter Oregano
1½ TL gemahlener Kreuzkümmel
½ TL geräuchertes Paprikapulver
¼ TL gemahlener Zimt
1 Dose feuergeröstete Tomaten, gewürfelt (425 ml)
2 EL Tomatenmark
1 EL Coco Aminos
250 ml Rinder- oder Hühnerknochenbrühe
1 EL Limettensaft oder Apfelessig
¼ TL Honig (optional)
Garnierungen: Gewürfelte Avocado, geraspelter Cheddar, saure Sahne, gewürfelte Radieschen, Koriander etc. (optional)

1. *Das Speckfett in einem großen Dutch Oven bei mittlerer Hitze auslassen. Das Wurstbrät hinzufügen und 5 bis 7 Minuten lang braten, dabei mit einem Holzlöffel umrühren, bis das Wurstbrät durchgebraten und an einigen Stellen goldbraun und das Fett geschmolzen ist. Zwiebel, Jalapeño, Staudensellerie und Paprika hinzufügen. Mit Salz und Pfeffer bestreuen und unter Rühren 6 bis 8 Minuten braten, bis das Gemüse weich ist. Knoblauch hinzufügen und etwa 1 Minute lang mitbraten, bis er duftet.*
2. *Das Bisonhack hinzugeben. Großzügig mit Salz und Pfeffer würzen und 6 bis 8 Minuten braten, dabei das Hack mit einem Holzlöffel umrühren, bis es durchgebraten ist. Chilipulver, Oregano, Kreuzkümmel, Paprika und Zimt hinzufügen und 1 bis 2 Minuten unter Rühren andünsten, bis die Gewürze gut vermengt sind und duften.*
3. *Tomaten, Tomatenmark, Coco Aminos und Brühe dazugeben und unter Rühren köcheln lassen, dabei den gebräunten Bodensatz lösen. Nur leicht*

aufkochen lassen, dann die Hitze reduzieren und weiterköcheln lassen. Abdecken und 30 Minuten schmoren lassen.

4. *Limettensaft und nach Belieben Honig unter das Chili rühren. Abschmecken und mit Salz und Pfeffer würzen. Mit Beilagen nach Wunsch servieren. Alternativ abkühlen lassen, abdecken und im Kühlschrank aufbewahren, um es später zu servieren. Dann auf dem Herd bei mittlerer bis niedriger Hitze wieder aufwärmen.*

Pro Portion (250 g): 378 Kalorien, 59 g Eiweiß, 12 g Fett, 9 g Kohlenhydrate, 2 g Ballaststoffe

Pflanzliche Variante:
Verwenden Sie Veggie-Wurst und ersetzen Sie das Bisonhack durch abgetropfte Dosenbohnen und/oder Linsen.

Schweinefleisch-Apfel-Würstchen-Bratlinge

Wenn Sie Wurstpasteten servieren, die Sie selbst gemacht haben, sind Sie als Köchin sofort akzeptiert; Sie müssen ja niemandem erzählen, wie einfach es ist. Wenn Sie möchten, können Sie die Bratlinge bis zu einem Tag im Voraus zubereiten und zugedeckt im Kühlschrank aufbewahren. Erwärmen Sie sie vorsichtig in einer Pfanne oder zugedeckt auf einem Blech in einem Toaster-Grill.

ZUBEREITUNG: 10 Minuten
GARZEIT: 8 Minuten je Pfannenladung
ERGEBNIS: 8 Bratlinge

500 g Schweinehack
1 kleiner säuerlicher Apfel (z. B. Granny Smith), geschält, entkernt und auf einer Küchenreibe geraspelt (etwa 80 g)
2 TL gehackter frischer Salbei
½ TL Knoblauchpulver

¾ TL feines Meersalz
¼ TL frisch gemahlener schwarzer Pfeffer

1. *In einer großen Schüssel Schweinehack, Apfel, Salbei, Knoblauchpulver, Salz und Pfeffer vermengen. Mit den Fingern vorsichtig, aber gründlich vermischen. In 8 Portionen aufteilen und zu 6 mm dicken Bratlingen formen (sie haben einen Durchmesser von etwa 6,5 cm).*
2. *Eine große Antihaft-Pfanne auf mittlerer Stufe erhitzen. Die Bratlinge hineingeben und insgesamt 5 bis 8 Minuten braten, dabei nach der Hälfte der Zeit wenden, bis sie durchgebraten und leicht gebräunt sind (die Pfanne nicht zu voll machen; bei Bedarf portionsweise braten). Heiß servieren.*

Pro Portion (1 Bratling): 155 Kalorien, 10 g Eiweiß, 11 g Fett, 4 g Kohlenhydrate, 1 g Ballaststoffe

Marinierte Schweinemedaillons

Das Einlegen der Schweinelende in Buttermilch mit Gewürzen verleiht diesen Medaillons den würzigen, cremigen Ranch-Geschmack. Wenn das Wetter es zulässt, können Sie die Medaillons auch draußen grillen, anstatt sie zu braten.

ZUBEREITUNG: 15 Minuten
GARZEIT: 10 Minuten
PORTIONEN: 4

1 EL getrocknete Petersilie
1 EL Knoblauchpulver
2 TL getrockneter Schnittlauch
2 TL Zwiebelpulver
1½ TL getrockneter Dill
¼ TL süßes Paprikapulver
500 ml fettarme Buttermilch

2 TL Honig
1 EL feines Meersalz
½ TL frisch gemahlener schwarzer Pfeffer
1 Schweinelende (ca. 700 g)
2 EL Ghee oder Avocadoöl

1. *In einer großen Schüssel Petersilie, Knoblauchpulver, Schnittlauch, Zwiebelpulver, Dill und Paprika mit einer Gabel gut verrühren. Die Mischung sollte etwa 5 Esslöffel ergeben; die Hälfte davon abnehmen (die restlichen 2½ Esslöffel abgedeckt in den Kühlschrank stellen). Buttermilch, Honig, Salz und Pfeffer in einer großen Schüssel mit der restlichen Gewürzmischung verquirlen.*
2. *Überschüssiges Fett vom Schweinefleisch abschneiden. Wenn sich eine dünne, silbrige Membran darauf befindet, entfernen Sie sie, indem Sie sie mit einem Schälmesser einschneiden und mit den Fingern abziehen (verwenden Sie das Messer, um die Enden der Membran abzuschneiden, falls erforderlich). Schneiden Sie das Schweinefleisch erst kreuzweise ein und dann in etwa 13 mm dicke Stücke. Tupfen Sie diese trocken und geben Sie sie in die Schüssel mit der Buttermilchmischung. Bedecken Sie sie und stellen Sie sie für mindestens 4 Stunden oder bis zu einer Nacht in den Kühlschrank.*
3. *Für die weitere Zubereitung die Fleischstücke aus der Lake nehmen und überschüssige Feuchtigkeit abwischen; die Salzlake wegkippen. Mit der flachen Seite eines Kochmessers auf die Medaillons drücken, um sie auf eine Dicke von 6 mm abzuflachen. Mit Salz würzen und mit der beiseitegestellten Gewürzmischung bestreuen und diese andrücken.*
4. *Ghee in einer großen Pfanne bei mittlerer Hitze schmelzen. Die Medaillons in die heiße Pfanne legen und 1 bis 3 Minuten pro Seite braten, bis sie angebraten und innen nicht mehr rosa sind. (Die Pfanne darf nicht zu voll sein; bei Bedarf portionsweise vorgehen und zwischendurch mehr Ghee zugeben.) Zum Warmhalten abdecken und 5 Minuten ruhen lassen. Servieren.*

TIPP:

Übrige Buttermilch, für die Sie keine sofortige Verwendung haben, können Sie einfrieren. Wenn Sie später die übrige Menge auf einmal verbrauchen wollen, frieren Sie sie in ihrem Behälter ein. Kleinere Mengen können Sie in einem Eiswürfelbehälter oder in Silikonmuffinformen einfrieren, anschließend herauslösen und in einem Gefrierbeutel im Gefrierschrank aufbewahren.

Pro Portion: 271 Kalorien, 36 g Eiweiß, 11 g Fett, 8 g Kohlenhydrate, 1 g Ballaststoffe

Vietnamesisches karamellisiertes Schweinefleisch

„Karamell“ klingt vielleicht seltsam in Verbindung mit Schweinefleisch, aber wenn Sie dieses Gericht einmal probiert haben, werden Sie verstehen, warum das der perfekte Name dafür ist. Der Kokoszucker karamellisiert wunderbar und hebt die Aromen von Knoblauch, Ingwer und Schweinefleisch hervor. Minze und Basilikum verleihen dem Gericht einen Hauch von Frische. Ich esse es am liebsten in Salatblätter eingewickelt (oder direkt aus der Pfanne, aber sagen Sie es nicht weiter).

ZUBEREITUNG: 15 Minuten
GARZEIT: 20 Minuten
PORTIONEN: 4 (kann verdoppelt werden)

2 EL Avocadoöl
6 Frühlingszwiebeln, weiße und hellgrüne Teile schräg in Scheiben geschnitten
1 EL gehackter frischer Ingwer
2 Knoblauchzehen, gehackt (2 TL)
2 TL abgetropftes Zitronengras aus dem Glas, gehackt (optional)
1 kleine rote oder grüne Chilischote (z. B. eine Thai- oder Fresno-Chilischote), entkernt und in dünne Scheiben geschnitten

Feines Meersalz
500 g Schweinehack
5 EL Kokosblütenzucker
2½ EL Fischsoße
Salatblätter, gekochter Reis oder Blumenkohlreis, zum Anrichten
Gehackte frische Minze und Thai-Basilikum, zum Servieren (optional)

1. *Avocadoöl in einer großen Pfanne bei mittlerer Hitze erwärmen. Frühlingszwiebeln, Ingwer, Knoblauch, Zitronengras (falls verwendet) und rote Chilischoten hinzufügen und mit einer Prise Salz würzen. 1 bis 2 Minuten unter Rühren braten, bis die Zutaten duften. Das Schweinehack hinzugeben und 2 bis 3 Minuten unter Rühren mit einem Holzlöffel anbraten, bis es halbwegs gar und krümelig ist.*
2. *Kokosblütenzucker und Fischsoße unterrühren, bis alles gut vermengt ist. Die Mischung gleichmäßig in der Pfanne verteilen und 2 Minuten lang ungestört brutzeln lassen. Umrühren, erneut verteilen und 30 Sekunden bis 1 Minute ohne Wenden garen lassen, damit die Mischung karamellisieren kann. Den Vorgang 5 bis 7 Minuten lang wiederholen, bis das Fleisch goldbraun, duftend und gut karamellisiert ist.*
3. *Heiß mit Salatblättern, Reis oder Blumenkohlreis servieren. Nach Belieben Minze und/oder Thai-Basilikum darüberstreuen.*

Pro Portion: 438 Kalorien, 21 g Eiweiß, 29 g Fett, 26 g Kohlenhydrate, 1 g Ballaststoffe

Knusprige Schweineschnitzel mit Sellerie-Apfel-Salat

Schweinefilet paniert in Pork-Panko (Paniermehl aus Schweinekrusten) und in der Pfanne gebraten – das ist Genuss auf höchster Ebene. Ein leichter Salat aus Chicorée, Sellerie, Apfel, Petersilie und ein wenig getrockneten Datteln ist die perfekte Ergänzung zu dem reichhaltigen Fleisch. Wenn Sie möchten, können Sie dieses Gericht auch mit flachen Hähnchenschnitzeln anstelle von Schweinefleisch zubereiten.

ZUBEREITUNG: 30 Minuten
GARZEIT: 6 Minuten pro Portion
PORTIONEN: 4

Salat:

2 Chicorée, längs halbiert, in dünne Streifen geschnitten
4 Stangen Staudensellerie, schräg in dünne Scheiben geschnitten
1 mittelgroßer Apfel, entkernt und zerkleinert (ca. 230 g)
20 g frische Blattpetersilie
60 g entsteinte getrocknete Datteln, fein gehackt
1 EL kalt gepresstes Olivenöl
1 EL Zitronensaft
Feines Meersalz und frisch gemahlener schwarzer Pfeffer

Schweinefleisch:

550 – 700 g Schweinefilet, pariert
Feines Meersalz und frisch gemahlener schwarzer Pfeffer
1 großes Ei
20 g Pork-Panko
2 EL Pfeilwurzmehl
½ TL Knoblauchpulver
¼ TL Zwiebelpulver
¼ TL geräuchertes Paprikapulver
Avocadoöl, zum Braten
Zitronenspalten, zum Servieren (optional)

1. *Den Ofen auf 95 °C vorheizen. Ein Kuchengitter in ein Backblech stellen und in den Ofen schieben.*
2. *Chicorée, Sellerie, Apfel, Petersilie und Datteln in einer mittelgroßen Schüssel mischen. Mit Olivenöl und Zitronensaft beträufeln und vorsichtig durchschwenken. Mit Salz und Pfeffer würzen, nochmals schwenken.*
3. *Das Schweinefilet in 13 mm dicke Scheiben schneiden und mit einem Kochmesser flach (6 mm) drücken. Trocken tupfen und mit Salz und Pfeffer würzen.*

4. *In einer flachen Schüssel das Ei aufschlagen. In einer anderen flachen Schüssel Panko, Pfeilwurzmehl, Knoblauchpulver, Zwiebelpulver und Paprika verquirlen. Avocadoöl etwas 6 mm hoch in einer großen Pfanne bei mittlerer bis hoher Hitze erwärmen.*
5. *Die Schweineschnitzel in das Ei tauchen (überschüssiges Ei abtropfen lassen), dann in der Panko-Mischung wälzen und andrücken, damit die Paniermischung haftet. Den Vorgang mit den restlichen Fleischstücken wiederholen. Die Schnitzel portionsweise in die Pfanne geben (die Pfanne darf nicht zu voll sein) und von beiden Seiten 2 bis 3 Minuten lang braten, bis sie goldbraun und durchgebraten sind. Zum Warmhalten in den Ofen geben und den Vorgang mit den restlichen Schnitzeln wiederholen, dabei zwischendurch mehr Öl zugeben.*
6. *Den Salat auf 4 Teller verteilen, die Schnitzel dazulegen und mit Zitronenspalten garniert servieren.*

Pro Portion: 541 Kalorien, 55 g Eiweiß, 23 g Fett, 26 g Kohlenhydrate, 4 g Ballaststoffe

TIPP:

Dieser Salat passt auch sehr gut zu Hähnchen oder Fisch. Wenn die Vorspeise nicht so knusprig ist wie diese Schnitzel, können Sie dem Salat etwas Crunch hinzufügen, zum Beispiel durch trocken geröstete, gesalzene Pistazien.

Spaghettikürbis-Auflauf mit Baby-Grünkohl und Würstchen

Wenn Sie Lust auf Lasagne haben, aber nicht auf die vielen Kohlenhydrate und viel Käse, ist dieses Gericht genau das Richtige für Sie. Spaghettikürbisschichten ersetzen die Lasagneplatten, und ein wenig Ziegenkäse sorgt für die nötige Cremigkeit. Mit viel Gemüse und pikantem Wurstbrät ist dies ein sättigendes Gericht, das die ganze Familie lieben wird.

ZUBEREITUNG: 20 Minuten
GARZEIT: 1 Stunde 15 Minuten
PORTIONEN: 4

1 mittelgroßer Spaghettikürbis (ca. 1 kg)
2 EL Olivenöl extra vergine
Feines Meersalz und frisch gemahlener schwarzer Pfeffer
500 g süße oder scharfe italienische Wurst, ohne Darm
1 mittelgroße Zwiebel, gehackt (etwa 220 g)
3 Knoblauchzehen, gehackt (1 EL)
140 g Baby-Grünkohl, gehackt
360 ml Marinara-Soße aus dem Glas
115 g weicher Ziegenkäse, zerkrümelt

1. *Den Ofen auf 205 °C vorheizen und ein großes Backblech mit Backpapier auslegen. Eine quadratische Auflaufform (20 cm) einfetten.*
2. *Den Kürbis auf ein stabiles Schneidebrett legen und mit einem scharfen Kochmesser den Boden und das Stielende des Kürbisses abschneiden. Den Kürbis so drehen, dass er auf dem abgeflachten Boden steht. Der Länge nach in der Mitte durchschneiden. Mit einem Esslöffel die Kerne herauskratzen.*
3. *Den Kürbis innen mit 1 Esslöffel Olivenöl bestreichen und mit Salz und Pfeffer würzen. Mit der Schnittfläche nach unten auf das Backblech legen. 45 bis 50 Minuten rösten, bis der Kürbis weich ist und sich leicht mit einem Messer einstechen lässt. Vorsichtig umdrehen und etwas abkühlen lassen.*
4. *Den restlichen Esslöffel Öl in einer großen Pfanne bei mittlerer Hitze erhitzen. Wurstbrät hinzufügen und 7 bis 9 Minuten braten, dabei umrühren und mit einem Holzlöffel auflockern, bis das Wurstbrät durchgebraten und an einigen Stellen gebräunt ist. Mit einem Schaumlöffel in eine große Schüssel geben. Zwiebel in die Pfanne geben, mit Salz und Pfeffer würzen und unter Rühren 6 bis 8 Minuten braten, bis sie weich ist. Knoblauch hinzufügen und 1 Minute lang dünsten, bis er duftet. Grünkohl portionsweise hinzufügen, mit Salz würzen und unter Rühren 3 bis 4 Minuten dünsten, bis er zusammenfällt. Die Mischung in die Schüssel mit dem Wurstbrät geben.*
5. *Mit einer Gabel die Spaghettifäden aus den Kürbishälften herauskratzen. Die Hälfte davon in der Auflaufform verteilen. Darauf die Hälfte der Brätmischung geben. Die Hälfte der Soße darübergeben und mit der Hälfte des*

Ziegenkäses bestreuen. Die Schichten wiederholen und mit dem Ziegenkäse abschließen. 20 bis 25 Minuten backen, bis der Auflauf durchgewärmt ist und Blasen wirft. Heiß servieren.

Pro Portion: 468 Kalorien, 26 g Eiweiß, 26 g Fett, 34 g Kohlenhydrate, 7 g Ballaststoffe

TIPP:

Sie können Teile dieses Gerichts im Voraus zubereiten, sodass Sie am Abend die Zutaten nur noch zusammenfügen und backen müssen. Garen Sie den Kürbis im Voraus, kratzen Sie die Spaghettifäden heraus, decken Sie sie ab und stellen Sie sie in den Kühlschrank. Braten Sie die Wurst-Zwiebel-Kohl-Mischung fertig und bewahren Sie sie in einer separaten, abgedeckten Schüssel ebenfalls im Kühlschrank auf. Lassen Sie den Auflauf einige Minuten länger im Ofen, damit er gut durchwärmt.

Pflanzliche Variante:

Sie können die Wurst weglassen und stattdessen gehackte, sautierte Pilze hinzufügen, um das Gericht zu verfeinern.

Klassisches Pulled Pork

Pulled Pork im Slow-Cooker zuzubereiten, ist mittlerweile Standard, aber ich plädiere für den Dutch Oven. Ja, es ist damit ein bisschen aufwendiger, aber wirklich nur ein bisschen, und das Ergebnis ist so viel besser. Das Fleisch ist wunderbar mürbe, es ist zart, ohne matschig zu werden, und hat unglaublich viel Geschmack. Alle werden begeistert sein, egal ob Sie es zu einem Salat servieren, es auf einem kohlenhydratarmen Brötchen essen oder mit einem Spiegelei belegen.

ZUBEREITUNG: 20 Minuten
GARZEIT: 3 Stunden 15 Minuten

3 EL Kokosblütenzucker

2 TL Knoblauchpulver
2 TL getrockneter Oregano
1 TL feines Meersalz
1 TL geräuchertes Paprikapulver
1 TL süßes Paprikapulver
½ TL frisch gemahlener schwarzer Pfeffer
½ TL Chilipulver
1,8 kg entbeinte Schweineschulter, überschüssiges Fett abgeschnitten, in 5 cm-große-Stücke geschnitten, trocken getupft
2 EL Avocadoöl
120 ml Hühnerknochenbrühe
Zuckerfreie Barbecue-Soße, zum Servieren (optional)

1. *Den Ofen auf 150 °C vorheizen.*
2. *In einer großen Schüssel Kokosblütenzucker, Knoblauchpulver, Oregano, Salz, beide Paprikapulver, Pfeffer und Chilipulver verrühren. Das Schweinefleisch hinzufügen und durchschwenken, bis das Fleisch mit den Gewürzen bedeckt ist.*
3. *Das Avocadoöl in einem Dutch-Oven bei mittlerer bis hoher Hitze erwärmen. Das Schweinefleisch hineingeben und 3 bis 5 Minuten lang braten, bis es von allen Seiten angebraten ist, dabei einige Male mit einer Zange wenden. (Die Pfanne nicht zu voll machen; wenn nicht alle Stücke auf einmal hineinpassen, portionsweise arbeiten und zwischendurch mehr Öl hinzufügen.)*
4. *Wenn alle Fleischstücke angebraten sind, die zurückbehaltenen Stücke wieder dazugeben (auch den Saft, der sich angesammelt hat). Mit der Brühe aufgießen, abdecken und in den Ofen schieben. 2½ bis 3 Stunden garen, bis das Fleisch durchgebraten ist und sich leicht zerkleinern lässt, die Flüssigkeit verdampft ist und das Fett geschmolzen ist. (Wenn nach 3 Stunden noch zu viel Flüssigkeit übrig ist, den Deckel abnehmen und 15 bis 20 Minuten länger garen.) Das Fleisch zerkleinern und umrühren. Abschmecken und bei Bedarf mit Salz und Pfeffer nachwürzen. Sofort essen oder abkühlen lassen, abdecken und im Kühlschrank aufbewahren, um es später zu verwenden. Nach Belieben mit Barbecue-Soße servieren.*

Pro Portion: 375 Kalorien, 55 g Eiweiß, 12 g Fett, 7 g Kohlenhydrate, 1 g Ballaststoffe

REZEPTE FÜR FISCH UND SCHALENTIERE

Gebratener „Reis" mit Kimchi-Garnelen

Ein Lieblingsgericht zum Mitnehmen wird in ein gemüsereiches Kraftpaket verwandelt, das die Darmgesundheit fördert. Blumenkohlreis ersetzt den stärkehaltigeren Reis, frischer Knoblauch und Ingwer sorgen für reichlich Geschmack und wirken entzündungshemmend, und die Garnelen liefern Proteine. Kimchi, ein koreanisches herzhaftes Gericht aus fermentiertem Kohl und vielen Chilis, sorgt für Schärfe. Und das Ganze ist so schnell zubereitet wie eine Außer-Haus-Bestellung.

ZUBEREITUNG: 15 Minuten
GARZEIT: 15 Minuten
PORTIONEN: 4

1 EL ungesalzene Butter
560 g mittlere oder große Garnelen, geschält und entdarmt
Feines Meersalz und frisch gemahlener schwarzer Pfeffer
1 EL Avocadoöl
6 Frühlingszwiebeln, geputzt, weiße und hellgrüne Teile schräg in Scheiben geschnitten (etwa 75 g; die dunkelgrünen Teile zum Garnieren aufheben)
1 Packung Blumenkohlreis (340 g), tiefgefroren
2 EL Coco Aminos
300 g gehacktes abgetropftes Kimchi
2 EL geröstetes Sesamöl

1. *Butter in einer großen Pfanne bei mittlerer Hitze schmelzen. Garnelen hinzugeben, mit Salz und Pfeffer würzen und 3 bis 4 Minuten braten, bis*

sie sich rot verfärben und das Fleisch undurchsichtig weiß geworden ist. In eine Schüssel geben und zugedeckt warm halten.

2. *Avocadoöl in der gleichen Pfanne erhitzen. Frühlingszwiebeln und Ingwer hinzufügen und mit einer Prise Salz würzen. Etwa 1 Minute unter Rühren dünsten, bis das Gemüse duftet und weich ist. Blumenkohlreis hinzufügen, mit Salz und Pfeffer würzen, die Hitze auf mittlere bis hohe Stufe stellen und 4 bis 6 Minuten unter Rühren kochen, bis der Reis durchgewärmt und zart ist. Coco Aminos unterrühren; etwa 1 Minute köcheln lassen, bis die Flüssigkeit verkocht ist.*
3. *Die Garnelen wieder in die Pfanne geben und 1 Minute lang schwenken. Kimchi hinzufügen; einige Sekunden schwenken, damit das Kimchi sich erwärmt, dann vom Herd nehmen. Mit Sesamöl beträufeln, mit den dunkelgrünen Frühlingszwiebeln bestreuen und servieren.*

Pro Portion: 338 Kalorien, 28 g Eiweiß, 20 g Fett, 11 g Kohlenhydrate, 3 g Ballaststoffe

Pflanzliche Alternative:
Ersetzen Sie die Garnelen durch Edamame oder Adzuki-Bohnen. Überprüfen Sie das Etikett Ihres Kimchi, um sicherzustellen, dass es rein pflanzlich ist.

Gekühlte Gurken-Avocado-Suppe mit pikanter Garnele

Diese erfrischende, kalte Suppe enthält Minze, schmeckt aber nicht minzig, und die scharfe Soße ist nicht scharf, sondern einfach nur cremig, hell und voller Geschmack. Das Chilipulver auf den Garnelen ist ein schöner Kontrast auf der hellen Suppe und gibt ihr die richtige Würze für eine leichte Sommermahlzeit. Tipp: Wenn Sie die Suppe nicht mit Wasser verdünnen, können Sie die Avocadomischung auch als Dip verwenden.

ZUBEREITUNG: 15 Minuten
GARZEIT: 10 Minuten
PORTIONEN: 4

450 g mittelgroße Garnelen, geschält und entdarmt, trocken getupft
1 EL kalt gepresstes Olivenöl, plus mehr zum Beträufeln
½ TL Chilipulver
Feines Meersalz und frisch gemahlener schwarzer Pfeffer
2 mittelgroße reife Avocados, halbiert und entkernt
1 mittelgroße Salatgurke, Enden abgeschnitten und in Stücke geschnitten (etwa 270 g)
60 g Vollfettjoghurt
1 TL Limettenabrieb
1 TL Petersilie
60 ml Limettensaft
2 EL gehackte frische Minze
1 TL Coco Aminos
1 TL scharfe Soße, plus mehr zum Garnieren
½ bis 1 TL roher Honig (optional)

1. *Den Ofen auf 205 °C vorheizen; ein großes Backblech mit Backpapier auslegen.*
2. *In einer mittelgroßen Schüssel Garnelen, Olivenöl und Chilipulver vermischen und durchschwenken. Mit Salz und Pfeffer würzen. Die Garnelen einlagig auf dem Backblech verteilen und 8 bis 10 Minuten backen, bis sie durchgegart und rosa sind. Auf ein Schneidebrett legen.*
3. *Das Avocadofleisch aus der Schale in einen Mixer löffeln. Gurke, Joghurt, Limettenabrieb und -saft, Minze, Coco Aminos und ggf. Honig hinzugeben und zu einer glatten Masse verarbeiten. Bei Bedarf mit Wasser verdünnen, bis die gewünschte Konsistenz erreicht ist. Abschmecken und mit Salz und Pfeffer würzen.*
4. *Die Garnelen grob hacken. Die Suppe auf 4 flache Schüsseln verteilen und die Garnelen darübergeben. Mit Öl beträufeln, mit Petersilie bestreuen und/oder nach Belieben ein paar Spritzer scharfe Soße hinzufügen und servieren.*

Pro Portion: 373 Kalorien, 32 g Eiweiß, 24 g Fett, 7 g Kohlenhydrate, 4 g Ballaststoffe

Pflanzliche Variante:

Lassen Sie die Garnelen weg.

Avocado gefüllt mit Shrimp-Louie-Salat

Der cremige, würzige Shrimp-Louie-Salat ist ein Klassiker und das aus gutem Grund: Er ist einfach zuzubereiten und so lecker. Hier löffeln wir ihn als herzhaftes Mittagessen aus Avocadohälften. Mit viel Eiweiß und gesunden Fetten macht dieses Gericht stundenlang satt. Wenn Sie keine Avocados mögen oder diese nicht im Haus haben, können Sie es auch auf einem gerösteten Blumenkohl-Bun essen.

ZUBEREITUNG: 25 Minuten
GARZEIT: 10 Minuten
PORTIONEN: 4

675 g mittelgroße Garnelen, geschält und entdarmt
1 EL Olivenöl extra vergine
Feines Meersalz und frisch geriebener schwarzer Pfeffer
80 g Avocadoöl-Mayonnaise
60 g Ketchup (vorzugsweise ungesüßt)
60 g fein gehackte Cornichons oder Gewürzgurken (8 bis 10 Cornichons)
½ TL Coco Aminos
¼ TL scharfe Soße (optional)
2 Stangen Staudensellerie, gehackt
½ kleine rote Paprika, entkernt und gehackt
2 TL gehackter frischer Dill
2 reife Avocados, halbiert, entkernt und geschält

1. *Den Ofen auf 205 °C vorheizen. Ein großes Backblech mit Backpapier auslegen.*
2. *Die Garnelen gründlich trocken tupfen. Mit Olivenöl beträufeln und mit Salz und Pfeffer bestreuen. Die Garnelen einlagig auf dem Backblech ver-*

teilen und 8 bis 10 Minuten braten, bis sie gerade durchgebraten und rosa sind. Zum Abkühlen auf ein Schneidebrett legen.

3. *In einer kleinen Schüssel Mayonnaise, Ketchup, Essiggurke, Coco Aminos und ggf. scharfe Soße verrühren. Abschmecken und mit Salz und Pfeffer würzen.*
4. *Die abgekühlten Garnelen grob hacken. In eine große Schüssel geben; Sellerie und Paprika hinzufügen. 4 bis 5 Esslöffel des Dressings und den Dill hinzugeben und unterheben. Nach Belieben mehr Dressing dazugeben. Abschmecken und mit Salz und Pfeffer würzen.*
5. *Je eine Avocadohälfte auf 4 Tellern anrichten. Leicht mit Salz und Pfeffer würzen. Den Garnelensalat auf die Avocadohälften häufeln. Servieren und zusätzliches Dressing dazu stellen.*

Pro Portion: 498 Kalorien, 42 g Eiweiß, 33 g Fett, 13 g Kohlenhydrate, 6 g Ballaststoffe

Muscheln in pikanter Tomaten-Chorizo-Brühe

Miesmuscheln sind kein alltägliches Gericht, dabei sind sie eigentlich unglaublich schnell und einfach zuzubereiten und außerdem sehr preiswert. Die Chorizo verleiht diesem Gericht Tiefe und Rauchigkeit, aber wenn Sie diese lieber weglassen möchten, rühren Sie einen halben Teelöffel geräuchertes Paprikapulver zusammen mit dem Knoblauch ein. Verwenden Sie einen ausreichend großen Topf, sodass die Muscheln nicht zu dicht liegen und die Kochzeit dadurch nicht verlängert wird. Werfen Sie diejenigen Muscheln weg, die sich nach 10 Minuten noch nicht geöffnet haben, denn sie sind nicht zum Verzehr geeignet.

ZUBEREITUNG: 15 Minuten
GARZEIT: 20 Minuten
PORTIONEN: 4

1 EL Avocadoöl
85 g spanische Chorizo, gewürfelt

1 kleine Zwiebel, gehackt (etwa 150 g)
Feines Meersalz und frisch gemahlener schwarzer Pfeffer
3 Knoblauchzehen, gehackt (1 EL)
½ TL scharfes Paprikapulver
¼ TL zerstoßene rote Paprikaflocken
1 Dose feuergeröstete Dosentomaten, gewürfelt (425 ml)
120 ml trockener Weißwein
3 Zweige frischer Thymian
1,8 kg Miesmuscheln, geschrubbt und Barthaare entfernt
Als Beilagen (optional): Geröstetes getreidefreies Brot, Blumenkohl- oder Kartoffelpüree, gekochte Polenta oder gekochte Zoodles

1. *Avocadoöl in einem Dutch Oven oder großen Topf bei mittlerer Hitze erwärmen. Chorizo hinzufügen und 2 bis 3 Minuten unter Rühren braten, bis sie durch ist. Zwiebelwürfel hinzugeben, mit Salz bestreuen und 4 bis 5 Minuten unter Rühren dünsten, bis sie weich sind. Knoblauch hinzufügen und 1 Minute lang anbraten, bis er duftet. Paprikapulver und Paprikaflocken einrühren.*
2. *Tomaten und Wein dazugeben; kräftig rühren, um alle gebräunten Stücke vom Boden der Pfanne zu lösen. Thymianzweige einrühren. Die Muscheln zugeben und umrühren, sodass sie von der Soße bedeckt sind. Zugedeckt 8 bis 10 Minuten kochen lassen, dabei ein- oder zweimal umrühren, bis sich die Muscheln geöffnet haben. (Muscheln, die sich nach 10 Minuten noch nicht geöffnet haben, wegwerfen.)*
3. *Heiß servieren; nach Belieben mit geröstetem Brot, Zoodles, Blumenkohlpüree oder anderen Beilagen.*

Pro Portion: 335 Kalorien, 35 g Eiweiß, 11 g Fett, 18 g Kohlenhydrate, 2 g Ballaststoffe

Mit Thunfisch gefüllte Tomaten à la Puttanesca

Puttanesca vereint würzige, salzige Lieblingszutaten wie Kapern, Oliven und Sardellen. Anstelle des traditionellen Pasta Puttanesca-Gerichts werden hier Tomaten mit in Öl eingelegtem Thunfisch gefüllt. So entsteht ein köstliches, unkompliziertes Gericht ohne Kochen, das nicht nur reich an Geschmack, sondern auch an Proteinen und gesunden Fetten ist.

ZUBEREITUNG: 20 Minuten
PORTIONEN: 4

4 mittelgroße Tomaten
2 Dosen (à 190 g) Thunfischfilets in Olivenöl
2 EL abgetropfte Kapern, grob zerkleinert
3 Sardellenfilets aus der Dose, gehackt
35 g gehackte entsteinte schwarze Oliven oder Kalamata-Oliven
½ TL getrockneter Oregano
1 MSP rote Paprikaflocken (oder mehr, wenn Sie Schärfe mögen)
Feines Meersalz und frisch gemahlener schwarzer Pfeffer
Olivenöl extra vergine (optional)

1. *Die Kappen der Tomaten abschneiden; mit einem Melonenausstecher oder Löffel die Kerne und das Innere herausholen. Den Thunfisch abgießen und das Öl auffangen.*
2. *In einer mittelgroßen Schüssel den Thunfisch mit einer Gabel zerpflücken. Sardellen, Oliven, Oregano und Paprikaflocken hinzufügen und mit der Gabel verrühren, bis die Mischung gut vermengt ist. Das aufgefangene Öl aus den Thunfischgläsern hinzugeben. Abschmecken und mit Salz und Pfeffer würzen.*
3. *Das Innere der Tomaten mit Salz und Pfeffer würzen. Die Thunfischmischung in die Tomaten füllen. Nach Belieben mit zusätzlichem Öl beträufeln und servieren oder bis zu 4 Stunden zugedeckt im Kühlschrank aufbewahren.*

Pro Portion: 234 Kalorien, 20 g Eiweiß, 14 g Fett, 6 g Kohlenhydrate, 0 g Ballaststoffe

Lachsfrikadellen

Selbst bekennende Fischverweigerer lassen sich in der Regel zu einer Lachsfrikadelle überreden. Wenn Sie für dieses Rezept Lachs aus der Dose verwenden, sparen Sie Zeit und Geld. Am gesündesten und am einfachsten zu verarbeiten ist Lachs aus Wildfang, ohne Haut und Gräten. Pork-Panko ist ein schmackhaftes, kohlenhydratfreies Bindemittel, das diesen sättigenden Lachsfrikadellen auch mehr Fülle verleiht.

ZUBEREITUNG: 15 Minuten
GARZEIT: 10 Minuten
ERGIBT: 8 Frikadellen

2 Dosen (à 420 g Lachs, abgetropft
28 g Pork-Panko
95 g Avocadoöl-Mayonnaise
1 kleine Schalotte, gehackt
1½ EL gehackter frischer Dill
1 TL Zitronenabrieb
1 EL Zitronensaft
2 TL abgetropfte Kapern, gehackt
1 TL Dijon-Senf
2 große Eier, verquirlt
Feines Meersalz und frisch gemahlener schwarzer Pfeffer
Avocadoöl, zum Braten

1. *In eine große Schüssel Lachs, Panko, Mayonnaise, Schalotte, Dill, Zitronenabrieb und -saft, Kapern, Senf und Eier geben. Vorsichtig, aber gründlich mischen. Abschmecken und mit Salz und Pfeffer würzen. In 8 Portionen teilen, dann zu 1,3 cm dicken Frikadellen mit einem Durchmesser von 7,5 cm formen.*
2. *Den Backofen auf 95 °C vorheizen; ein Kuchengitter in ein großes Backblech stellen und in den Ofen schieben.*
3. *Erhitzen Sie 2,5 Zentimeter Avocadoöl in einer großen beschichteten Pfanne bei mittlerer Hitze. So viele Pattys hineingeben, dass sie einlagig*

mit etwas Abstand voneinander Platz haben (die Pfanne darf nicht überfüllt sein). 3 bis 4 Minuten braten, bis die Unterseite goldbraun ist. Vorsichtig umdrehen und weitere 3 bis 4 Minuten braten, bis auch die andere Seite goldbraun und durchgebraten ist (zur Kontrolle in der Mitte einen kleinen Schlitz einschneiden). Zum Warmhalten auf das Gitter im Ofen legen. Den Vorgang mit mehr Öl und den übrigen Frikadellen wiederholen, bis alle gebraten sind. Servieren.

Pro Portion (1 Frikadelle): 379 Kalorien, 42 g Eiweiß, 23 g Fett, 3 g Kohlenhydrate, 0 g Ballaststoffe

TIPP:

Es gibt unendlich viele Möglichkeiten, den Geschmack dieser Frikadellen zu verändern. Für eine asiatisch inspirierte Variante ersetzen Sie Schalotten, Zitrusfrüchte, Kapern, Senf und Gewürze durch Frühlingszwiebeln, Ingwer, Knoblauch und einen Hauch von geröstetem Sesamöl. Probieren Sie Petersilie, Koriander oder Estragon anstelle von Dill. Fügen Sie etwas Old-Bay-Gewürz hinzu oder verwenden Sie Chilipulver und Limette anstelle von Zitrone. Experimentieren Sie ruhig und kreieren Sie Ihr eigenes Rezept.

Probieren Sie auch einige meiner Soßen aus, die Sie über die Frikadellen träufeln können, zum Beispiel die Spezialsoße aus dem Rezept Cheeseburger Upgrade (Seite 229) *oder das Zaziki von den Lammhackbällchen im Salatwickel* (Seite 234)*. Geben Sie den Frikadellen mit Currypulver und Limette eine indische Note und servieren Sie sie mit Chutney aus dem Glas, oder mischen Sie Wasabi und Honig in die Mayonnaise für eine asiatische Variante. Sie können auch Pesto aus dem Glas mit Joghurt vermischen und erhalten eine einzigartige mediterrane Soße.*

Thai-Fisch- und Gemüsecurry

Warum etwas liefern lassen, wenn man ein reichhaltiges, schmackhaftes Curry auch zu Hause zubereiten kann? Mit viel Gemüse, Aromen und köstlicher Kokosmilch ist dieses Gericht perfekt für einen kühlen Abend.

Der Fisch wird direkt in der Soße pochiert, sodass das Gericht ganz einfach zu kochen ist. Bereiten Sie noch etwas Blumenkohlreis dazu und Sie haben eine komplette Mahlzeit auf ihrem Teller.

ZUBEREITUNG: 20 Minuten
GARZEIT: 25 Minuten
PORTIONEN: 4

2 EL Avocadoöl
115 g Shiitake-Pilze, in Scheiben geschnitten
Feines Meersalz
1 kleiner Kopf Brokkoli, Stiel geschält und in Scheiben geschnitten, Röschen in mundgerechte Stücke geschnitten
1 mittelgroße Paprikaschote (rot, gelb oder orange), entkernt und in Stücke geschnitten
4 Frühlingszwiebeln, weiße und hellgrüne Teile schräg in Ringe geschnitten
2 EL gehackter frischer Ingwer
3 Knoblauchzehen, gehackt (1 EL)
1 EL Zitronengras aus dem Glas, gehackt
2 EL rote Currypaste
1 Dose (400 ml) Vollfett-Kokosmilch
2 EL Limettensaft
2 EL Fischsoße
450 g Kabeljau oder Schellfisch, trocken getupft, in 5 cm-Stücke geschnitten
Frisch gemahlener schwarzer Pfeffer
Frische Korianderblätter, zum Garnieren (optional)

1. *1 Esslöffel Avocadoöl in einem großen Topf bei mittlerer bis hoher Hitze erwärmen. Die Pilze hinzufügen, salzen und unter gelegentlichem Rühren 6 bis 8 Minuten braten, bis die Feuchtigkeit der Pilze verdampft ist und sie goldbraun werden. Einen weiteren Esslöffel Öl und den Brokkoli hinzufügen, leicht salzen und 1 bis 2 Minuten unter Rühren garen, bis er hellgrün*

ist. Paprika und Frühlingszwiebeln hinzufügen, mit Salz bestreuen und etwa 1 Minute unter Rühren dünsten, bis sie beginnen, weich zu werden.

2. *Ingwer und Knoblauch hinzufügen und etwa 1 Minute lang anbraten, bis sie duften. Zitronengras, Currypaste, Kokosmilch, Limettensaft und Fischsoße mit dem Schneebesen einrühren. Zum Köcheln bringen. Die Hitze auf mittlere bis niedrige Stufe reduzieren. Die Fischstücke dazugeben, den Topf abdecken und 5 bis 7 Minuten köcheln lassen, bis der Fisch gar ist. Abschmecken und mit Salz und Pfeffer würzen.*
3. *Den Reis, falls vorhanden, in 4 Schüsseln verteilen und das Curry darüber löffeln. Nach Belieben mit Koriander garnieren und servieren.*

Pro Portion: 395 Kalorien, 20 g Eiweiß, 27 g Fett, 14 g Kohlenhydrate, 3 g Ballaststoffe

TIPP:

Wenn Sie Ihr Curry dicker mögen, lösen Sie ½ Teelöffel Pfeilwurzmehl in Wasser auf und rühren es ein, bevor Sie den Fisch hinzufügen.

Pflanzliche Variante:
Lassen Sie den Fisch weg.

Lachs und Brokkoli vom Blech mit Zitronen-Pfeffer-Butter

Gerichte vom Blech machen das anschließende Aufräumen der Küche zum Kinderspiel – und sie sind perfekt für stressige Abende unter der Woche. Sie können die Zitronen-Pfeffer-Butter einige Tage im Voraus zubereiten, zum Beispiel am Sonntag, und Sie werden während der Woche froh darüber sein. Wenn Sie etwas davon übrig haben, können Sie diese auf Rührei, Steak oder über gedünstetes Gemüse genießen. Tauschen Sie den Brokkoli gegen ein anderes Gemüse (oder eine Gemüsemischung) aus, wenn Sie möchten.

ZUBEREITUNG: 20 Minuten
GARZEIT: 20 Minuten
PORTIONEN: 4

Zitronenbutter:

60 g ungesalzene weiche Butter
½ TL Zitronenabrieb
1 TL Zitronensaft
¼ TL grob gemahlener schwarzer Pfeffer
Feines Meersalz

Lachs und Brokkoli:

3 kleine Köpfe oder 1 großer Kopf Brokkoli, Stiele geschält und in Scheiben geschnitten, Röschen in mundgerechte Stücke geschnitten (etwa 500 g)
3 EL Olivenöl extra vergine
4 Lachsfilets (à 120 bis 150 g)

1. *Den Ofen auf 220 °C vorheizen; ein großes Backblech in den Ofen schieben, während dieser vorheizt.*
2. *In einer kleinen Schüssel Butter, Zitronenabrieb und -saft, Pfeffer und eine großzügige Prise Salz vermischen. Mit einer Gabel zerdrücken, bis alles eingearbeitet ist. (Sie können die Butter bis zu 2 Tage im Voraus zubereiten. Zu einer Rolle formen, in Klarsichtfolie wickeln und im Kühlschrank aufbewahren. Vor dem Servieren in Scheiben schneiden.)*
3. *Brokkoli in eine mittelgroße Salatschüssel geben; 2 Esslöffel Olivenöl hinzufügen, mit Salz würzen und durchschwenken. Einlagig auf dem Backblech verteilen und 10 Minuten lang rösten. Umrühren und weitere 5 Minuten rösten. In der Zwischenzeit den Lachs trocken tupfen und mit 1 Esslöffel Öl einreiben. Rundherum mit Salz würzen.*
4. *Das heiße Backblech aus dem Ofen nehmen. Den Brokkoli umrühren und an die Seite des Backblechs schieben. Den Lachs mit der Hautseite nach unten auf das Backblech legen. Wieder in den Ofen schieben und 4 bis 8 Minuten braten, bis der Lachs den gewünschten Gargrad erreicht hat (zum Überprüfen in die dickste Stelle eines Stücks schneiden; etwa 4 bis 6 Minuten pro 13 mm Dicke einplanen).*
5. *Den Brokkoli auf 4 Teller verteilen und jeweils ein Stück Lachs dazulegen. Mit einer Scheibe Zitronenbutter auf dem Fisch servieren.*

Pro Portion: 559 Kalorien, 43 g Eiweiß, 38 g Fett, 11 g Kohlenhydrate, 4 g Ballaststoffe

TIPP:

Wenn Sie den Brokkoli lieber etwas gebräunter mögen, braten Sie ihn 5 Minuten länger, bevor Sie den Lachs hinzufügen.

Jakobsmuscheln mit Chipotle-Speck

Es gibt zwei Geheimnisse für perfekt gebratene Jakobsmuscheln: Sie müssen möglichst gut trocken getupft werden und die Pfanne muss sehr heiß sein. Wenn Sie dafür sorgen, werden Sie mit Jakobsmuscheln in Restaurantqualität belohnt, ohne das Haus verlassen zu müssen. Seitlich an der Jakobsmuschel befindet sich ein kleiner harter Muskel; ziehen Sie ihn einfach mit den Fingern ab oder entfernen Sie ihn mit einem Schälmesser.

ZUBEREITUNG: 5 Minuten
GARZEIT: 15 Minuten
PORTIONEN: 4

2 Scheiben Speck
450 g Jakobsmuscheln, trocken getupft und Seitenmuskel entfernt
½ TL Chipotle-Chili-Pulver
Feines Meersalz und frisch gemahlener schwarzer Pfeffer
1 EL gehackter frischer Koriander
1 EL Limettensaft
Als Beilage (optional): gemischte Blattsalate, Salsa aus dem Glas, Avocado in Scheiben und Limettenspalten

1. *Den Speck in eine große, nicht erhitzte Pfanne geben. Bei mittlerer Stufe 6 bis 8 Minuten braten, bis der Speck goldgelb und knusprig und das Fett ausgelassen ist. Den Speck auf ein Schneidebrett legen.*

2. *Die Hitze unter der Pfanne auf mittlere bis hohe Stufe erhöhen. Die Jakobsmuscheln mit Chilipulver bestäuben und mit Salz und Pfeffer bestreuen. In die Pfanne legen und 2 bis 3 Minuten braten, bis sie auf einer Seite angebraten sind. Wenden und weitere 1 bis 2 Minuten braten, bis sie auf der anderen Seite angebraten sind (nicht zu lange). Die Pfanne nicht zu voll machen; bei Bedarf portionsweise arbeiten.*
3. *Den Speck klein hacken oder zerbröseln. Die Jakobsmuscheln auf 4 Teller verteilen. Mit Speck und Koriander bestreuen und mit Limettensaft beträufeln. Nach Belieben mit Blattsalaten, Salsa, Avocado und Limettenspalten servieren.*

Pro Portion: 120 Kalorien, 18 g Eiweiß, 3 g Fett, 3 g Kohlenhydrate, 0 g Ballaststoffe

Fisch und Gemüse en Papillote

Pssst – verraten Sie niemandem, wie einfach dieses Gericht ist. Es sieht so beeindruckend aus und hört sich auch so an, aber in Wirklichkeit ist es ganz einfach zuzubereiten. Der Fisch und das Gemüse werden im Backpapier gedünstet, sodass es nicht nach Fisch riecht und es fast unmöglich ist, etwas falsch zu machen. Wenn Sie vor der Zubereitung von Fisch Angst haben, beginnen Sie mit diesem Rezept.

ZUBEREITUNG: 20 Minuten
GARZEIT: 20 Minuten
PORTIONEN: 4

1 kleine Zitrone, geschrubbt, in 8 dünne Scheiben geschnitten
4 Heilbutt- oder Kabeljaufilets (à 120 bis 150 g), trocken getupft
Feines Meersalz und frisch gemahlener schwarzer Pfeffer
4 EL Pesto aus dem Glas
2 mittelgroße Karotten, geraspelt (etwa 200 g)
1 kleine Zucchini, geraspelt (etwa 140 g)

2 EL gehackte entsteinte milde grüne oder schwarze Oliven (z. B. Castelvetrano)
4 EL Olivenöl extra vergine

1. *Den Ofen auf 230 °C vorheizen. 4 Bögen Backpapier im Format 35 × 30 cm in der Mitte falten und durch beide Lagen die Form eines halben Herzens ausschneiden. Das Papier entfalten.*
2. *Jeweils 2 Zitronenscheiben rechts von der Falz auf das Backpapierherz legen. Die Fischfilets mit Salz und Pfeffer würzen und auf die Zitronenscheiben legen. Je 1 Esslöffel Pesto auf jedem Fischfilet und darauf ein Viertel der Karotten, Zucchini und Oliven verteilen. Mit je 1 Esslöffel Olivenöl beträufeln und mit Salz und Pfeffer würzen.*
3. *Die leere Hälfte des Backpapiers über den Fisch klappen; an der oberen Rundung des Herzens beginnen und die Papierränder übereinanderfalten. Die einzelnen Faltungen rundum bis zum unteren Rand des Herzens überlappend fortsetzen, damit das Päckchen dicht versiegelt ist. Mit den übrigen Päckchen ebenso verfahren. Die Päckchen auf ein großes Backblech legen.*
4. *15 bis 20 Minuten backen (je nach Dicke des Fischs), bis die Päckchen aufgeblasen und leicht gebräunt sind. Die Päckchen vorsichtig öffnen (Vorsicht, dass Sie sich nicht Ihre Finger am entweichenden Dampf verbrennen). Den Fisch und das Gemüse auf 4 Tellern anrichten und servieren.*
5. *Pro Portion: 414 Kalorien, 36 g Eiweiß, 28 g Fett, 6 g Kohlenhydrate, 1 g Ballaststoffe*

TIPP:

Sie können dieses Gericht ganz einfach abwandeln. Lassen Sie das Pesto und die Oliven weg, fügen Sie geschnittenen Ingwer und Knoblauch hinzu und tauschen Sie das Olivenöl gegen geröstetes Sesamöl aus, und schon haben Sie eine asiatische Version. Verwenden Sie fein geschnittene Paprikaschoten, schwarze Oliven aus der Dose, Knoblauch und Chilipulver für eine mexikanische Variante. Variieren Sie es je nach Geschmack und Vorräten.

GEFLÜGEL-REZEPTE

Cremiger Pesto-Huhn-Spinat-Auflauf

Wer liebt nicht einen cremigen, wohltuenden Auflauf? Dieser ist dabei auf versteckte Weise auch noch gesund, enthält viel Eiweiß und gesunde Fette und enthält dank des Blumenkohlreises sehr wenig Stärke. Wenn Sie Reste haben, können Sie auch vorgekochtes Hühnerfleisch nehmen. (Profi-Tipp: Dieses Gericht eignet sich auch hervorragend für übrig gebliebenen Truthahn.) Wenn Sie aufgetauten Blumenkohlreis verwenden, sparen Sie Zeit. Wundern Sie sich nicht über die Spinatmenge; es wird Ihnen wie eine Tonne vorkommen, aber er wird genau in der richtigen Menge zusammenfallen.

ZUBEREITUNG: 30 Minuten
GARZEIT: 1 Stunde
PORTIONEN: 8

700 g Hähnchenschenkel ohne Haut, ohne Knochen, trocken getupft
2 EL Avocadoöl
Feines Meersalz und frisch gemahlener schwarzer Pfeffer
2 Schalotten, in Scheiben geschnitten
300 g Babyspinat, gehackt
6 Knoblauchzehen, gehackt (2 EL)
150 g Avocadoöl-Mayonnaise
180 ml vollfette Kokosmilch aus der Dose
1 EL Zitronensaft
3 EL Pesto aus dem Glas
2 große Eier, verquirlt
1 Packung tiefgefrorener Blumenkohlreis (340 g), aufgetaut
Olivenöl-Spray
30 g gehackte Mandeln

1. *Den Ofen auf 220 °C vorheizen; ein großes Backblech in den Ofen schieben, während dieser vorheizt.*

2. *Hähnchenschenkel mit 1 Esslöffel Avocadoöl einreiben und mit Salz und Pfeffer würzen. Das heiße Backblech vorsichtig aus dem Ofen nehmen. Die Hähnchenschenkel auf das Blech legen und 20 bis 25 Minuten braten, bis sie durchgebraten sind, nach der Hälfte der Zeit einmal wenden. Auf ein Schneidebrett legen und leicht abkühlen lassen. Die Ofentemperatur auf 190 °C reduzieren.*
3. *Während das Geflügel im Ofen ist, 1 Esslöffel Öl in einer großen Pfanne bei mittlerer Hitze erwärmen. Schalotten hinzugeben, mit Salz bestreuen und etwa 4 Minuten unter Rühren dünsten, bis sie weich sind. Eine Handvoll Spinat nach der anderen hinzufügen und dabei den Knoblauch unterrühren. Mit Salz und Pfeffer würzen und etwa 5 Minuten unter Rühren dünsten, bis der Spinat zusammengefallen ist. Vom Herd nehmen.*
4. *In einer großen Schüssel Mayonnaise, Kokosmilch, Zitronensaft, Pesto und Eier miteinander verquirlen. Den Blumenkohlreis unterheben. Wenn das Hähnchenfleisch so weit abgekühlt ist, um es zu weiterzuverarbeiten, zerkleinern oder hacken und zusammen mit der Spinatmischung in die Schüssel geben. Unterheben, bis alles gut vermengt ist.*
5. *Eine 23 × 33 cm große Backform mit Olivenölspray einsprühen. Die Reismischung gleichmäßig in der Auflaufform verteilen, mit Mandeln bestreuen und die Oberseite mit Öl besprühen. 25 bis 30 Minuten backen, bis der Auflauf an den Rändern leicht blubbert. Vor dem Servieren 5 Minuten abkühlen lassen.*

Pro Portion: 486 Kalorien, 19 g Eiweiß, 44 g Fett, 5 g Kohlenhydrate, 2 g Ballaststoffe

Geflügelwurst mit Sauerkraut und Apfel

Dies ist ein schnelles Pfannengericht, für das vorgekochte Geflügelwurst und Krautsalat verwendet werden – eine tolle Erleichterung für stressige Abende unter der Woche. Durch das Sauerkraut und den Apfel bekommt das Gericht einen kräftigen Geschmack, außerdem enthält es viel sättigendes Eiweiß und man braucht nur eine Pfanne, sodass die Reinigung ein Klacks ist.

ZUBEREITUNG: 15 Minuten
GARZEIT: 20 Minuten
PORTIONEN: 4

2 EL Avocadoöl
6 Geflügelwürste à 85 g (vorzugsweise mit Knoblauchgeschmack), schräg aufgeschnitten
1 mittelgroße Zwiebel, gehackt (etwa 220 g)
1 Packung Krautsalat mit Karotten (etwa 340 g)
60 ml Hühnerknochenbrühe
1 kleiner säuerlicher Apfel (z. B. Granny Smith), fein gehackt
130 g abgetropftes Sauerkraut, gehackt

1. *1 Esslöffel Avocadoöl in einer großen Pfanne bei mittlerer Hitze erwärmen. Die Wurststücke hinzufügen und unter gelegentlichem Rühren 6 bis 8 Minuten braten, bis sie goldgelb sind. In eine Schüssel geben und zugedeckt warm halten.*
2. *Einen weiteren Esslöffel Öl in der gleichen Pfanne erhitzen. Zwiebel hinzufügen, mit Salz bestreuen und unter gelegentlichem Rühren 3 bis 5 Minuten dünsten, bis sie sehr weich ist. Krautsalat hinzufügen, mit Salz und Pfeffer würzen und 1 bis 2 Minuten unter Rühren garen, bis er zart und hellgrün ist. Brühe aufgießen; bei Bedarf alle gebräunten Stücke vom Boden der Pfanne lösen und etwa 1 Minute lang weiterkochen, bis die Flüssigkeit weitgehend verdampft ist.*
3. *Apfelwürfel einrühren und 1 Minute lang garen. Die Wurst wieder in die Pfanne geben, zusammen mit der Flüssigkeit, die sich in der Schüssel gesammelt hat. Sauerkraut hinzugeben und alles etwa 1 Minute lang unter Rühren kochen, um das Sauerkraut zu erwärmen und alle Zutaten zu verbinden. Servieren.*

Pro Portion: 397 Kalorien, 24 g Eiweiß, 20 g Fett, 30 g Kohlenhydrate, 7 g Ballaststoffe

Gebratene Geflügelwurst mit Gemüse vom Blech

Betrachten Sie dieses Rezept eher als Grundanleitung als ein Rezept. Natürlich können Sie es genauso befolgen wie unten geschrieben, aber es gibt auch unendlich viele mögliche Variationen. Tauschen Sie das Gemüse aus, vor allem je nach Saison (verwenden Sie im Frühjahr Spargel oder im Herbst Kürbis), ändern Sie die Wurstsorte (nehmen Sie eine scharfe, wenn Sie es scharf mögen), fügen Sie verschiedene Gewürze hinzu (italienische Gewürze, Zatar, Curry). Es gibt zahllose Möglichkeiten, dieses Gericht nach Ihren Wünschen zu gestalten. Im Allgemeinen sind 1 Kilogramm gehacktes Gemüse und 700 Gramm Wurst ein gutes Verhältnis – alles andere bleibt Ihnen überlassen.

ZUBEREITUNG: 20 Minuten
GARZEIT: 40 Minuten
PORTIONEN: 4

2 mittelgroße Brokkoli, Stiele geschält und in Scheiben geschnitten, Röschen in mundgerechte Stücke geschnitten (ca. 350 g)
4 mittelgroße Karotten, schräg in Scheiben geschnitten (ca. 270 g)
1 mittelgroße rote Zwiebel, in Scheiben geschnitten (ca. 200 g)
1 Bund Radieschen (ca. 12 Stück), halbiert (geviertelt, falls groß; ca. 150 g)
6 ganze Knoblauchzehen, der Länge nach geviertelt
3 EL kalt gepresstes Olivenöl
Feines Meersalz und frisch gemahlener schwarzer Pfeffer
8 Geflügelwürste à 85 g, schräg in Stücke geschnitten
2 TL Rotwein, Weißwein oder Sherry-Essig

1. *Den Ofen auf 205 °C vorheizen; 2 große Backbleche in den Ofen schieben, während dieser vorheizt.*
2. *Brokkoli, Karotten, Zwiebel, Radieschen und Knoblauch in einer großen Schüssel mischen. Olivenöl dazugeben und durchschwenken. Mit Salz und Pfeffer würzen. Die Backbleche vorsichtig aus dem Ofen nehmen und das*

Gemüse darauf verteilen. 20 Minuten lang rösten, bis das Gemüse weich ist und zu bräunen beginnt.

3. *Das Gemüse umrühren, an die Seiten der Backbleche schieben und die Wurststücke auf den Blechen verteilen. 15 bis 20 Minuten weiterbraten, dabei einmal umrühren, bis das Gemüse zart und gebräunt und die Wurst heiß ist.*
4. *Mit dem Wein beträufeln und umrühren. Auf 4 Schüsseln verteilen und servieren.*

Pro Portion: 399 Kalorien, 26 g Eiweiß, 23 g Fett, 24 g Kohlenhydrate, 7 g Ballaststoffe

Waldorfsalat mit Hähnchen auf neue Art

Laut Food Network geht der klassische Waldorf-Salat, eine Mischung aus Sellerie, Apfel und Mayonnaise, auf den allerersten Wohltätigkeitsball im Waldorf Hotel im Jahr 1893 zurück. Hier gibt es nun eine Neuauflage mit Hühnchen und Fenchel und einer zusätzlichen Würze im Dressing dank Zitrone, Petersilie und einem Hauch von Honig. Der Salat ist sehr schmackhaft, mit süßen, herzhaften und würzigen Elementen. Außerdem ist er eine fantastische Möglichkeit, eventuell übrig gebliebenes Hühnchenfleisch zu verwerten.

ZUBEREITUNG: 20 Minuten
GARZEIT: 10 Minuten
PORTIONEN: 4

Dressing:

120 g griechischer Vollfett-Joghurt
3 EL Avocadoöl-Mayonnaise
1 EL gehackte frische Blattpetersilie
1 TL Zitronenabrieb
2 TL Zitronensaft
1 TL roher Honig

Feines Meersalz und frisch gemahlener schwarzer Pfeffer

Salat:

60 g gehackte Walnüsse
230 g klein geschnittenes gekochtes Huhn ohne Haut und Knochen (Reste oder von einem Brathähnchen; etwa 300 g)
1 großer grüner Apfel, entkernt, zerkleinert (270 g)
½ mittelgroße Fenchelknolle, geputzt, halbiert, entkernt und gehackt (120 g)
2 Stangen Staudensellerie, schräg in Scheiben geschnitten
85 g halbierte kernlose rote Trauben
1 Kopfsalat

1. *Für das Dressing in einer großen Schüssel Joghurt, Mayonnaise, Petersilie, Zitronenabrieb und -saft sowie Honig verrühren. Abschmecken und mit Salz und Pfeffer würzen. (Dies ergibt etwa 120 ml. Das Dressing kann bis zu einem Tag im Voraus zubereitet werden; abgedeckt in den Kühlschrank stellen. Vor Gebrauch verquirlen.)*
2. *Den Ofen auf 175 °C vorheizen. Die Walnüsse auf einem Backblech verteilen. 8 bis 10 Minuten im Ofen rösten, bis sie knusprig sind und duften. Dabei das Blech während der Backzeit einmal rütteln. Zum Abkühlen in eine kleine Schüssel geben.*
3. *Hähnchen, Apfel, Fenchel, Sellerie und Trauben in die Schüssel mit dem Dressing geben und vorsichtig unterheben, bis alle Zutaten eingearbeitet sind. Den Salat auf 4 flache Schüsseln verteilen. Jeweils ein Viertel der Hähnchenmischung darübergeben, mit Walnüssen bestreuen und servieren.*

Pro Portion: 289 Kalorien, 19 g Eiweiß, 16 g Fett, 20 g Kohlenhydrate, 5 g Ballaststoffe

Pflanzliche Variante:

Anstelle des Hähnchens abgetropfte Kichererbsen aus der Dose verwenden. Nehmen Sie für das Dressing Joghurt und Mayonnaise auf Pflanzenbasis und süßen Sie es mit Ahornsirup anstelle von Honig.

Besser als Großmutters Brathähnchen und Gemüse

Ein Brathähnchen hat etwas sehr Wohltuendes an sich, und das Aroma während des Garens ist magisch. Das Geheimnis eines gut gewürzten, saftigen, geschmacksintensiven Hähnchens ist eine trockene Salzlake. Salzen Sie das Hähnchen gründlich und lassen Sie es dann unbedeckt auf einem Teller über Nacht im Kühlschrank ruhen. Es ist ganz einfach, und Sie werden den Unterschied nicht für möglich halten. Tauschen Sie das Gemüse nach Belieben aus: kleine Kartoffeln, Staudensellerie, Karotten, Zwiebeln – Sie können nichts falsch machen.

ZUBEREITUNG: 25 Minuten
KÜHLUNG: 8 Stunden
GARZEIT: 1 Stunde 30 Minuten
PORTIONEN: 4

1 ganzes Hähnchen (1,8 – 2,3 kg)
Feines Meersalz
5 Zweige frischer Thymian
3 Zweige frischer Rosmarin
6 Knoblauchzehen
1 Zitrone, geviertelt
1 mittelgroße Süßkartoffel, geschrubbt und abgetrocknet, in 1,3 cm-Würfel geschnitten
3 große Schalotten, in 1,3 cm dicke Scheiben geschnitten
1 mittelgroße Fenchelknolle, geputzt, in Spalten geschnitten
4 EL kalt gepresstes Olivenöl
Frisch gemahlener schwarzer Pfeffer

1. *Das Hähnchen gründlich trocken tupfen; überschüssiges Fett abschneiden. Das Hähnchen innen und außen großzügig mit Salz würzen. Auf einen Teller legen und mindestens 8 Stunden lang zugedeckt im Kühlschrank lagern.*
2. *Den Backofen auf 220 °C vorheizen. Die Bauchhöhle des Hähnchens mit 2 Zweigen Thymian, 1 Zweig Rosmarin, 2 Knoblauchzehen und so viel Zitrone wie möglich füllen. Die Beine mit Küchengarn zusammenbinden.*

3. *Die restlichen 4 Knoblauchzehen, Süßkartoffel, Schalotten und Fenchel in einen großen Bräter geben. Mit 2 Esslöffeln Olivenöl beträufeln und mit Salz und Pfeffer würzen. Die restlichen 3 Zweige Thymian und 2 Zweige Rosmarin zur Gemüsemischung geben. Einen Bratenrost auflegen.*
4. *Das Hähnchen mit den restlichen 2 Esslöffeln Olivenöl einpinseln, mit Salz und Pfeffer würzen und in den Bräter geben. Den Bräter 1 Stunde 15 Minuten bis 1 Stunde 30 Minuten im Ofen lassen, bis das Hähnchen goldbraun und durchgebraten ist (ein Thermometer, das entfernt vom Knochen in den Oberschenkel gesteckt wird, sollte 70 °C anzeigen). Das Gemüse während der Garzeit ein- oder zweimal umrühren.*
5. *Das Hähnchen auf ein Schneidebrett legen und mit Alufolie abgedeckt 10 bis 15 Minuten ruhen lassen. Das Gemüse auf einer Platte anrichten (oder auf 4 Teller verteilen), die Kräuterzweige entfernen und wegwerfen. Das Hähnchen tranchieren und mit dem Gemüse servieren.*

Pro Portion: 553 Kalorien, 29 g Eiweiß, 17 g Fett, 18 g Kohlenhydrate, 4 g Ballaststoffe

RESTEVERWERTUNG

Wenn Sie Hähnchenfleisch übrig haben, können Sie es am nächsten Tag zu einem asiatisch inspirierten Salat verarbeiten. Lösen Sie das Fleisch von den Knochen und zerkleinern Sie es. Mischen Sie in einer Schüssel gehackten Salat, geraspelten Kohl, geraspelte Karotten und in Streifen geschnittene Zuckerschoten oder Zuckererbsen. Fügen Sie nach Belieben Mandarinenscheiben hinzu. Für ein schnelles Dressing 2 Esslöffel Avocadoöl, 1 Esslöffel ungewürzter Reisessig, 1 Teelöffel weißes Miso, 1 Teelöffel Coco Aminos, ½ Teelöffel geröstetes Sesamöl und ¼ bis ½ Teelöffel Mirin (oder Honig) verquirlen. Mit Salz abschmecken. Das Dressing mit dem Hähnchen und dem Gemüse vermengen, mit gehobelten Mandeln oder Sesam bestreuen und genießen.

Hähnchen-Fajitas vom Blech

Fajitas, die der ganzen Familie schmecken, sind so einfach herzustellen – es handelt sich um eine Marinade, die sowohl das Fleisch als auch das Gemüse würzt. Geben Sie das gegarte Hähnchen in eine Schüssel und das Gemüse in eine andere, stellen Sie alle Beilagen auf den Tisch und lassen Sie jeden seine eigene Fajita zusammenstellen. Wenn Sie möchten, können Sie das Hähnchen durch Garnelen ersetzen.

ZUBEREITUNG: 20 Minuten (plus 1 – 4 Stunden Marinierzeit)
GARZEIT: 35 Minuten
PORTIONEN: 4

Fajitas:

60 ml Avocadoöl
1 EL Coco Aminos
1 EL Limettensaft
2 TL Chilipulver
1 TL Knoblauchpulver
1 TL getrockneter Oregano
½ TL gemahlener Kreuzkümmel
½ TL geräuchertes Paprikapulver
Feines Meersalz und frisch gemahlener schwarzer Pfeffer
700 g Hähnchenschenkel ohne Haut und Knochen, trocken getupft, pariert und in 2,5 – 5 cm große Stücke geschnitten
1 kleine rote Zwiebel, in 0,5 cm-Scheiben geschnitten
3 mittelgroße Paprikaschoten (jede Farbe), entkernt, in 1,3 cm-Scheiben geschnitten
1 kleine Jalapeño, entkernt, schräg in dünne Scheiben geschnitten
Aufgewärmte getreidefreie Tortillas oder gekochter Blumenkohlreis, gehackte Avocado, Koriander und/oder andere Beilagen zum Servieren (optional)

Crema:

70 g saure Sahne

2 EL Limettensaft
½ TL Coco Aminos
¼ TL roher Honig
1 MSP Chilipulver, oder mehr nach Geschmack
Feines Meersalz und frisch gemahlener schwarzer Pfeffer

1. *Für die Fajitas in einer großen Schüssel Avocadoöl, Coco Aminos, Limettensaft, Chilipulver, Knoblauchpulver, Oregano, Kreuzkümmel und Paprikapulver verquirlen. Mit dem Schneebesen ½ Teelöffel Salz und ¼ Teelöffel Pfeffer einrühren. Die Hälfte davon in eine mittelgroße Schüssel geben und das Hähnchenfleisch hinzufügen. Zwiebel, Paprika und Jalapeño in die große Schüssel mit der restlichen Marinade geben. Zutaten in beiden Schüsseln jeweils umrühren, bis alles mit der Marinade bedeckt ist. Abdecken und für mindestens 1 Stunde oder bis zu 4 Stunden in den Kühlschrank stellen.*
2. *Für die Crema in einer kleinen Schüssel saure Sahne, Limettensaft, Coco Aminos, Honig und Chilipulver miteinander verrühren. Abschmecken und mit Salz und Pfeffer würzen. Nach Belieben mehr Chilipulver einrühren. Abdecken und in den Kühlschrank stellen.*
3. *Den Ofen auf 220 °C vorheizen; 2 Backbleche in den Ofen schieben, während dieser vorheizt.*
4. *Das Gemüse abtropfen lassen und mit Salz und Pfeffer bestreuen. Auf einem der heißen Backbleche verteilen und 10 Minuten lang rösten. Das Hähnchen auf das andere Backblech legen und mit Salz und Pfeffer würzen. 20 bis 25 Minuten braten, bis es gar ist, dabei einmal wenden (das Gemüse beim Wenden des Hähnchens umrühren; wenn es zu sehr bräunt, herausnehmen).*
5. *Das Gemüse und das Hähnchen mit der Crema, den Tortillas oder dem Blumenkohlreis servieren und nach Belieben Garnierungen dazu reichen.*

Pro Portion: 504 Kalorien, 26 g Eiweiß, 41 g Fett, 14 g Kohlenhydrate, 3 g Ballaststoffe

Pflanzliche Variante:

Lassen Sie das Hähnchen weg und servieren Sie das gebratene Gemüse mit Pinto- oder schwarzen Bohnen. Verwenden Sie einen pflanzlichen Naturjoghurt anstelle von saurer Sahne für die Crema.

REZEPTE FÜR EIER

Frittata mit Fenchel, Schalotten und Ziegenkäse

Frittatas sind ein wahres Geschenk. Sie sind einfach zuzubereiten, vielseitig, preiswert, schmecken warm oder kalt und zu jeder Tageszeit. Eine Frittata eignet sich auch hervorragend, um Reste aus dem Kühlschrank aufzubrauchen, zum Beispiel übrig gebliebenes Gemüse und frische Kräuter, die nicht mehr lange haltbar sind. Probieren Sie eine andere Käsesorte (oder gar keinen Käse). Es ist schwer, etwas falsch zu machen, also haben Sie Spaß damit.

ZUBEREITUNG: 10 Minuten
GARZEIT: 25 Minuten
PORTIONEN: 4

1 EL ungesalzene Butter
1 EL Avocadoöl
1 kleine Fenchelknolle, geputzt, geviertelt, entkernt und in Scheiben geschnitten (etwa 170 g)
2 Schalotten, gehackt (etwa 100 g)
Feines Meersalz und frisch gemahlener schwarzer Pfeffer
2 Knoblauchzehen, gehackt (2 TL)
1 TL frische Thymianblätter
2 EL fein gehackte entsteinte Kalamata-Oliven
10 große Eier
60 g weicher Ziegenkäse, zerkrümelt

1. *Den Ofen auf 205 °C vorheizen.*
2. *Eine gusseiserne Pfanne bei mittlerer Hitze erwärmen. Butter mit Avocadoöl schmelzen lassen. Fenchel und Schalotten zugeben, salzen und pfeffern und unter häufigem Rühren 5 bis 7 Minuten dünsten, bis das Gemüse weich ist und leicht zu bräunen beginnt.*
3. *Knoblauch und Thymian hinzufügen und 1 Minute lang anbraten. Oliven darüber verteilen.*
4. *Eier mit ½ Teelöffel Salz und ¼ Teelöffel Pfeffer verquirlen. In die Pfanne über das Gemüse gießen. Ziegenkäse darüberstreuen. 2 bis 3 Minuten garen, bis die Ränder anfangen zu stocken.*
5. *Die Pfanne in den Ofen schieben und 10 bis 12 Minuten backen, bis die Mitte gerade fest geworden ist. 2 Minuten ruhen lassen, dann in Stücke schneiden und servieren. Die Reste abgedeckt im Kühlschrank aufbewahren.*

Pro Portion: 352 Kalorien, 18 g Eiweiß, 26 g Fett, 10 g Kohlenhydrate, 2 g Ballaststoffe

Huevos-Rancheros-Salat

Diese Version eines beliebten Frühstücksgerichts ist gesünder, da sie weniger Stärke und mehr Gemüse enthält, aber immer noch alle Aromen hat, die Sie lieben. Bereiten Sie das Dressing nach Möglichkeit einen Tag vorher zu. So haben die Aromen Zeit, sich zu entfalten, und das Dressing wird im Kühlschrank dickflüssiger.

ZUBEREITUNG: 30 Minuten
GARZEIT: 15 Minuten
PORTIONEN: 4

Dressing:

4 EL Olivenöl extra vergine
3 Knoblauchzehen, gehackt (1 EL)
1 kleine Jalapeño, entkernt und gehackt (1 Esslöffel)
1 TL Limettenabrieb

2 EL Limettensaft
16 g frische Korianderblätter
120 g Vollfettjoghurt
1 TL Coco Aminos
½ TL Honig
Feines Meersalz und frisch geriebener schwarzer Pfeffer

Salat:

1 großer Kopf Römersalat, zerkleinert
240 ml Salsa-Soße
1 reife Avocado, halbiert, entkernt und in Stücke geschnitten
6 Radieschen, geputzt, halbiert und in Scheiben geschnitten
2 EL Avocadoöl
8 große Eier
Feines Meersalz und frisch gemahlener schwarzer Pfeffer
115 g leicht zerkleinerte getreidefreie Tortilla-Chips (z. B. von Siete Foods) (optional)

1. *Für das Dressing 2 Esslöffel Olivenöl, Knoblauch und Jalapeño in einer kleinen, nicht erhitzten Pfanne mischen. Auf kleiner Flamme braten, bis die Mischung brutzelt. 30 Sekunden brutzeln lassen, dann in einen Mixer geben. Die restlichen 2 Esslöffel Olivenöl, Limettenabrieb und -saft, Koriander, Joghurt, Coco Aminos und Honig hinzugeben und zu einer glatten Masse verarbeiten. Abschmecken und mit Salz und Pfeffer würzen. (Dies ergibt etwa 240 ml. Sie können das Dressing bis zu 1 Tag im Voraus zubereiten; bewahren Sie es abgedeckt und gekühlt auf. Das Dressing wird im Kühlschrank eindicken, daher vor Gebrauch verquirlen.)*
2. *Den Römersalat waschen, putzen und zerkleinern. Den Ofen auf 120 °C vorheizen.*
3. *Salatblätter, Salsa, Avocado und Radieschen auf 4 flache Schüsseln verteilen. 1 Esslöffel Avocadoöl in einer großen beschichteten Pfanne bei mittlerer Hitze erwärmen. 4 Eier in die Pfanne schlagen, salzen und pfeffern und 2 bis 5 Minuten lang braten, bis sie den gewünschten Gargrad erreicht haben, dabei nach Belieben einmal wenden. Auf einen Teller geben und*

im Ofen warm halten. Die übrigen 4 Eier mit 1 Esslöffel Avocadoöl ebenso zubereiten.

4. *Jeweils 2 Eier auf den Salaten anrichten, 1 Esslöffel Dressing darüber träufeln und nach Belieben mit zerkleinerten Chips bestreuen. Sofort servieren und zusätzliches Dressing dazureichen.*

Pro Portion: 331 Kalorien, 13 g Eiweiß, 26 g Fett, 11 g Kohlenhydrate, 4 g Ballaststoffe

Gehackter Rosenkohl mit Speck und Eiern

Wenn Sie den Rosenkohl zerkleinern, ist er schneller gar. Außerdem lässt er sich perfekt mit Speck und Eiern kombinieren. Karamellisierte Zwiebeln, Essig und Brühe mildern den herben Geschmack des Rosenkohls ab. Dieses Gericht eignet sich sehr gut für einen Brunch am Wochenende, ist aber auch ein tolles, unkompliziertes Abendessen.

ZUBEREITUNG: 15 Minuten
GARZEIT: 50 Minuten
PORTIONEN: 4

4 Scheiben Speck
1 kleine Zwiebel, gewürfelt (ca. 150 g)
Feines Meersalz und frisch gemahlener schwarzer Pfeffer
¼ TL Honig
450 g Rosenkohl, geputzt und zerkleinert
2 TL Apfelessig
60 ml Hühnerknochenbrühe
2 EL Ghee
8 große Eier

1. *Den Speck in eine große, nicht erhitzte Antihaft-Pfanne geben. Bei mittlerer Hitze 8 bis 10 Minuten braten, bis er goldbraun und knusprig ist, dabei einige Male wenden. Auf ein Schneidebrett legen.*

2. *Zwiebel in die Pfanne mit dem Speckfett geben. Mit Salz und Pfeffer würzen und mit Honig beträufeln. 15 bis 20 Minuten braten, dabei gelegentlich umrühren, bis die Zwiebel sehr zart und gebräunt ist (am Ende gut aufpassen, dass sie nicht anbrennt).*
3. *Die Hitze auf mittlere bis hohe Stufe erhöhen. Rosenkohl hinzufügen, mit Salz würzen und 1 bis 2 Minuten garen, bis er hellgrün ist. Essig hinzufügen und unter Rühren 1 Minute weitergaren. Mit der Brühe aufgießen und 1 bis 2 Minuten unter Rühren kochen, bis die Flüssigkeit verdampft ist. Die Mischung in der Pfanne verteilen, andrücken und 30 Sekunden lang ungestört dünsten lassen. Umrühren und den Vorgang 4 bis 6 Minuten lang wiederholen, bis der Rosenkohl sehr zart und an einigen Stellen leicht gebräunt ist. In eine Schüssel umfüllen und zugedeckt warm halten.*
4. *1 Esslöffel Ghee in der gleichen Pfanne schmelzen. 4 Eier in die Pfanne schlagen, salzen und pfeffern und ca. 5 Minuten lang braten, bis sie den gewünschten Gargrad erreicht haben; bei Bedarf wenden. Auf einen Teller geben und zugedeckt warm halten. Die übrigen Eier mit 1 Esslöffel Ghee ebenso braten. Den Speck klein schneiden oder zerbröseln.*
5. *Die Rosenkohlmischung auf 4 flache Schüsseln verteilen und mit dem Speck bestreuen. Mit je 2 Eiern belegen und servieren.*

Pro Portion: 306 Kalorien, 18 g Eiweiß, 21 g Fett, 11 g Kohlenhydrate, 4 g Ballaststoffe

Gefüllte-Eier in drei Variationen

Ich liebe gefüllte Eier. Sie verkörpern Genuss und Feierlaune und sind gleichzeitig eine gesunde Leckerei. Und sie sind so vielseitig. Außerdem tut es manchmal einfach gut, mit den Fingern zu essen. Hier sind drei Variationen von gefüllten Eiern – für eine Party oder einfach für sich selbst. Sie enthalten viel Eiweiß und gesunde Fette und sind daher sehr sättigend.

EIER HART KOCHEN – SO GEHT'S

Die einfachste Art, Eier hart zu kochen, ist, sie zu dämpfen. Hart gekochte Eier lassen sich bekanntermaßen schwer schälen, wenn sie frisch sind. Durch das Dämpfen wird dies viel einfacher, die Schale löst sich sofort. Um Eier zu dämpfen, füllen Sie einen Topf mit etwa 2,5 cm Wasser, sodass der Boden des Dampfkorbs das Wasser berührt. Setzen Sie den Dampfkorb in den Topf und bringen Sie das Wasser zum Kochen. Schalten Sie den Herd aus und legen Sie die Eier vorsichtig einlagig in den Korb (ich verwende dazu eine Zange, damit meine Hände nicht in den Dampf geraten). Den Topf abdecken und die Hitze auf mittlere bis hohe Stufe stellen. Die Eier 10 Minuten dämpfen, wenn Sie das Eigelb gerne noch etwas weich und leuchtend orange mögen, oder 12 bis 14 Minuten, wenn sie ganz hart gekocht sein sollen. Die Eier zum Abkühlen in eine Schüssel mit Eiswasser geben.

Klassisch gefüllte Eier

ZUBEREITUNG: 20 Minuten
ERGIBT: 12 Stück

- 6 große hart gekochte Eier, geschält
- 3 EL Mayonnaise (vorzugsweise Avocado- oder Olivenöl)
- ¾ TL Dijon-Senf
- ½ TL Natur-Apfelessig
- Ein Spritzer Worcestershire-Soße
- Feines Meersalz und frisch gemahlener schwarzer Pfeffer
- Paprika, zum Garnieren (optional)

Die Eier der Länge nach halbieren. Das Eigelb in eine mittelgroße Schüssel geben. Mayonnaise, Senf, Essig und Worcestershire-Soße hinzufügen und mit einer Gabel gut verrühren. (Wenn Sie eine kleine Küchenmaschine haben, können Sie die Zutaten für die Füllung auch darin glatt pürieren.) Abschmecken und mit Salz und Pfeffer würzen. Die Füllung mit einem Löffel in die leeren Eihälften verteilen. Alternativ die Füllung in einen wiederverschließbaren Beutel füllen, diesen verschließen, eine Ecke abschneiden und die Füllung in die Eihälften spritzen. Nach Belieben mit Paprika bestreuen. Servieren oder abdecken und bis zu 2 Tage im Kühlschrank aufbewahren.

Pro Portion (2 Stück): 126 Kalorien, 6 g Eiweiß, 11 g Fett, 0 g Kohlenhydrate, 0 g Ballaststoffe

Gefüllte Miso-Eier

ZUBEREITUNG: 25 Minuten
ERGIBT: 12 Stück

2 EL Avocadoöl
2 Frühlingszwiebeln, weiße und hellgrüne Teile gehackt (etwa 1 EL)
1 EL gehackter frischer Ingwer
6 große hart gekochte Eier, geschält
2 TL weißes Miso
½ TL Mirin
¼ TL geröstetes Sesamöl (optional)
Feines Meersalz
1 Stück (5 cm) geröstetes Noriblatt, in Stücke geschnitten, zum Garnieren (optional)

1. *Avocadoöl, Frühlingszwiebeln und Ingwer in einer kleinen, nicht erhitzten Pfanne vermengen. Auf niedriger Stufe erhitzen, bis die Mischung zu brutzeln beginnt. 1 Minute brutzeln lassen, dann in eine Schüssel zum Abkühlen geben.*
2. *Die Eier der Länge nach halbieren. Das Eigelb in die Schüssel mit der Zwiebelmischung geben. Miso, Mirin und gegebenenfalls Sesamöl hinzufügen. Mit einer Gabel zerdrücken, bis alles gut vermischt ist. (Wenn Sie eine kleine Küchenmaschine haben, können Sie die Zutaten für die Füllung darin auch glatt pürieren.) Abschmecken und gegebenenfalls Salz hinzufügen.*

3. *Die Füllung mit einem Löffel in die leeren Eihälften geben. Alternativ die Füllung in einen wiederverschließbaren Beutel füllen, diesen verschließen, eine Ecke abschneiden und die Füllung in die Eihälften spritzen. Nach Belieben mit einem Stück Nori belegen und servieren oder zugedeckt bis zu 2 Tage im Kühlschrank aufbewahren.*

Pro Portion (2 Stück): 127 Kalorien, 6 g Eiweiß, 10 g Fett, 1 g Kohlenhydrate, 0 g Ballaststoffe

TIPP:

Je dunkler Miso ist, desto salziger und geschmacksintensiver ist es. Weißes Miso eignet sich hier am besten, sowohl den Geschmack als auch die Ästhetik betreffend.

Gefüllte Eier mit Rote Bete und Meerrettich

ZUBEREITUNG: 20 Minuten
ERGIBT: 12 Stück

6 große hart gekochte Eier, geschält
1 kleine gegarte Rote Bete, gehackt
2 EL Mayonnaise (vorzugsweise Avocadoöl oder Olivenöl)
2 TL geriebener Meerrettich aus dem Glas
¼ TL Natur-Apfelessig
Feines Meersalz und frisch gemahlener schwarzer Pfeffer
Schnittlauch in Röllchen zum Garnieren (optional)

1. *Die Eier der Länge nach halbieren. Das Eigelb in die Schüssel einer kleinen Küchenmaschine geben. Rote Bete, Mayonnaise, Meerrettich und Essig hinzugeben und zu einer glatten Masse verarbeiten. Abschmecken und mit Salz und Pfeffer würzen.*
2. *Die Füllung mit einem Löffel in die leeren Eihälften geben. Alternativ die Füllung in einen wiederverschließbaren Beutel füllen, diesen verschließen,*

eine Ecke abschneiden und die Füllung in die Eihälften spritzen. Nach Belieben mit Schnittlauch garnieren. Servieren. (Wenn Sie sie im Voraus zubereiten möchten, bewahren Sie die Füllung und die Eihälften in getrennten, abgedeckten Behältern bis zu 1 Tag im Kühlschrank auf. Verquirlen Sie die Füllung, bevor Sie sie in die Eihälften geben. Wenn Sie die Füllung vorher einfüllen, verfärbt die Rote Bete das Eiweiß.)

Pro Portion (2 Stück): 114 Kalorien, 6 g Eiweiß, 9 g Fett, 1 g Kohlenhydrate, 0 g Ballaststoffe

VEGETARISCHE REZEPTE

Blumenkohl-Gnocchi-Caprese

Wenn Sie Caprese-Salat lieben, sind Sie hier genau richtig. Dieses einfache vegetarische Gericht kombiniert all diese Aromen – Basilikum, Tomate, Mozzarella – mit sättigenden Blumenkohl-Gnocchi. Durch das Rösten erhalten die Gnocchi eine bessere Textur und es ist schonender als das Garen in der Pfanne, ein echter Gewinn.

ZUBEREITUNG: 10 Minuten
GARZEIT: 25 Minuten
PORTIONEN: 4

2 Packungen TK-Blumenkohl-Gnocchi
Olivenöl-Kochspray
65 ml Pesto aus dem Glas
2 EL kalt gepresstes Olivenöl
300 g halbierte Cherry- oder Cocktailtomaten
200 g halbierte frische Mozzarellakugeln
Feines Meersalz und frisch gemahlener schwarzer Pfeffer

1. *Den Ofen auf 220 °C vorheizen. Ein großes Backblech mit Backpapier auslegen.*
2. *Die gefrorenen Gnocchi gleichmäßig auf dem Backblech verteilen und mit Kochspray besprühen. 20 bis 25 Minuten rösten, bis sie goldbraun und durchgebacken sind, dabei das Blech nach der Hälfte der Zeit rütteln.*
3. *In einer großen Schüssel Pesto und Olivenöl verquirlen. Die fertigen Gnocchi in die Schüssel geben und kurz schwenken, um sie mit der Pesto-Mischung zu überziehen. Tomaten und Mozzarella hinzufügen und vorsichtig vermengen. Abschmecken und mit Salz und Pfeffer würzen. Die Mischung auf 4 flache Schüsseln verteilen und servieren.*

Pro Portion: 380 Kalorien, 10 g Eiweiß, 23 g Fett, 31 g Kohlenhydrate, 9 g Ballaststoffe

Pflanzliche Variante:
Anstelle des Milchkäses einen pflanzlichen Mozzarella verwenden, z. B. von Miyoko's Kitchen.

Milchfreie Kürbis-Spaghetti d'Alfredo

Pasta mit einer super reichhaltigen, cremigen Soße sind ein echtes Wohlfühlessen – bis man danach von den Milchprodukten aufgebläht ist und sich von den vielen Kohlenhydraten schlapp fühlt. Hier tauschen wir die Pasta gegen Spaghettikürbis aus und machen eine milchfreie Alfredo-Soße mit Cashews, Hanfsamen und Nährhefe, sodass Sie sich während und nach dem Essen rundum wohl fühlen.

ZUBEREITUNG: 20 Minuten
KÜHLEN: 4 Stunden
GARZEIT: 50 Minuten
PORTIONEN: 2 (oder 4 als Beilage)

130 g rohe Cashewnüsse
1 mittelgroßer Spaghettikürbis (ca. 1100 g)

3 EL Olivenöl extra vergine
Feines Meersalz und frisch gemahlener schwarzer Pfeffer
2 Knoblauchzehen, gehackt (2 TL)
1½ EL Zitronensaft
2½ EL Nährhefe
1 EL geschälte Hanfsamen
250 ml kochendes Wasser, plus 125 ml mehr nach Bedarf
1 EL gehackte frische Petersilie
Zerstoßene rote Paprikaflocken (optional)

1. *Cashews in eine mittelgroße Schüssel geben. Mit kaltem Wasser bedecken und mindestens 4 Stunden oder über Nacht abgedeckt in den Kühlschrank stellen.*
2. *Den Ofen auf 205 °C vorheizen; ein großes Backblech mit Backpapier auslegen.*
3. *Den Kürbis auf ein stabiles Schneidebrett legen und mit einem scharfen Kochmesser den Boden und das Stielende des Kürbisses abschneiden. Den Kürbis so drehen, dass er auf dem abgeflachten Boden steht. Der Länge nach in der Mitte durchschneiden. Mit einem Esslöffel die Kerne herauskratzen.*
4. *Den Kürbis innen mit 1 Esslöffel Olivenöl bestreichen und mit Salz und Pfeffer würzen. Mit der Schnittfläche nach unten auf das Backblech legen. 45 bis 50 Minuten rösten, bis der Kürbis weich ist und sich leicht mit einem Messer einstechen lässt. Vorsichtig umdrehen und etwas abkühlen lassen.*
5. *In der Zwischenzeit die Soße zubereiten. Die restlichen 2 Esslöffel Öl und den Knoblauch in einer kleinen, nicht erhitzten Pfanne verrühren. Auf kleiner Stufe erwärmen, bis die Mischung zu brutzeln beginnt. 1 Minute brutzeln lassen, dann in einen Mixer geben. Die Cashews abtropfen lassen. Mit kaltem Wasser abspülen, abtropfen lassen und in den Mixer geben. Zitronensaft, Nährhefe, Hanfsamen und 125 ml kochendes Wasser hinzufügen und mixen, bis alles gut vermischt ist. Nach und nach jeweils 1 bis 2 Esslöffel Wasser hinzufügen und weiterverarbeiten, bis die Mischung glatt ist und die Konsistenz einer Soße erreicht hat. Abschmecken und mit Salz und Pfeffer würzen.*

6. *Mit einer Gabel die Spaghettifäden aus den Kürbishälften herauskratzen und abkühlen lassen. Dann kurz in einer großen Pfanne anbraten, um sie wieder aufzuwärmen. Mit etwa der Hälfte der Soße anrichten, mit Petersilie und nach Belieben mit roten Paprikaflocken bestreuen; servieren.*

Pro Portion: 676 Kalorien, 18 g Eiweiß, 50 g Fett, 46 g Kohlenhydrate, 9 g Ballaststoffe

TIPP:

Dieses Gericht kann mit übrig gebliebenem gekochten Gemüse serviert werden. Fügen Sie nach Belieben etwas Proteinhaltiges hinzu, zum Beispiel in Scheiben geschnittenes gekochtes Hähnchen oder kurz angebratene Garnelen.

Restliche Soße abkühlen lassen, abdecken und im Kühlschrank bis zu 3 Tage aufbewahren. Dazu wieder Kürbis oder Pasta servieren.

Sesam-Zoodles mit Gemüse

Dieses vegetarische Gericht ist reichhaltig und üppig und kann heiß, warm oder kalt serviert werden. Wie die Nudelgerichte zum Mitnehmen, von denen dieses Rezept inspiriert wurde, hat es eine cremige Soße auf Basis von Mandelmus, mit Reisessig, frischem Ingwer und geröstetem Sesamöl. Wir tauschen die Nudeln durch Zoodles aus und fügen mehr Gemüse hinzu, um den Nährwert zu erhöhen. Genießen Sie es so oder ergänzen Sie es mit Ihrem Lieblingsprotein.

ZUBEREITUNG: 25 Minuten
GARZEIT: 15 Minuten
PORTIONEN: 4

3 EL Avocadoöl
3 Frühlingszwiebeln, weiße und hellgrüne Teile, schräg in Scheiben geschnitten, dunkelgrüne Teile zum Garnieren aufheben (optional)

2 Knoblauchzehen, gehackt (2 TL)
2 TL gehackter frischer Ingwer
120 g cremiges, ungesüßtes Mandelmus
3 EL Coco Aminos
2 TL ungewürzter Reisessig
1 bis 2 TL Sriracha-Soße (optional)
1 EL geröstetes Sesamöl
Feines Meersalz und frisch gemahlener schwarzer Pfeffer
1 mittelgroße rote Paprika, entkernt, in dünne Streifen geschnitten (ca. 115 g)
100 g Zuckerschoten, in Scheiben geschnitten
1 mittelgroße Karotte, geraspelt (ca. 100 g)
4 mittelgroße Zucchini, Sommerkürbis oder eine Kombination davon, spiralisiert (oder etwa 350 – 400 g fertige Zucchini-Nudeln)
2 TL Sesamsamen, zum Garnieren (optional)

1. *2 Esslöffel Avocadoöl, Frühlingszwiebeln, Knoblauch und Ingwer in einer mittelgroßen Pfanne vermischen. Auf kleiner Stufe anbraten, bis die Mischung zu brutzeln beginnt. 1 Minute lang brutzeln lassen, dann Mandelmus, Coco Aminos, Reisessig und ggf. Sriracha mit dem Schneebesen einrühren. Unter Rühren 1 Minute lang köcheln lassen. In eine große Schüssel umfüllen, das Sesamöl einrühren und mit Salz und Pfeffer abschmecken. Bei Bedarf nach und nach mit jeweils 1 Esslöffel heißem Wasser verdünnen, bis die Soße eine sämige Konsistenz erreicht hat.*
2. *Die Pfanne auswischen. Einen weiteren ½ Esslöffel Öl in der Pfanne erhitzen. Paprika und Zuckerschoten hinzufügen und mit Salz und Pfeffer würzen. 3 bis 4 Minuten unter Rühren braten, bis sie weich sind. Die Karotten hinzufügen und 1 bis 2 Minuten lang dünsten, bis sie weich sind. In eine große Schüssel geben und abkühlen lassen.*
3. *Den restlichen ½ Esslöffel Öl in die Pfanne geben. Die Zucchini-Nudeln hinzufügen, mit Salz würzen und 4 bis 6 Minuten unter Rühren garen, bis sie gerade weich sind. Mit einer Zange aus der Pfanne heben und in einem Sieb abtropfen.*

4. *Die Zoodles in die Schüssel mit dem anderen Gemüse geben. 125 ml der Soße dazugeben und vorsichtig umrühren. Nach Belieben mehr Soße hinzufügen und das Gemüse mit einer Zange darin schwenken, bis alle Zutaten mit der Soße bedeckt sind. Abschmecken und mit Salz und Pfeffer würzen. Auf 4 Schüsseln verteilen, nach Wunsch mit Sesamsamen und Frühlingszwiebeln bestreuen und warm (Zimmertemperatur) servieren.*

Pro Portion: 394 Kalorien, 10 g Eiweiß, 31 g Fett, 23 g Kohlenhydrate, 10 g Ballaststoffe

TIPP:

Wenn Sie die Sesam-Zoodles lieber kalt essen, decken Sie die Schüssel ab und stellen Sie sie in den Kühlschrank, bevor Sie das Gericht servieren.

Wenn Sie eine glattere Soße bevorzugen, geben Sie die erwärmte Frühlingszwiebel-Mischung in die Schüssel einer kleinen Küchenmaschine. Fügen Sie die restlichen Zutaten hinzu und pürieren Sie alles.

Übrig gebliebene Soße eignet sich gut als Salatdressing, als Dip für Gemüse oder als Topping für gegrilltes Hähnchen.

WEITERE REZEPTE

Jambalaya aus der Pfanne mit Blumenkohl-Reis

Wenn Sie ein Glas Cajun-Gewürz in Ihrer Speisekammer haben, können Sie die angegebene Gewürzmischung weglassen und stattdessen dieses verwenden (Sie benötigen 2½ Esslöffel). Prüfen Sie in diesem Fall auf dem Etikett, ob Ihr Gewürz bereits Salz und Pfeffer enthält. Wenn ja, fügen Sie zunächst nicht mehr hinzu. Schmecken Sie zum Schluss ab, um festzustellen, ob noch mehr Salz und/oder Pfeffer nötig ist.

ZUBEREITUNG: 20 Minuten
GARZEIT: 35 Minuten
PORTIONEN: 4

Gewürzmischung:

1 TL Paprika Edelsüß
½ TL geräuchertes Paprikapulver
2 TL Knoblauchpulver
1½ Teelöffel getrockneter Oregano
1 TL Zwiebelpulver
½ TL Cayennepfeffer

Jambalaya:

3 EL Avocadoöl
350 g mittelgroße Garnelen, geschält und entdarmt
Feines Meersalz und frisch gemahlener schwarzer Pfeffer
85 g Andouille-Wurst (Schwein oder Geflügel), schräg aufgeschnitten
230 g Hähnchenschenkel oder – brüste ohne Haut und Knochen, in 2,5 cm Stücke geschnitten, trocken getupft
1 Packung Blumenkohlreis (340 g), tiefgefroren
1 mittelgroße rote Paprikaschote, entkernt und gewürfelt (150 g)
2 Stangen Staudensellerie, gewürfelt
3 Frühlingszwiebeln, weiße und hellgrüne Teile in Ringe geschnitten (ca. 30 g), dunkelgrüne Teile zum Garnieren aufheben
1 Dose feuergeröstete Tomaten, gewürfelt (425 ml), abgetropft, Flüssigkeit aufbewahren
60 ml Hühnerknochenbrühe
Scharfe Soße, zum Servieren (optional)

1. *Für die Gewürzmischung in einer kleinen Schüssel die beiden Paprikasorten, Knoblauchpulver, Oregano, Zwiebelpulver und Cayennepfeffer vermischen.*
2. *Für das Jambalaya 1 Esslöffel Avocadoöl in einer großen Pfanne bei mittlerer Hitze erwärmen. Die Garnelen hinzufügen, mit Salz und Pfeffer würzen*

und mit ½ Teelöffel der Gewürzmischung bestreuen. Unter Rühren bis zu 4 Minuten braten, bis die Garnelen gerade durchgegart sind. In eine große Schüssel umfüllen.

3. *Die Wurststücke in die Pfanne geben und 5 bis 7 Minuten unter Rühren braten, bis sie leicht gebräunt sind; in die Schüssel mit den Garnelen geben. Einen weiteren 1 Esslöffel Öl in der Pfanne erhitzen. Hähnchenfleisch hinzufügen, mit Salz und Pfeffer würzen und mit ½ Teelöffel der Gewürzmischung bestreuen. 6 bis 8 Minuten unter Rühren braten, bis es durchgebraten ist und an einigen Stellen eine goldene Farbe annimmt. In die Schüssel mit den Garnelen und der Wurst geben.*
4. *Blumenkohlreis in die Pfanne geben, mit Salz und Pfeffer würzen und 4 bis 5 Minuten garen, dabei umrühren und die gebräunten Stücke vom Boden der Pfanne lösen, bis der Reis aufgetaut und durchgewärmt ist. Paprika und Sellerie hinzugeben, mit Salz und ½ Teelöffel der Gewürzmischung bestreuen und etwa 3 Minuten unter Rühren dünsten, bis das Gemüse weich ist. Die weißen und hellgrünen Teile der Frühlingszwiebeln und die restliche Gewürzmischung hinzugeben und 1 Minute lang anbraten.*
5. *Tomaten und Brühe einrühren. Garnelen, Wurst und Hähnchenfleisch zusammen mit dem Saft, der sich in der Schüssel gesammelt hat, hinzugeben. Die Hitze auf mittlere Stufe reduzieren. Unter Rühren 1 bis 2 Minuten kochen, um alles aufzuwärmen und die Aromen zu verbinden. Wenn die Mischung zu trocken ist, die Flüssigkeit aus den Dosentomaten esslöffelweise hinzufügen, bis die gewünschte Konsistenz erreicht ist. Abschmecken und bei Bedarf zusätzlich salzen und pfeffern.*
6. *Auf 4 flache Schüsseln verteilen, nach Belieben mit scharfer Soße beträufeln, mit den dunkelgrünen Frühlingszwiebeln garnieren und servieren.*

Pro Portion: 429 Kalorien, 35 g Eiweiß, 25 g Fett, 15 g Kohlenhydrate, 4 g Ballaststoffe

Pflanzliche Variante:

Lassen Sie das Huhn und die Garnelen weg. Verwenden Sie eine pflanzliche Wurst und fügen Sie einige Pinto-Bohnen hinzu.

Frühlingsrollen-Bowl

Mit diesem lustigen Familienrezept können Sie ein Lieblingsgericht-To-Go zu Hause zubereiten. Je nachdem, welche Proteine Sie zur Hand haben, können Sie das Rezept ganz einfach anpassen. Vergewissern Sie sich, dass Sie alle Zutaten vorbereitet haben, bevor Sie mit dem Kochen beginnen; wenn die Hitze erst einmal da ist, geht alles sehr schnell. Da es nicht jeder scharf mag, die Sriracha-Soße eventuell als Beilage reichen.

ZUBEREITUNG: 20 Minuten
GARZEIT: 15 Minuten
PORTIONEN: 4

½ TL Pfeilwurzmehl
125 ml Coco Aminos
1 EL Mirin
1½ TL ungewürzter Reisessig (oder Apfelessig)
1 TL Sriracha-Soße (optional)
2 EL Avocadoöl
700 g Proteinhaltiges nach Wahl (geschälte und entdarmte Garnelen, Schweinehackfleisch, Putenhackfleisch, Hühnerbrust oder -schenkelstücke)
Feines Meersalz und frisch gemahlener schwarzer Pfeffer
6 Frühlingszwiebeln, weiße und hellgrüne Teile schräg in Scheiben geschnitten (75 g), dunkelgrüne Teile in Scheiben geschnitten und zum Garnieren aufgehoben (optional)
100 g Zuckerschoten, schräg in Scheiben geschnitten
3 Knoblauchzehen, gehackt (1 EL)
1 EL gehackter frischer Ingwer
1 Packung Krautsalat mit Karotten (etwa 400 – 450 g)
1 bis 2 EL geröstetes Sesamöl
Zusätzlich Sriracha-Soße und glutenfreies Hoisin zum Servieren (optional)

1. *In einer kleinen Tasse Pfeilwurzmehl in ½ Teelöffel Wasser auflösen. In einer anderen Tasse Coco Aminos, Mirin, Reisessig und ggf. Sriracha verrühren.*
2. *1 Esslöffel Avocadoöl in einer großen Pfanne bei mittlerer bis hoher Hitze erwärmen. Die proteinhaltigen Zutaten nach Wahl hinzufügen, mit Salz und Pfeffer würzen und unter Rühren anbraten, bis sie gerade durchgebraten sind (die Zeit ist abhängig von der jeweiligen Zutat). Auf einen Teller geben und zum Warmhalten abdecken. Überschüssige Flüssigkeit in der Pfanne abgießen.*
3. *1 Esslöffel Öl in der Pfanne bei mittlerer bis hoher Hitze erwärmen. Die weißen und hellgrünen Teile der Frühlingszwiebeln und die Zuckerschoten hinzufügen; mit Salz und Pfeffer bestreuen und 1 Minute lang unter Rühren braten. Knoblauch und Ingwer hinzufügen und unter Rühren 1 Minute lang dünsten, bis sie duften. Die Krautsalatmischung hinzufügen, mit Salz würzen und 1 bis 2 Minuten unter Rühren braten, bis sie weich ist.*
4. *Die Hitze auf mittlere Stufe reduzieren. Die proteinhaltigen Zutaten zusammen mit dem Saft, der sich auf dem Teller gesammelt hat, zurück in die Pfanne geben. Die Coco Aminos-Mischung verquirlen, in die Pfanne geben und dabei umrühren, um alle gebräunten Stücke vom Pfannenboden zu lösen. Die Pfeilwurzelmischung einträufeln und unter Rühren etwa eine weitere Minute köcheln, bis die Soße einreduziert und eindickt und alle Zutaten in der Pfanne bedeckt.*
5. *Vom Herd nehmen und mit 1 Esslöffel Sesamöl beträufeln. Abschmecken und bei Bedarf mit zusätzlichem Salz, Pfeffer und/oder Sesamöl würzen. Servieren und nach Belieben mit dunklen Frühlingszwiebeln garnieren. Sriracha und Hoisin auf Wunsch dazu reichen.*

Pflanzliche Variante

Sie können dieses Gericht vegetarisch zubereiten, indem Sie aufgetaute, geschälte Edamame oder gehackten gebackenen Tofu als Eiweiß verwenden. Beides muss nicht vorher zusätzlich gegart werden. Fügen Sie einfach beides am Ende hinzu, wenn Sie sonst gegartes Eiweiß hinzugeben würden, und rühren Sie es zum Durchwärmen um.

Pro Portion: 359 Kalorien, 43 g Eiweiß, 14 g Fett, 14 g Kohlenhydrate, 5 g Ballaststoffe

BEILAGEN UND LECKEREIEN

Getreidefreie „Golden Milk"-Bananenmuffins

Bananenmuffins kommen immer gut an. Aber wenn Sie möchten, dass Ihre Muffins besonders gut schmecken, fügen Sie Kurkuma, Ingwer und Zimt hinzu, die Gewürze der „Golden Milk“, einem heilenden warmen Getränk aus Indien. Die entzündungshemmende Wirkung von Kurkuma ist nachgewiesen, Zimt hilft bei der Regulierung des Blutzuckerspiegels und Ingwer hat antioxidative Eigenschaften. Außerdem sind diese Muffins so saftig, köstlich und süß, dass Sie kaum glauben werden, dass sie keinen Zuckerzusatz enthalten.

ZUBEREITUNG: 15 Minuten
BACKZEIT: 25 Minuten
ERGIBT: 12 Muffins

230 g blanchiertes Mandelmehl
36 g Pfeilwurzmehl
3 EL Kollagenpeptide
1 TL Backpulver
2 TL gemahlener Zimt
1 TL gemahlener Ingwer
1 TL gemahlener Kurkuma
¼ TL feines Meersalz
3 mittelgroße reife Bananen
6 entsteinte getrocknete Datteln
60 ml Olivenöl extra vergine

1 TL Vanilleextrakt
2 große Eier, verquirlt

1. *Den Ofen auf 175 °C vorheizen; eine 12er-Muffinform mit Papierförmchen auslegen.*
2. *In einer großen Schüssel Mandelmehl, Pfeilwurz, Kollagen, Backpulver, Zimt, Ingwer, Kurkuma und Salz vermengen.*
3. *Bananen, Datteln, Olivenöl und Vanille in einem Mixer oder in der Schüssel einer Küchenmaschine zu einer glatten Masse verarbeiten. Zusammen mit den Eiern in die Schüssel mit der Mehlmischung geben. So lange verrühren, bis alle Zutaten gut miteinander verbunden sind. Den Teig auf die Muffinförmchen verteilen.*
4. *20 bis 25 Minuten backen, bis die Muffins goldbraun sind und ein Zahnstocher in der Mitte eines Muffins sauber herauskommt (mit Alufolie abdecken, falls die Oberseite zu braun wird). Die Form auf einem Gitterrost 5 Minuten abkühlen lassen, dann die Muffins aus den Mulden lösen und zum vollständigen Abkühlen auf das Gitter stellen. Servieren. Übrig gebliebene Muffins abgedeckt im Kühlschrank aufbewahren.*

Pro Portion (1 Muffin): 226 Kalorien, 16 g Fett, 7 g Eiweiß, 16 g Kohlenhydrate, 3 g Ballaststoffe

Glasierte, getreidefreie Karottenkuchen-Muffins

Ein reichhaltiger, würziger Karottenkuchen, aber in Muffinform, ohne Getreide und ohne raffinierten Zucker – was für ein Genuss! Die Glasur aus Kokosbutter ist optional, aber ich empfehle sie. Denn sie wertet die Muffins auf und lässt sie an kleine Kuchen erinnern; außerdem erhalten sie dadurch auch ein bisschen zusätzliches gesundes Fett.

ZUBEREITUNG: 15 Minuten
BACKZEIT: 25 Minuten
ERGIBT: 12 Muffins

168 g blanchiertes Mandelmehl
36 g Pfeilwurzmehl
40 g Kollagenpeptide
2 TL gemahlener Zimt
1 TL gemahlener Ingwer
¼ TL gemahlene Muskatnuss
½ TL Backpulver
¼ TL Backnatron
¼ TL plus eine Prise feines Meersalz
3 große Eier (Raumtemperatur)
130 g plus 2 EL Ahornsirup
3 EL Olivenöl extra vergine
1¼ TL Vanilleextrakt
2 mittelgroße Karotten, geraspelt (200 g)
60 g gehackte Walnüsse oder Pekannüsse
25 g ungesüßte Kokosraspeln (optional)
55 g Kokosbutter

1. *Den Ofen auf 175 °C vorheizen. Ein Muffinblech mit 12 Papierförmchen auslegen.*
2. *In einer großen Schüssel Mandelmehl, Pfeilwurzmehl, Kollagen, Zimt, Ingwer, Muskatnuss, Backpulver, Natron und ¼ Teelöffel Salz mischen. In einer separaten mittleren Schüssel Eier, 130 g Ahornsirup, Olivenöl und 1 Teelöffel Vanille verquirlen. Die Eimischung zu der Mehlmischung geben und verrühren, bis sie gerade eben eingearbeitet ist. Walnüsse und Kokosraspel (falls verwendet) unterheben.*
3. *Den Teig auf die Muffinförmchen verteilen. 22 bis 25 Minuten backen, bis der Teig goldgelb ist und ein Zahnstocher in der Mitte der Muffins sauber herauskommt. Die Form auf einem Gitterrost 5 Minuten abkühlen lassen, dann die Muffins aus den Mulden lösen und zum vollständigen Abkühlen auf das Gitter stellen.*
4. *In einer kleinen Schüssel Kokosbutter mit der restlichen Prise Salz, den restlichen 2 Esslöffeln Ahornsirup und dem restlichen ¼ Teelöffel Vanille verrühren (wenn die Kokosbutter sehr fest ist, die Zutaten in einem kleinen*

Topf bei niedriger Hitze erwärmen und mit dem Schneebesen verrühren, bis sie gut vermischt und geschmeidiger ist). Jeweils 1 Teelöffel Glasur auf die abgekühlten Muffins geben und mit einem Löffelrücken vorsichtig verteilen. Servieren. Übrig gebliebene Muffins abgedeckt im Kühlschrank aufbewahren.

Pro Portion (1 Muffin): 255 Kalorien, 18 g Fett, 7 g Eiweiß, 17 g Kohlenhydrate, 3 g Ballaststoffe

Schoko-Dattel-„Halwah"-Happen

Ich liebe Halwah, diese Süßigkeit aus dem Nahen Osten, die aus Sesamsamen hergestellt wird – aber ich mag den ganzen Zucker nicht, der darin enthalten ist. Diese mit Tahin zubereiteten Happen erhalten ihre Süße stattdessen durch Datteln (und einen winzigen Hauch von Ahornsirup). Sie sind ohne Nüsse und eignen sich perfekt als kleiner süßer Happen nach einer Mahlzeit, für Erwachsene wie für Kinder.

ZUBEREITUNG: 20 Minuten
ERGIBT: Etwa 22 Stück

225 g entsteinte getrocknete Datteln
125 g Tahin
48 g ungesüßtes Kakaopulver
1 EL Ahornsirup
1 TL Vanilleextrakt
½ TL Instant-Kaffeepulver (optional)
¼ TL feines Meersalz

1. *Die Datteln in der Schüssel einer Küchenmaschine pulsieren, bis sie gut zerkleinert sind. Tahin, Kakaopulver, Ahornsirup, Vanille, Kaffeepulver (falls verwendet) und Salz hinzugeben. 1 bis 2 Minuten glatt pürieren. Mit einem Löffel oder einem Eisportionierer in 22 Portionen teilen und zu Ku-*

geln rollen. Entweder sofort servieren oder abdecken und im Kühlschrank aufbewahren (bis zu 1 Woche) oder einfrieren (bis zu 2 Monate).

Pro Portion (1 Stück): 80 Kalorien, 3 g Fett, 2 g Eiweiß, 12 g Kohlenhydrate, 2 g Ballaststoffe

TIPP:

Nehmen Sie weiche Datteln, sonst hält die Masse nicht zusammen. Wenn Ihre Datteln fest sind, weichen Sie sie zuvor 10 bis 15 Minuten in heißem Wasser ein. Vor der Weiterverarbeitung abtropfen lassen und trocken tupfen.

Wenn Sie möchten, können Sie die Happen in gerösteten Kokosraspeln, Kakaonibs, Sesamsamen oder gehackten Nüssen wälzen.

Frozen Schoko-Kokos-Fudge

Eine gesündere Form von Fudge? Ja, bitte! Diese Variante wird ohne raffinierten Zucker hergestellt und ist durch die Kokosbutter so gehaltvoll, dass man wirklich nur eine kleine Portion essen kann. Außerdem wird er gefroren, sodass man sich keine Sorgen machen muss, sie schnell aufbrauchen zu müssen, damit sie nicht schlecht werden. Ich mache sie gerne in einer Mini-Muffinform, aber man kann sie auch in einer Auflaufform einfrieren, in kleine Quadrate schneiden und die Stücke dann in einem stabilen, wiederverschließbaren Beutel einfrieren.

ZUBEREITUNG: 20 Minuten
EINFRIEREN: 1 Stunde
ERGIBT: Etwa 20 Stücke

220 g ungesüßte Kokosnussbutter
2 EL Kokosöl
24 g ungesüßtes Kakaopulver
200 g Ahornsirup

1 TL Vanilleextrakt
¼ TL feines Meersalz
Meersalzflocken (optional)

1. *Die Mulden eines 24er-Muffinblechs mit Papierförmchen oder eine quadratische Backform mit Back- oder Wachspapier auslegen.*
2. *Kokosbutter und Kokosöl in einer großen Schüssel über einem Topf mit kochendem Wasser verrühren. Stehen lassen, bis alles geschmolzen ist. Vom Herd nehmen und mit dem Schneebesen verrühren.*
3. *Kakao, Ahornsirup, Vanille und Salz in die Schüssel geben. Verquirlen, bis die Masse glatt ist.*
4. *Die Mischung auf die Muffinförmchen aufteilen oder in der Backform verteilen. Nach Belieben mit Meersalz bestreuen. Mindestens 1 Stunde lang einfrieren, bis die Masse fest ist. Servieren oder zum Lagern in einen Gefrierbeutel geben. (Falls Sie eine Auflaufform verwendet haben, können Sie die Masse, sobald sie fest ist, in Stücke schneiden und dann in einen Gefrierbeutel umfüllen.)*

TIPP:
Der Fudge sollte gefroren aufbewahrt und direkt aus dem Gefrierschrank serviert werden. Bei Zimmertemperatur beginnt er zu schmelzen.

Pro Portion (1 Stück): 110 Kalorien, 1 g Eiweiß, 9 g Fett, 9 g Kohlenhydrate, 2 g Ballaststoffe

Körnerfreies Müsli

Müsli hat grundsätzlich den Ruf, gesund zu sein, aber abgepacktes Müsli ist oft voller Zucker und enthält Getreide und minderwertiges Öl. Zum Glück ist es sehr einfach, Müsli selbst herzustellen, und Sie haben so die Kontrolle über die Zutaten. Betrachten Sie dies als Grundrezept und ändern Sie die Gewürze und die Mischung aus Nüssen und Samen ganz nach Ihrem Geschmack. Selbst gemachtes Müsli in einem hübschen Glas ist auch ein schönes Gastgeschenk.

ZUBEREITUNG: 10 Minuten
GARZEIT: 45 Minuten
ERGIBT: Etwa 450 g

75 g rohe Walnüsse oder Pekannüsse
80 g rohe Kürbiskerne
65 g rohe Cashews
75 g rohe gehobelte Mandeln
50 g ungesüßte Kokosraspeln
70 g Hanfsamen
60 ml kalt gepresstes Olivenöl
130 ml Ahornsirup
1 TL Vanilleextrakt
2 TL Zimt
½ TL gemahlener Ingwer
½ TL feines Meersalz

1. *Den Ofen auf 150 °C vorheizen.*
2. *Walnüsse, Kürbiskerne und Cashews grob hacken. In eine große Schüssel geben und mit Mandeln, Kokosraspeln und Hanfsamen durchmischen.*
3. *Olivenöl, Ahornsirup, Vanille, Zimt, Ingwer und Salz hinzugeben und unterheben, bis alle Zutaten gut vermischt sind. Gleichmäßig auf einem großen Backblech verteilen.*
4. *15 Minuten lang backen. Vermengen, erneut gleichmäßig verteilen und weitere 20 bis 30 Minuten backen (dabei alle 10 Minuten umrühren), bis die Zutaten stark duften und golden geröstet sind (das Müsli wird beim Abkühlen knuspriger). Zum Abkühlen in eine große Schüssel geben und währenddessen einige Male umrühren. Das Müsli in einem luftdichten Behälter bei Raumtemperatur bis zu einer Woche, im Kühlschrank bis zu 2 Wochen oder im Gefrierfach bis zu 3 Monate aufbewahren.*

Pro Portion (30 g): 203 Kalorien, 5 g Eiweiß, 17 g Fett, 10 g Kohlenhydrate, 2 g Ballaststoffe

Mit Wurstbrät gefüllte Champignons

Dies ist eine meiner Lieblingsvorspeisen – also dachte ich mir, warum sollte ich sie nicht öfter essen? Diese Pilze sind wirklich sättigend, enthalten viel Eiweiß und man kann eine große Menge davon vorbereiten. Bewahren Sie sie zugedeckt im Kühlschrank auf und schieben Sie einfach ein paar davon in den Toastofen, um sie aufzuwärmen, wenn Sie eine schnelle Beilage brauchen.

ZUBEREITUNG: 25 Minuten
GARZEIT: 30 Minuten
ERGIBT: 20 Stück

20 Champignons, Stiele entfernt
3 EL Olivenöl extra vergine
Feines Meersalz und frisch gemahlener schwarzer Pfeffer
450 g milde oder scharfe italienische Wurst, ohne Darm
4 Frühlingszwiebeln, weiße und hellgrüne Teile, gehackt
3 Knoblauchzehen, gehackt (1 EL)
4 EL frisch geriebener Parmesankäse
26 g blanchiertes Mandelmehl
1 EL gehackte frische Petersilie
Olivenöl-Kochspray

1. *Den Ofen auf 175 °C vorheizen. Ein großes Backblech mit Backpapier auslegen.*
2. *Champignons mit der hohlen Seite nach oben auf das Backblech legen. Die Pilze mit 2 EL Olivenöl einpinseln und mit Salz und Pfeffer würzen.*
3. *1 Esslöffel Öl in einer großen Pfanne bei mittlerer Hitze erhitzen. Wurstbrät hinzufügen und 8 bis 10 Minuten braten, dabei umrühren und mit einem Holzlöffel auflockern, bis es durchgebraten und leicht gebräunt ist. Frühlingszwiebeln und Knoblauch zugeben und unter Rühren etwa 2 Minuten mitbraten, bis sie weich sind und duften. 3 Esslöffel Parmesan, Mandelmehl und Petersilie unterrühren; 1 bis 2 Minuten unter Rühren weitergaren, bis*

alles gut vermischt und durchgewärmt ist. Abschmecken und bei Bedarf mit Salz und Pfeffer würzen.

4. *Die Füllung auf die Pilzkappen verteilen. 10 bis 12 Minuten im Ofen backen, bis die Pilze durchgebraten sind und die Füllung heiß ist. Die Pilze mit dem restlichen Parmesan bestreuen, mit Kochspray besprühen und weitere 3 Minuten backen, bis der Käse goldgelb ist.*

Pro Portion (2 Stück): 143 Kalorien, 11 g Eiweiß, 10 g Fett, 3 g Kohlenhydrate, 1 g Ballaststoffe

TIPP:

Am besten eignen sich dafür mittelgroße bis große Champignons. Kleinere sind schwieriger zu füllen. Wenn Sie aber nur kleinere Pilze zur Verfügung haben, kaufen Sie 5 bis 10 mehr, um sicherzugehen, dass Sie die gesamte Füllung aufbrauchen.

Grüner Spargel mit Prosciutto

Für dieses einfache, köstliche Rezept sollten Sie darauf achten, dass die Spargelstangen weder zu dünn noch zu dick sind. Die wirklich dünnen, zarten Spargelstangen werden in der Zeit, in der der Prosciutto knusprig wird, zu stark und die dicken Spargelstangen nicht genügend gegart. Mitteldicke Stangen sind perfekt. Der Spargel muss nicht extra gesalzen werden, denn der Prosciutto ist salzig genug, besonders wenn er geröstet ist.

ZUBEREITUNG: 10 Minuten
GARZEIT: 12 Minuten
ERGIBT: 12 Stück

6 Scheiben Prosciutto
12 mitteldicke Stangen grüner Spargel
1 EL Olivenöl extra vergine

Frisch gemahlener schwarzer Pfeffer
1 TL Zitronensaft (optional)
Frisch geriebener Parmesankäse (nach Belieben)

1. *Den Ofen auf 205 °C vorheizen. Ein großes Backblech mit Backpapier auslegen.*
2. *Die Prosciutto-Scheiben jeweils der Länge nach halbieren. Die holzigen Enden des Spargels abbrechen oder abschneiden. Die Stangen auf das Backblech legen und mit Olivenöl beträufeln. Jede Stange mit einem Stück Prosciutto umwickeln, dabei jeweils knapp unter dem Spargelkopf beginnen. Zurück auf das Backblech legen und leicht mit Pfeffer würzen.*
3. *10 bis 12 Minuten rösten, bis der Spargel zart und der Prosciutto knusprig ist. Mit Zitronensaft beträufeln, nach Belieben mit Parmesan bestreuen und servieren.*

TIPP:
Am besten schmecken die Spargelstangen direkt aus dem Ofen, wenn sie noch heiß und knusprig sind. Sie können den Spargel auch vorbereiten, aber nicht backen, sondern abdecken und bis zu 2 Tage im Kühlschrank aufbewahren. Dann je nach Bedarf im Ofen oder Toastofen backen.

Pro Portion (2 Spargel): 96 Kalorien, 9 g Eiweiß, 7 g Fett, 1 g Kohlenhydrate, 1 g Ballaststoffe

Jicama-Pommes aus der Fritteuse mit Kräutermayonnaise

Wenn Sie dachten, dass Pommes frites nicht mehr auf Ihrem Speiseplan stehen, dann ist das hier genau das Richtige für Sie. Anstelle von Kartoffeln werden die Pommes aus Jicama (sprich: HICK-ah-mah) hergestellt, einer nährstoffreichen Knolle, die in Mexiko beheimatet ist. Jicama ist reich an präbiotischen Ballaststoffen, die die guten Bakterien in Ihrem Darm ernähren und somit ein echter Gesundheitsbooster sind. Man kann sie auch roh genießen; die Knolle ist knackig und leicht süß und schmeckt hervorragend mit Guacamole oder anderen Dips.

ZUBEREITUNG: 25 Minuten
GARZEIT: 40 Minuten
PORTIONEN: 4

Kräutermayonnaise:

1 EL Olivenöl extra vergine
1 Knoblauchzehe, gehackt (1 TL)
95 g Avocadoöl-Mayonnaise
1 TL Zitronenabrieb
1 EL Zitronensaft
3 EL gehackte frische Petersilie
2 EL gehackter frischer Dill
Feines Meersalz und frisch gemahlener schwarzer Pfeffer

Jicama-Pommes frites:

Feines Meersalz
500 – 570 g geschälte Jicama, in 6 mm dicke Stäbchen geschnitten
1 EL Avocadoöl
½ TL Knoblauchpulver
¼ TL Chilipulver (optional)
Frisch gemahlener schwarzer Pfeffer
Olivenöl-Kochspray

1. *Für die Kräutermayonnaise in einer kleinen, nicht erhitzten Pfanne Olivenöl und Knoblauch bei niedriger Hitze anbraten, bis die Mischung zu brutzeln beginnt. 30 Sekunden brutzeln lassen, dann in eine mittelgroße Schüssel umfüllen. Abkühlen lassen. Mayonnaise, Zitronenabrieb und -saft, Petersilie und Dill in die Schüssel geben und unterheben, bis alles gut vermengt ist. (Alternativ können Sie die Zutaten auch in der Schüssel einer kleinen Küchenmaschine glatt pürieren.) Abschmecken und mit Salz und Pfeffer würzen.*
2. *Für die Pommes frites einen Topf mit Salzwasser zum Kochen bringen. Jicama-Stäbchen zugeben, wieder zum Kochen bringen und 10 Minuten kochen lassen; abgießen. Die Jicama gründlich trocken tupfen.*

3. *Eine Heißluftfritteuse auf 205 °C vorheizen.*
4. *Jicama mit Avocadoöl, Knoblauchpulver und Chilipulver vermischen, mit Pfeffer würzen. Den Korb der Fritteuse mit Kochspray besprühen. Die Pommes frites einlagig in den Korb legen. (Die Fritteuse nicht überfüllen; bei Bedarf portionsweise vorgehen.) 18 bis 20 Minuten lang frittieren, bis die Pommes frites goldbraun und knusprig sind, dabei den Korb nach der Hälfte der Zeit schütteln. Heiß mit der Kräutermayonnaise servieren.*

Pro Portion (ein Viertel der Pommes frites mit 2 Esslöffeln Mayonnaise): 318 Kalorien, 1 g Eiweiß, 31 g Fett, 13 g Kohlenhydrate, 7 g Ballaststoffe

TIPP:

Sie können die Mayonnaise bis zu 1 Tag im Voraus zubereiten und abgedeckt im Kühlschrank aufbewahren. Wenn Sie etwas übrig haben, können Sie diese mit Thunfisch oder Lachs aus der Dose verrühren.

Wenn Sie die Pommes frites in mehreren Portionen zubereiten, halten Sie die ersten im Ofen warm. Stellen Sie dafür den Ofen auf 95 °C und legen Sie ein Backblech mit einem mit Kochspray besprühten Gitterrost aus. Legen Sie die gegarten Pommes frites auf den Rost im Ofen, während Sie die restlichen Portionen zubereiten.

Romesco-Dip

Dieser köstliche, würzige Dip ist meine Version der spanischen Soße aus gerösteten Paprikaschoten und Mandeln. Er schmeckt frisch gemacht, direkt aus der Küchenmaschine köstlich, aber noch besser wird er, wenn er einen Tag lang durchzieht, also machen Sie ihn im Voraus, wenn Sie die Zeit haben. Servieren Sie den Dip mit Gemüse oder streichen Sie ihn auf getreidefreie Cracker – Sie können den Dip auch auf einem Burger oder zu gegrilltem Huhn oder zu Fisch essen.

ZUBEREITUNG: 15 Minuten
GARZEIT: 2 Minuten
ERGIBT: 300 ml

2 EL Olivenöl extra vergine
3 Knoblauchzehen, gehackt (1 EL)
200 g abgetropfte geröstete rote Paprikaschoten aus der Dose
130 g ungesüßtes Mandelmus
1 EL gehackte frische glatte Petersilie
2 TL Rotweinessig
½ TL scharfes Paprikapulver
1 Prise Cayennepfeffer (optional)
¼ TL roher Honig
Feines Meersalz und frisch gemahlener schwarzer Pfeffer

1. *Olivenöl und Knoblauch in einer kleinen, nicht erhitzten Pfanne auf niedriger Stufe verrühren. Anbraten, bis die Mischung zu brutzeln beginnt. 1 Minute brutzeln lassen, dann zum Abkühlen in eine kleine Schüssel geben.*
2. *In der Schüssel einer Küchenmaschine Paprikaschoten, Mandelmus, Petersilie, Essig, Paprika, Cayennepfeffer (falls verwendet) und Honig vermischen. Die abgekühlte Knoblauchmischung hinzugeben. So lange mixen, bis die Masse glatt ist, dabei immer wieder die Seiten und den Boden der Schüssel abkratzen. Abschmecken und mit Salz und Pfeffer würzen.*
3. *Servieren oder abdecken und im Kühlschrank aufbewahren, um später zu servieren.*

Pro Portion (2 Esslöffel): 84 Kalorien, 2 g Eiweiß, 7 g Fett, 5 g Kohlenhydrate, 1 g Ballaststoffe

Anhang

Referenzen und Literaturhinweise

Die in den einzelnen Kapiteln zitierten Referenzen sind auf der Internetseite der Autorin aufgeführt und dort jeweils nach Kapitel leicht zu finden: cynthiathurlow.com/references.

Die umfangreichen Literaturangaben zitieren die in diesem Buch verwendeten wissenschaftlichen Studien, medizinischen Nachrichtenberichte und Forschungsarbeiten; andere liefern Hintergrundinformationen über intermittierendes Fasten, Ernährung, Hormone, Nahrungsergänzungsmittel, Frauengesundheit und andere hier behandelte Themen.

Bezugsquellen

Die meisten der im Buch erwähnten Produkte sind in gängigen Naturkostläden erhältlich.

Sie können sie auch direkt über unseren Online-Shop www.narayana-verlag.de in der Kategorie „Naturkost" erhalten. Dort finden Sie ein großes Sortiment an ausgewählten Naturkostprodukten, u. a. auch seltene Produkte wie Yacon-Sirup. Auch Nahrungsergänzungsmittel unserer Eigenmarke „Unimedica" und viele Superfoods sind dort erhältlich.

Stichwortverzeichnis

A

B

C

D

E

F

G

H

I

J

K

L

M

N

O

P

R

S

T

U

V

W

X

Y

Z

Danksagung

Als ich vor fünf Jahren die klinische Medizin verließ und mich mit meiner Erfahrung und meinem Fachwissen dem Intervallfasten und der Frauengesundheit widmete, konnte ich nicht ahnen, dass ich eines Tages ein Buch über dieses äußerst wichtige Thema schreiben würde. Doch nun ist es da – und das Schreiben dieses Buches war eine bemerkenswerte, aber auch demütig machende Erfahrung, vor allem inmitten einer globalen Pandemie, sozialer Distanzierung und mit zwei Teenagern, die während des gesamten Prozesses Homeschooling hatten. Auf dem Weg dorthin habe ich gelernt, dass die Entstehung eines Buches in erster Linie Teamarbeit ist, an dem viele Menschen einen großen Anteil haben und unterschiedliche, äußerst wichtige Rollen spielen. Ich muss so vielen Menschen dafür danken, dass sie mich unterstützt und unterrichtet haben und mir halfen, diesen Traum und dieses Projekt zu verwirklichen.

Chris Winfield, der mir den Kontakt zu meiner Literaturagentin Anna Petkovich von Park Fine verschafft hat. Anna, ich danke dir, dass du an mich geglaubt hast, mich bei der Erstellung des grundlegenden Entwurfs dieses Buches begleitet hast, dass du ein Resonanzboden warst, als ich einen brauchte, und dass du mir geholfen hast, den perfekten Verlag zu finden, um dieses Buch und die Ideen so vielen Menschen zugänglich zu machen.

Meinem literarischen Team bei Penguin Random House, Lucia Watson und Suzy Swartz, die absolut bemerkenswert und einfühlsam sind in dem, was sie tun. Nachdem ich sie kennengelernt hatte, wusste ich, dass ich das beste Lektoratsteam in der Branche hatte. Vielen Dank für eure Unterstützung während dieses Prozesses!

An JJ Virgin für Ihre Kenntnis, Ihren Geschäftssinn und Ihre Inspiration, die mich zu größeren Leistungen angespornt haben ... und dazu beigetragen haben, dass ich der Situation gewachsen war.

An JJ Virgin und Karl Krummenacher und meine gesamte Mindshare-Mastermind-Community ... danke für all die Liebe, Ermutigung und Unterstützung. Ihr seid wahrlich die herzensbesten Unternehmer, die ich kenne.

An Jaime Pallotolo, Lehrmeister meines Denkens und Freund, danke, dass du das Potenzial in mir gesehen hast, bevor ich es tat, und für all deine Liebe und Unterstützung.

An Teri Cochrane, deine Mentorschaft, Freundschaft und dein energetisches Potenzial sind grenzenlos. Es gibt keine Zufälle, und ich bin so froh, dass es dich in meinem Leben gibt.

An Tucker Stine, für deinen Enthusiasmus, deine positive Einstellung und deine endlosen professionellen Schilderungen. Ein Gespräch kann wirklich dein Leben verändern. Ich weiß es zu schätzen, dass du in meine Vision investierst und dich dafür einsetzt, alles mit anderen Augen zu sehen.

Tony Whatley, danke, dass du mich dazu gedrängt hast, nicht klein beizugeben, besonders im Jahr 2019. Carpe diem!

Meinem Team und den IF:45-Coaches auf www.cynthiathurlow.com, die so fleißig, professionell, engagiert und wirklich besonders sind. Vielen Dank!

An Beth Lipton, definitiv eine der BESTEN Köchinnen des Landes, mit einer außergewöhnlichen Fähigkeit, Rezepte und Mahlzeiten zu entwickeln, die nicht nur nährstoffreich, sondern auch unglaublich lecker sind. Beth, du bist ein kulinarischer Rockstar!

An Maggie Greenwood-Robinson, die wirklich verstanden hat, was ich mit Worten ausdrücken wollte, und mir dabei geholfen hat, das Material in einen wunderbaren Fluss zu bringen, und das innerhalb eines sehr engen Zeitplans ... während sie mich ermutigte, mich auf das große Ganze zu konzentrieren und mich nicht im Tempo und Stress des Schreibens zu verlieren. Danke, dass Sie mich ruhig, besonnen und auf Kurs gehalten haben.

Meinen Eltern danke ich dafür, dass sie mir eine hartnäckige Willenskraft und die Liebe zum Lernen eingeflößt haben; meinem Bruder danke ich dafür, dass er mich immer gezwungen hat, über mich selbst zu lachen und das Leben nicht zu ernst zu nehmen.

Meiner Großfamilie und meinen engen Freunden danke ich dafür, dass ich diese Erfahrung mit euch teilen durfte, und für eure Liebe und Unterstützung. Ohne euch wäre ich nicht die, die ich heute bin.

Und an die Kollegen, die mich, ohne es zu wissen, dazu inspiriert haben, das Fasten und die Stoffwechselgesundheit zu verfolgen und anzunehmen, darunter Dr. Jason Fung, Dr. Gabrielle Lyon, Dr. Ben Bikman, Dr. Peter Attia, Dr. Ken Berry, Dr. David Jockers, Dr. Brian Lenzkes, Dr. Daniel Pompa, Dr. Tro Kalayjian, Dr. Cate Shanahan, Dr. Mindy Pelz, Dave Asprey, Siim Land, Ben Azadi, Robb Wolfe, Jimmy Moore, Marty Kendall, Shawn Wells, Melanie Avalon, Gin Stephens, Megan Ramos, Maria Emmerich sowie die Expertinnen für weibliche hormonelle Gesundheit Dr. Sara Gottfried, Dr. Anna Cabeca, Dr. Carrie Jones, Dr. Lisa Mosconi, Dr. Jaime Seeman und viele andere. Ich bin dankbar für Ihre Beiträge zu meinem wachsenden Wissen und den Einfluss, den es auf das Leben so vieler Menschen hat!

Und schließlich an meinen Blinddarm: Ich habe dich nie zu schätzen gewusst, bis du geplatzt bist; aber mein dreizehntägiger Krankenhausaufenthalt hat diese ganze Reise beschleunigt. Das Gefühl, dazu berufen zu sein, meinen zweiten TEDx-Vortrag zu halten, hat die zweite Hälfte meiner Reise eingeleitet, und ich bin dankbar für diese Reise.

Stimmen zum Buch

„Frauen sollten nicht auf gleiche Weise intermittierend fasten wie Männer! Ganz gleich ob Sie sich im Zyklus, in der Perimenopause oder in der Menopause befinden, Cynthias IF:45-Programm orientiert sich an Ihren Bedürfnissen, damit Sie Ihr Energieniveau steigern, die Schlafqualität verbessern und eine Gewichtszunahme verhindern können und sich in Ihrem Körper besser als je zuvor fühlen."

—JJ Virgin, New York Times-Bestsellerautorin von *The Virgin Diet*

„Intervallfasten wird Ihr tägliches Befinden verändern. Es wird Sie jung halten oder sogar die Uhr zurückdrehen. Fasten funktioniert für Frauen anders. Lesen Sie jetzt dieses Buch und entdecken Sie Cynthia Thurlows einzigartige Sichtweise auf das Fasten."

—Dave Asprey, Autor von *The Bulletproof Diet*

„Seit Cynthia Thurlows TEDx-Vortrag ‚Intermittent Fasting: Transformational Technique' im Jahr 2019 viral ging, gilt sie als Vordenkerin im Bereich Intervallfasten (IF) und Frauengesundheit. In ihrem neuen Buch *Transformation durch Intervallfasten* hat sie ihre besten Ratschläge für Frauen zusammengetragen. Achtung: Intermittierendes Fasten ist für Frauen sicher, und Cynthia erklärt es aus der Perspektive ihrer eigenen Erfahrung und auch durch ihre Expertise als Nurse Practitioner."

—Gin Stephens, Autorin des New York Times-Bestsellers *Fast. Feast. Repeat* sowie von *Clean(ish)* und *Delay, Don't Deny*

„Faszinierend und so gut verständlich. Cynthia Thurlow hat den Code dafür geknackt, wie Hormone die Gewichtsabnahme beeinflussen und warum intermittierendes Fasten für Frauen eine so große Chance ist. Das Buch ist eine Pflichtlektüre für Frauen, die einen Ernährungsplan suchen, der sich leicht in ihr Leben integrieren lässt und ihre Gesundheit und ihr Wohlbefinden auf die nächste Stufe hebt."

—Robb Wolf, Bestsellerautor von *The Paleo Solution* und *Wired to Eat*

„Dieses Buch ist der komplette Leitfaden für die Gesundheit von Frauen. Cynthia skizziert ein brillantes 45-Tage-Programm, um die heilende Wirkung des Fastens zu nutzen. Es ist wichtig zu verstehen, dass Frauen Intervallfasten anders praktizieren sollten als Männer, und Cynthia zeigt, wie Frauen jeden Alters diese Methode richtig einsetzen können. Ihr Buch wird das Leben so vieler Frauen verändern!"

—Ben Azadi, Bestsellerautor von *Keto Flex* und Gründer von *Keto Kamp*

„Angesichts einer Epidemie an verwirrenden Informationen sind wir an einem Punkt angelangt, an dem gut durchdachte Programme zur Gesundheitsoptimierung von Frauen dringend benötigt werden. Wir brauchen Cynthias Arbeit jetzt mehr denn je. Ihre Hingabe, Leben zu verändern, und ihr Engagement für gute wissenschaftlich fundierte Praktiken sind außergewöhnlich. Sie leistet wunderbare Arbeit, indem sie Frauen einen Rahmen bietet, in dem sie die Kontrolle über ihre Gesundheit erlangen können. Als Fachärztin in den Bereichen Ernährung, Adipositasmedizin und Geriatrie freue ich mich, dass sie in die Hände der Leser gelangt."

—Dr. Gabrielle Lyon, Gründerin des *Institute for Muscle Centric Medicine*

„Dieses bahnbrechende, gründlich recherchierte Buch ist der einzige Ernährungsplan, der wirklich auf Frauen zugeschnitten ist. Aber die Vorteile gehen weit über eine Gewichtsabnahme hinaus – mit Cynthias Programm können Frauen ihren gesunden Stoffwechsel aktivieren, um die Auswirkungen des Alterns zu verlangsamen, sich vor Krankheiten zu schützen und sich energiegeladen, stark und lebendig zu fühlen."

—Dr. Benjamin Bikman, Wissenschaftler und Autor von *Why We Get Sick*

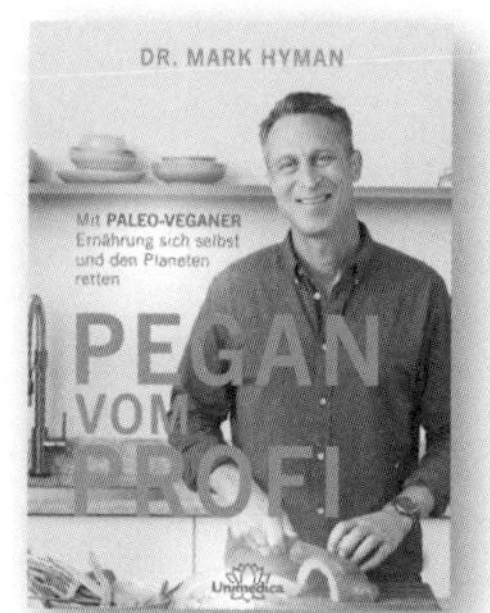

Dr. Mark Hyman

Pegan vom Profi

Mit PALEO-VEGANER Ernährung sich selbst und den Planeten retten

296 Seiten, geb., € 24,90

Brauchen wir wirklich ein weiteres Buch über Ernährung? Wenn Sie zu den verwirrten Menschen gehören, die ihr Glück nicht in dogmatischen Essensgrundsätzen finden und trotzdem gesund, schlank, vital und leistungsfähig sein wollen, ist dies Ihr Wegweiser aus dem Ernährungsdschungel unserer Zeit!

Wie können wir uns sinnvoll ernähren, Wohlstandskrankheiten überwinden und dabei Klima und Umwelt gerecht werden?

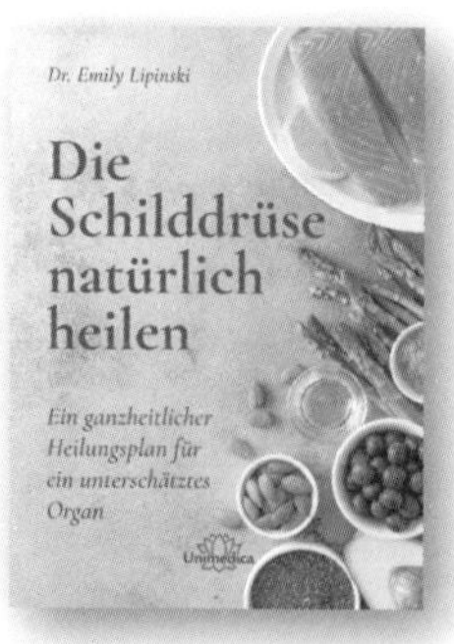

Dr. Emily Lipinski

Die Schilddrüse natürlich heilen

Ein ganzheitlicher Heilungsplan für ein unterschätztes Organ

354 Seiten, kart., € 24,80

DAS ULTIMATIVE BUCH ZUR VOLKSKRANKHEIT UNSERER ZEIT!

Chronische Müdigkeit, Konzentrationsschwäche, Schlaflosigkeit, Gewichtszunahme, Haarausfall, Verstopfung, Stimmungsschwankungen, Allergien oder erhöhter Blutdruck – die Bandbreite an Beschwerden, die auf eine fehlgesteuerte Schilddrüse zurückzuführen sind, scheint endlos zu sein.

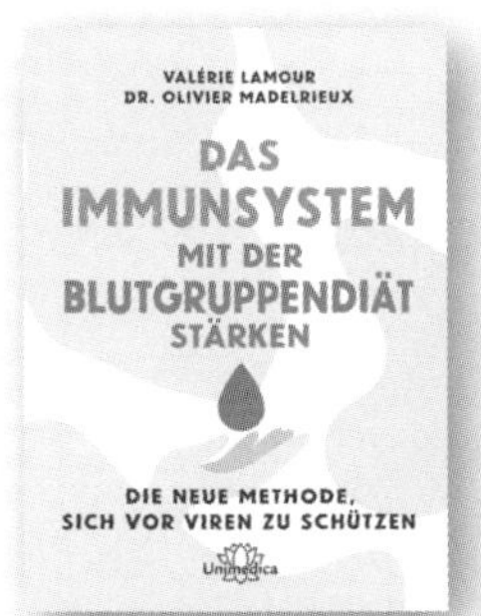

Valérie Lamour / Dr. Olivier Madelrieux

Das Immunsystem mit der Blutgruppendiät stärken

Die neue Methode sich vor Viren zu schützen

264 Seiten, kart., € 19,80

Unsere Ernährung ist der Schlüssel zu einem starken Immunsystem! Die Basis sind eine intakte Darmflora und reibungslos ablaufende Stoffwechselprozesse in unserem Körper. Doch jede Blutgruppe hat ihre Besonderheiten und reagiert unterschiedlich auf tierisches und pflanzliches Eiweiß oder bevorzugt bestimmte Nahrungsmittelkombinationen.

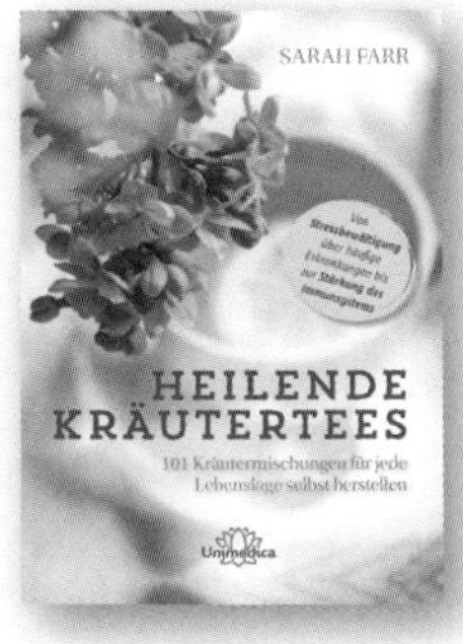

Sarah Farr

Heilende Kräutertees

101 Kräutermischungen für jede Lebenslage selbst herstellen. Von Stressbewältigung über häufige Erkrankungen bis zur Stärkung des Immunsystems

294 Seiten, kart., € 24,90

Kräutertees gehören zu den ersten Arzneien der Menschheit. Ihre Komposition und Zubereitung für unsere Gesundheit ist eine uralte Tradition, die jeder erlernen kann: Sei es zum Abnehmen oder Entgiften, zur Linderung von Allergien im Frühjahr oder zur Stärkung des Immunsystems im Herbst, für geistige Klarheit oder einfach nur gegen Halsschmerzen.